U0145293

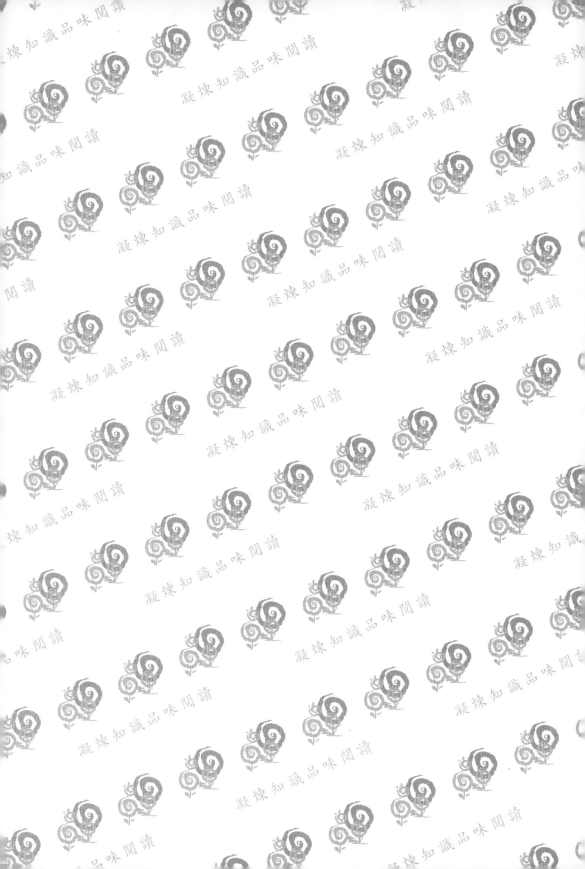

圖解

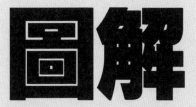

五南圖書出版公司 印行

藥理學

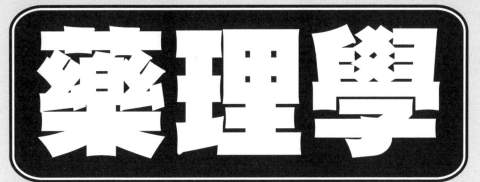

閱讀文字

理解內容

圖解讓

觀看圖表

藥理學

更簡單

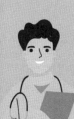
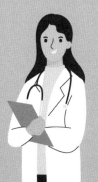
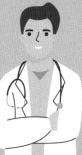
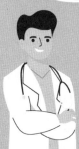

序

序

　　藥理學是醫、藥、護等相關科系的重要學科，與用藥及治療疾病關係至為重要。雖然藥理學是一門獨立的科學，但它與其他學科之關係密不可分。

　　本書重點介紹藥理學的基礎理論、基本知識和基本技能，編寫的目的在幫助讀者系統學習藥理學知識，藉由插圖加深學習印象，附表加深學習內容，增加學習的樂趣。本書除適用於相關醫學、護理及藥學大學院校學生，內容也與國家考試的要求接軌。

　　本書共分18章，135小節。內文精簡，一單元約為1千字，並輔以精彩的插圖及附表。第1至第16章係依高等考試藥師考試命題大綱及一般教科書編寫，第17、18章的內容分別為食品與中藥、藥理學研究法，一般人對食品與藥品以及中藥與西藥的辨別，常會有混淆、模糊的情形，藉由此書可以清楚了解這些的關係；藥理學研究法雖然是進階或研究所課程，但是，如能盡早了解的話，也可對藥理學的內容有進一步的認識。

序

第1章　緒論

第2章　藥物作用的基本原理

第3章　影響自主神經系統的藥物

INDEX目錄

第4章　影響中樞神經系統的藥物

第5章　影響心臟血管系統的藥物

第6章　影響泌尿系統的藥物

第7章　　影響血液系統的藥物

第8章　　化學治療劑

第9章　　激素與相關藥物

第10章　　影響胃腸道的藥物

第11章　　影響呼吸道的藥物

第12章　　影響眼睛的藥物

第13章　　麻醉劑

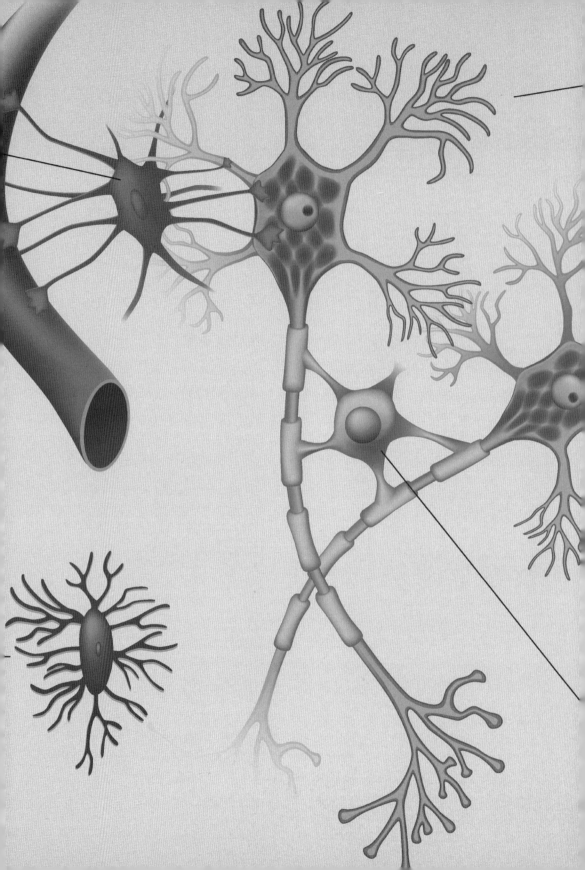

第1章
緒論

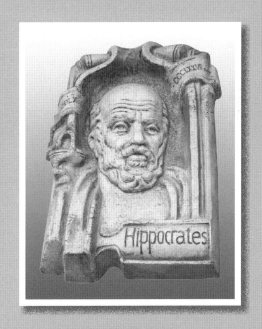

1-1 藥、藥物及藥理學的歷史

（一）藥、藥物

「藥」（drugs）是指用於醫療的物質，《康熙字典》曰：「藥，治病草。」除了「藥」外，一般人還會稱之爲「藥品」或「藥物」。

依照《藥事法》的定義，「藥物」係指藥品及醫療器材。

「藥品」則是泛指用於診斷、治療、減輕或預防人類疾病或其他足以影響人類身體結構及生理機能的物質，包括天然藥物、化學合成藥以及生物製劑等。爲方便使用，常將藥品製成製劑後使用。

藥理學（Pharmacology）是一門探討藥物和有機體（如人體、病菌等）相互作用的科學。此作用可分爲**藥效學**（Pharmacodynamics），研究藥物對有機體的影響，包括效應、機制、臨床應用、副作用等；**藥物動力學**（Pharmacokinetics），研究人體對藥物的影響，包括藥物的吸收、分布、代謝和排泄，以及作用時間等。

（二）藥理學的歷史

1. 古典藥理學：原始時代由於文化不發達，不太可能有單獨記載藥學知識的專著。我們通常把現存用文字記載藥物治療的書稱爲古典書，如中國的《詩經》、《山海經》，以及埃及的紙草書，印度則有《吠佗經》，巴比倫與亞述的相關碑文也可列入藥物學文獻中，因其中記載了最早的藥物學知識。

2. 羅馬時期：由於希波克拉底（西元前 460～377 年）對古代醫藥學發展的貢獻，後人稱之爲醫聖，其後戴歐斯考利狄斯（Dioscorides）編著的《藥物論》（*De materia Medica*）一書，載藥 500 餘種，被認爲是數世紀以來藥物學的主要著作。古羅馬最傑出的醫學家格林（Calen，西元 130～200 年）與我國醫聖張仲景同時代，他有許多著作，現存 80 餘種，對後世藥物學發展影響很大，尤其對植物製劑技術有巨大的貢獻，後人爲了紀念他，仍把用浸出方法生產出的藥劑稱爲格林製劑，由於其奠定了醫藥學的發展，被稱爲藥劑學的鼻祖。

3. 中世紀藥理學：中世紀（約 3～15 世紀）歐洲正處於黑暗時期，由於戰爭的破壞，古羅馬文化被摧毀，醫學的中心也隨著社會的變動發生轉移。阿拉伯人繼承了古希臘羅馬的醫學遺產，兼收博采了中國、印度和波斯等國的經驗，塔吉克醫生阿底森納（Aricennna）編著的《醫典》分爲 5 冊，歸納了當時亞洲、非洲和歐洲的大部分藥物知識，對後世影響頗深，被奉爲藥物學的經典著作。

4. 18 世紀之後：化學和生物技術有了相當大的進步，已經可以把藥物純淨化並標準化，此時才有了眞正科學的藥理學。19 世紀初，法國和德國的化學家從植物提煉出嗎啡、番木鱉鹼、顛茄素和奎寧等有效藥物。到了該世紀末，德國人史邁德堡（Oswald Schmeiderberg）把藥理學穩固地建立起來，他界定藥理學的目的，寫了一本藥理學教科書。

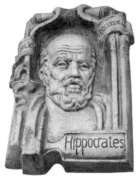

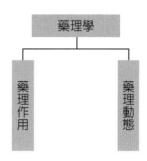

希波克拉底（西元前 460～377 年），為古希臘時代的醫師，在其所身處之上古時代，醫學並不發達，然而他卻能將醫學發展成為專業學科，使之與巫術及哲學分離，後人多尊其為「醫學之父」。
[本圖為自CAN STOCK合法下載授權使用]

藥物對人體會造成何種影響的藥理作用，以及藥物經人體吸收後如何擴散代謝及排泄的藥物動態，是研究藥理學常碰到的兩大問題。

藥理學的歷史

古代	羅馬時期	中世紀時期	中世紀時期	中世紀時期

中國——《詩經》《山海經》古典書（記載最早的藥學知識）

印度——《吠陀經》

埃及——紙草書

巴比倫與亞述——碑文

西方醫聖——希波克拉底

戴歐斯考利狄斯《藥物論》

東方中國醫聖——張仲景

西方藥劑學鼻祖——格林

阿拉伯醫生阿底森納編著《醫典》，共 5 冊，為藥物學之經典著作

化學與生物技術已經可以將藥物純淨化並標準化

真正科學的藥理學

法德科學家從植物中提煉出有效藥物

德國史邁德保確立藥理學之地位

藥理學研究的領域

藥理學	藥物效用學（Pharmacodynamics）	分子藥理學（Molecular Pharmacology）
		化學藥理學（Chemical Pharmacology）
	藥物動力學（Pharmacokinetics）	
	藥物治療學（Pharmacotherapeutics）	
	毒物學（Toxicology）	
	藥物遺傳學（Pharmacogenetics）	

1-2 藥物與毒物

（一）藥物？毒物？

藥物以治療疾病、維護人類健康爲最終目的，然而因產品特性、使用者個人體質的差異，有時候有可能造成難以預期的嚴重副作用。

有毒或無毒，除根據藥物本身之特性之外，往往與其用法是否洽當有關係。用之得當，即使汞、砒霜皆可療疾；用之不當，糖、鹽亦可致病。現代毒理學家對毒的定義爲「所有的物質都是毒，治病與否取決於它的劑量大小」。因此，有毒或無毒，都不是絕對的。

藥物的毒性是用劑量來分類的（過敏反應除外）。事實上，任何物質都能引起傷害，同樣地，任何物質也都有安全的等級。對於人類，物質和它的生物化學效應之間存在複雜的關係，包括劑量、作用時間的長短、作用的方式（吸入、吞食或皮膚接觸吸收等），以及年齡、性別、種族、生活方式、再生循環的階段等。

影響毒性的因素很多，因此，所有的化學品都應當考慮到其已知的及潛在的危害性。

當人們聽到「毒」時，無疑會在心裡產生一種恐懼，其實，「毒」並沒有遠離我們的日常生活，所謂「毒」和藥也不過是一種相對的命名而已。對於那些有利於機體作用的化合物常常被稱爲藥，而不利於健康的化合物則被稱爲毒。實際上，藥物和毒物往往是表裡一體，出自同源，例如，一些酶活性抑制劑和細胞增長抑制化合物的生物毒性，常作爲藥物用於臨床治療疾病。

在很多反特和反恐影片中，氰化鉀給人們留下一種無與倫比的劇毒印象，實際上，在我們生活的自然界中存在著很多遠遠強於氰化鉀的劇毒。例如，肉毒桿菌產生的含有高分子蛋白的神經毒素——肉毒桿菌毒素（botulinum toxin），是目前已知天然毒素和合成毒劑中毒性最強烈的生物毒素，僅 1 公克的量就具有危害 5,000 萬人以上生命的殺傷力。此外，河豚毒的作用更是氰酸鉀的一千倍以上。

（二）毒物來源

當然，毒物有來源於自然界和人工合成的兩種途徑。自然界中固有的毒物存在於植物、動物、礦物及微生物代謝產物中，一般是生物鹼類化合物。這類含氮的有機化合物，具有對氨基酸和核酸等機體機能成分顯示特異性親和力和影響其功能。常常有人將水仙葉誤認爲韭菜食用而出現中毒，也有人因吃了裝飾在菜盤上的八仙花葉而中毒，這些都是起因於植物中生物鹼的毒副作用的結果。因此可以說，毒物就存在我們的日常生活之中。

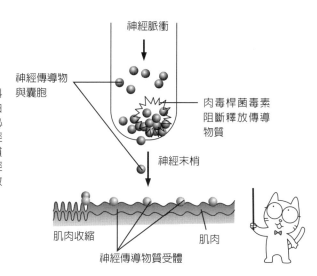

肉毒桿菌作用原理

肉毒桿菌是一種天然的惡毒細菌，一點劑量就足以致命，但經過高科技無菌分離而純化萃取出的蛋白質，就像盤尼西林是從黴菌的分泌物質純化萃取一樣，可占據神經肌肉交接處而取代神經傳導物質 acetylcholine 位置，進而阻斷神經和肌肉的傳導，讓肌肉收縮減少放鬆，減少皮膚的皺紋。

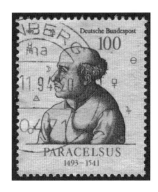

歐洲中世紀藥物化學家帕拉切爾蘇斯（Paracelsus）早在 15 世紀就已經認識到，所有的物質一旦到達某一劑量，就具有毒性。
[本圖為自CAN STOCK合法下載授權使用]

各種有毒植物的有毒物質

成分	植物
植物鹼	菸草中的尼古丁，大花曼陀羅中的莨菪鹼，半邊蓮的山梗菜鹼。
配醣體	夾竹桃的強心苷，毛地黃的洋地黃毒苷。
氫氰酸	青梅及枇杷的種子，南天竹、亞麻的莖葉和種子內。
毒蛋白	雞母珠種子、蓖麻種子及巴豆種子。
酚類化合物	漆樹、臺東漆、腰果，乃至芒果等漆樹類植物
苦味素及酮類化合物	魚藤、蕗藤等的魚藤酮，甜瓜果蒂的甜瓜苦毒素及楝樹的苦味楝皮素。
皂素	桔梗根部的桔梗皂素，商陸、洋商陸的根部。
辛辣味物質	辣椒、胡椒。
草酸及蟻酸等酸性物質	菠菜及酸模含有草酸，咬人貓及咬人狗含有蟻酸。
揮發性油	大蒜、洋蔥、樟樹、馬纓丹。

1-3 藥物的來源和分類

（一）藥物的來源

1. 發酵：抗生素類藥物（如盤尼西林、紅黴素、鏈黴素及四環黴素等）是利用各種菌種發酵而得，其大多是微生物（如細菌、黴菌、放射線菌）新陳代謝的產物。

2. 化學合成：藥物最主要的來源，亦常取材於天然產物，利用類似的化學結構骨架，再略加修飾某些官能基，即可得到所要之藥物（如鎮痛藥物海洛因、可待因）。

3. 天然物：

(1) 植物：很多藥物都是自植物的根、莖、葉、果中萃取而得。許多植物含有醫療價值之成分，而此種成分常存在於植物的某特定組織中，例如毛地黃之葉子（digitoxin、digoxin）、罌粟之未成熟果實（morphine）、金雞納之樹皮（quinine）等。

(2) 動物：供藥用的動物來源不多，重要的藥物如胰島素、甲狀腺素、魚肝油、消化酵素、抗血清、雌激素、各種疫苗。

4. 其他：礦物來源（瀉藥 MgO、胃藥 $NaHCO_3$）、基因工程。

　　未來，隨著基因解碼、轉殖技術的日新月異，不但生物技術製劑蓬勃發展，基因藥物的研發更可能在疾病的治療與預防上有重大的突破。

（二）藥物的分類

　　依《藥事法》第八條，製劑係指以原料藥經加工調製，製成一定劑型及劑量之藥品。製劑分為醫師處方藥品、醫師藥師藥劑生指示藥品、成藥及固有成方製劑。

1. 醫師處方藥品：凡使用過程需由醫師加強觀察，有必要由醫師開立處方，再經藥局藥事人員確認無誤調配之後者，稱為處方藥。

2. 醫師藥師藥劑生指示藥品：凡藥品藥性溫和，由醫師或藥事人員推薦使用，並指示用法，即為指示藥。指示藥物指醫師、藥師／藥劑生指示藥，其僅能於藥局或藥事人員執業的處所內，經醫藥專業人士指導下，才可購得。指示藥雖然不需要處方箋，但使用不當，仍不能達到預期療效。

3. 成藥：係指原料藥經加工調製，不用其原名稱，其攙入之藥品，不超過中央衛生主管機關所規定之限量，作用緩和、無積蓄性、耐久儲存、使用簡便，並明示其效能、用量、用法，標明成藥許可證字號，其使用不待醫師指示，即供治療疾病之用者。

4. 固有成方製劑：係指我國固有醫藥習慣使用，具有療效之中藥處方，並經中央衛生主管機關選定公布者而言。依固有成方調製（劑）成之丸、散、膏、丹稱為固有成方製劑。

化學合成藥物

可待因（codeine）

嗎啡（morphine）

海洛因（heroin）

利用天然嗎啡合成可待因和海洛因。

阿斯匹靈（aspirin）的化學合成，是藥物主要來源之一，合成藥物以純度與活性為最高考量。

發酵藥物

盤尼西林 G ：最早被使用的盤尼西林（penicillin G）

盤尼西林類抗生素的結構

安美西林：一種廣效抗生素（amoxicillin）

抗生素類藥物（如盤尼西林、紅黴素、鏈黴素及四環黴素等）是利用各種菌種發酵而得，其大多是微生物（如細菌、黴菌、放射線菌）新陳代謝的產物。

1-4 藥物的標準和藥典

（一）藥物的標準

各國衛生機構均依據其製藥標準來確保一切的用藥品質，制定藥物標準的書籍稱爲藥典。藥典中收載的藥物稱爲法定藥，藥典的內容主要記載供預防、治療、診斷及製藥用的法定藥品及製劑的名稱、來源、性狀、純度、含量、鑑別、用途分類、劑量及貯存法的規定，其內容標準均具有明確的法律效力。

（二）藥典

世界上最早的全國性藥典是中國歷史上出現的《唐本草》（又名《新修本草》，成書於唐顯慶 4 年，西元 659 年）；而最早的官方頒布的成方規範是《太平惠民和劑局方》，收錄了處方 788 種。

目前世界上大約有將近 40 個國家和地區有自己的藥典，此外還有很多國際和地區藥典（如歐洲藥典），其中比較有影響力的是美國藥典、英國藥典、日本藥局方、國際藥典。國際藥典是世界衛生組織綜合世界各國藥品品質標準和品質管制方法編寫的，其特殊之處在於僅供各國編定各自的藥品規範時作爲技術文獻參考，並不具有法律約束力。

1. **中華藥典（The Chinese Pharmacopeia，Ch.P.）**：我國於 1949 年出版了《中華藥典》第二版，之後陸續出版了 1980 年第三版、1995 年第四版、2000 年第五版、2006 年第六版及 2011 年第七版。

2. **中華人民共和國藥典（P.R.O.C Pharmacopeia）**：於 1953 年出版第一版，之後又陸續出版。

3. **美國藥典（The United States Pharmacopeia，U.S.P.）**：由美國政府所屬的美國藥典委員會編輯出版，制定人類和動物用藥的品質標準並提供權威的藥品資訊。於 1820 年出版第一版，1950 年以後每 5 年修訂一版

4. **英國藥典（British Pharmacopeia，B.P.）**：1864 年首版，每 5 年修訂一次。1999 年十七版後分爲兩卷本，第一卷內容爲藥劑與藥物專論，記載藥物的名稱、分子式、分子量、結構式、化學名稱、CAS 登錄號、物理常數試驗分析方法及規格標準等，條目按照英文字順編排；第二卷除繼續第一卷的條目外，還有配方、血液製品、免疫製品、放射性製劑等，書後附有索引。

5. **日本藥局方（The Japanese Pharmacopeia，J.P.）**：由日本藥局方編集委員會編纂，分兩部出版，第一部收載原料藥及其基礎製劑，第二部主要收載生藥，家庭藥製劑和製劑原料。

6. **歐洲藥典（European Pharmacopeia，E.P.）**：歐洲藥典委員會於 1964 年成立，1977 年出版第一版。

歐洲藥典（European Pharmacopeia）包含各種專題、藥物及醫療器材

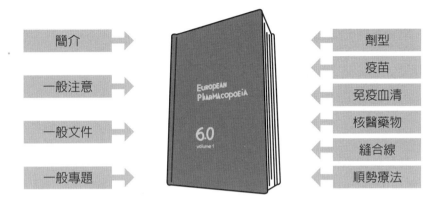

各國藥典的調和（harmonization）在國際化趨勢下益形重要（此表為EP.
USP 及 JP 對微生物試驗的調和）

歐洲藥典（EP）	美國藥典（USP）	日本藥局方 （JP）
2.6.12 Microbial Examination of Nonsterile Products: Microbial Enumeration Tests	<61> Microbial Examination of Nonsterile Products: Microbial Enumeration Tests	35.1 Microbial Examination of Nonsterile Products: Microbial Enumeration Tests
2.6.13 Microbial Examination of Nonsterile Products: Tests for Specified Microorganisms	<62> Microbial Examination of Nonsterile Products: Tests for Specified Microorganisms	35.2 Microbial Examination of Nonsterile Products: Tests for Specified Microorganisms
5.1.4 Microbiological Quality of Nonsterile Pharmaceutical Preparations and Substances for Pharmaceutical Use	<1111> Microbiological Examination of Nonsterile Products: Acceptance Criteria for Pharmaceutical Preparations and Substances for Pharmaceutical Use	7 Microbiological Examination of Nonsterile Products: Acceptance Criteria for Pharmaceutical Preparations and Substances for Pharmaceutical Use

1-5 藥物的名稱

（一）藥物名稱的命名

一個藥物通常有好幾種不同的名稱，當然，藥在不同的國家也各有各的名稱，所以容易引起混淆。

藥物的命名是新藥開發者在新藥申請時向政府主管部門提出的正式名稱，不受專利和行政保護，也是文獻、資料、教材以及藥品說明書中標明有效成分的名稱。在命名時，應避免採用可能給患者以暗示的有關藥理學、解剖學、生理學、病理學或治療學的藥品名稱。

（二）常見藥物名稱

1. **代碼名（code name）**：藥物在未上市前的研發試驗階段暫時使用的名稱，通常由英文和數字組成，如 RU 486，RU 為法國羅素（Roussel-Uclaf）藥廠代號，上市後的學名為 mifepristone。

2. **公定名或一般名（nonproprietary name，general name）**：是由最原始研究發展此藥物的藥品公司所命名的，公定名較化學名簡單且受到法律的保護，並可在全世界各國通行。

3. **學名或法定名（generic name，official name）**：指藥典或其他有關藥物的法定刊物中的藥物名稱，大部分藥物的法定名和公定名完全相同。大多數臨床應用的藥，它們的化學結構都相當複雜，其相對的化學名冗長而難懂，因此製藥公司會採用一個較簡單的藥名，即俗名。教科書和期刊使用的即為俗名，此為學習藥理要熟記的藥名。

4. **化學名（chemical name）**：化學名通常專由化學家使用，以了解藥物的化學組成及原子或原子團的排列情形。優點為絕對沒有兩種化合物具有相同的名稱，沒有同名異物之弊，但缺點為過於繁複而不實用。

5. **商品名（proprietary name，brand name）**：某藥廠發明一種新藥而向政府申請許可證時，所用之名稱如經核准，該名稱即為該新藥的專屬名稱，商品名的英文名稱在右上角會有®的符號，表示該名字已註冊過，擁有專屬權。

具有解熱、鎮痛的 acetaminophen，acetaminophen 即為俗名，化學名是 N-acetyl-P-aminophenol，由美國某一藥廠製造的商品名為 Tylenol®，而由英國某一藥廠製造的商品名則為 Panadol®。

（三）學名藥

學名藥（generic drugs）又稱為非專利藥，是指原廠藥的專利過期後，其他藥廠可以以同樣成分與製程生產已核准之藥品，其在用途、劑型、安全性、效力、給藥途徑、品質、藥飲等各項特性上，皆可以與原廠藥完全相同或具有生物相等性。

故學名藥必須在藥品專利過期後才能販售，由其他藥廠推出學名藥，藥品價格由原廠獨賣之賣方市場變成有競爭性之買方市場，價格普遍下降許多。而且，原開發廠品牌藥在市場獨賣期失效後，本身也是學名藥。

品牌名稱 （brand name）

有效成分
（active ingredient）

> 30 SUPERSTAT TABLETS 10mg　$00.00
> [Simvastatin]
>
> Take ONE tablot at night.
> Avoid eating grapefruit or drinking grapefruit juice.
>
> Mr A. Contos
>
> Dr D Thorpe　　　　　　　　　　　　　　　　　　Full cost
> 20/10/2011　keep OUT OF THE REACH OF CHILDREN　$00.00
>
> DOWNTOWN PHARMACY
> 64 Brisbane St.Rerth WA 7009 Tel 6556 6556

大多數的藥物有兩個名稱，一個是有效成分名稱，一個是品牌名稱。 有效成分是指在藥物中發揮作用的化學成分，品牌名稱是藥物的生產廠商給藥物起的名稱。

含有 acetaminophen 主成分的藥物

許可證字號	中文品名	英文品名	製造廠
衛署藥製字第＊＊＊號	弛可利痙錠	SKELAXINE TABLETS	＊＊＊製藥股份有限公司
衛署藥製字第＊＊＊號	對位乙醯氨基酚錠	ACETAMINOPHEN TABLETS "CENTRAL"	＊＊＊製藥股份有限公司
衛署藥製字第＊＊＊號	感冒膠囊	COLD CAPSULES "Y.S."	＊＊＊製藥股份有限公司
衛署藥製字第＊＊＊號	必利那痛錠300毫克	PYLINATON TABLETS 300MG	＊＊＊製藥股份有限公司

學名藥開發流程

① ANDA：簡化新藥申請（Abbreviated New Drug Application）
② DMF：藥品基本資料（Drug Master File）
③ API：原料藥（Active Pharmaceutical Ingredients）

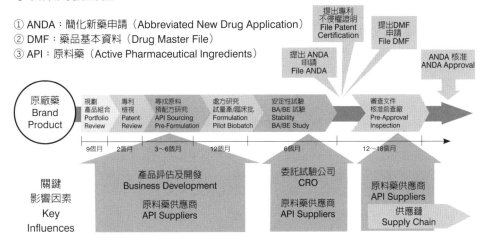

1-6 **處方**

（一）處方藥

需要經由醫師開立處方才可使用的藥物稱為處方藥，通常毒性較強、副作用較大，須經醫師診斷病情，確定病因開立處方箋後，才能到藥局購買醫師處方藥。沒有醫師處方，藥局是不能任意販賣醫師處方藥的。

一般而言，抗生素、心臟血管藥物、鎮靜劑、安眠藥、荷爾蒙等毒性較強，副作用較大的藥物都是處方藥。

（二）處方箋內容

處方箋就是俗稱的「藥單」。依照健保局的規定，由醫師負責看病，並決定吃什麼藥；再由藥師依照醫師的處方調配藥劑。

國際通用的處方文字為拉丁文，但是，目前醫師多已改用英文來書寫處方箋。處方箋應該包括的內容如下：

1. 病人姓名、年齡（或出生年月日）、性別及住址。
2. 處方日期。
3. 病情的診斷、處方醫師簽名（或蓋章）。
4. 診所或醫院的名稱、地址和連絡電話。
5. 藥品名稱、劑型、單位含量、藥品數量、劑量、用藥指示（多久或什麼時候吃藥），通常使用拉丁文略語來書寫。
6. 開立處方箋的日期、連續處方指示（可憑這張處方箋連續領幾次藥，每次應隔多久時間）。

管制藥品專用處方箋必須由醫師、牙醫師以手寫方式開立交付病患，病患持此處方箋向藥局領藥，除了一般處方箋的內容外，尚應包括單次調劑日數、單次調劑總處方量、單次調劑總處方量範圍、開立處方醫療機構名稱、處方醫師、牙醫師管制藥品使用執照號碼、聯絡電話及簽章、本處方箋可調劑次數、調劑人員專業證書字號及簽章、調劑日期、調劑機構名稱、領受人簽名及病患聯絡電話。

（三）連續處方箋

慢性病連續處方箋是醫師開給慢性病患者的長期用藥處方箋，這種處方箋可以連續分兩次至三次直接到藥局調劑。不是每個人都可以使用慢性病連續處方箋，慢性病連續處方箋是當醫師如果認為病情穩定，可以在 3 個月內使用同一種處方用藥時，才可以開慢性病連續處方箋。

依健保局的規定可以領取慢性病連續處方箋的疾病，如：糖尿病、高血壓、痛風、慢性阻塞性肺炎、精神病、癲癇、心臟病、腦血管疾病、哮喘、慢性腎炎、關節炎、攝護腺肥大等。

使用慢性病連續處方箋一次可以領 28 天以上的藥品，在第二次領藥時可以直接到原處方醫院、診所或特約藥局領藥。

常用的處方藥用拉丁文略語：服藥時間與次數

略 語	英 譯	中 譯	略 語	英 譯	中 譯
a.c	before meals	飯前	q.i.d	4 times a dey	一天 4 次
b.i.d	twice a day	1 天兩次	q.h.,q.1 h.	every hour	每小時
h.s .	at bedtime	就寢時	q.2 h.	every 2 hours	每 2 小時
M.et.N.	morning and night	早晚	q.3 h.	every 3 hours	每 3 小時
o.m.	each morning	每早	q.d.	every day	每天
o.n.	each night	每晚	q.n.	every night	每晚
p.c.	after meal	飯後	stat.	immediately	即刻
P.M.	afternoon	下午	t.i.d.	3 times a dey	一天 3 次

常用的處方藥用拉丁文略語：劑型與調配

略 語	英 譯	中 譯	略 語	英 譯	中 譯
add.	add	加	gtt.	drops	滴
Amp.	ampuls	安瓿	liq.	liquor,solution	液
aq.	water	水	M.	Mix	混合
cap.	capsules	膠囊	pulv.	powder	粉末
conc.	concentrated	濃的	q.s.	as much as necessary	適量
dil.	dilute	稀釋	sol	solution	溶液
dim.	one-half	一半	ss	a half	一半
div.	divide	分成	syr.	syrup	糖漿
ext.	extracts	抽出、浸膏劑	tab.	tablet	錠劑

管制藥品專用處方箋之管制藥品範圍及專用處方箋之格式、內容

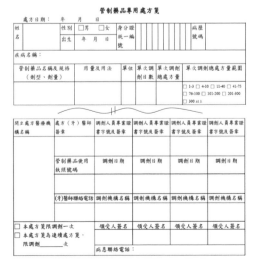

1-7 藥物的安定性

（一）藥物安定性

藥物的安定性是指藥物經過貯藏及使用後，仍能維持原來製造時之品質及特性。通常以標誌效價之 90% 為最低要求標準。有效期限或失效期限是指藥物按照規定方法貯存，超過此特定時期即不能保持其標準的含量或效價而言。

藥物要稱得上安定，至少應符合以下幾項條件：

1. **化學上的安定性：**指每個成分仍維持規定的限量及標誌的效價。藥品的變質包括水解（藥物受水催化分解）、氧化（受氧氣影響之反應）、異構化（化學結構改變）、光解（光線影響所產生之反應）。
2. **物理上的安定性：**指藥物維持原本的物理性質，包括外觀、可口性、均勻性。一些製劑需考慮物理特性，藥物潮解、變形、沉澱及凝固等物理變化。如懸液劑，放置後藥物粒子不易再分散開，而無法得到均一的劑量，因此使用時要經振搖混勻後使用。
3. **微生物學上的安定性：**無菌製劑（如眼藥水及注射劑）在藥廠之製備需為無菌，不能有微生物存在，但由於在使用期間易受細菌之汙染，則會含抑菌劑以有效防止汙染。
4. **治療上的安定性：**指治療效果維持不變。在藥物存放過程中，可能因化學及物理之安定性之改變而導致療效之降低。如眼藥懸液劑會因為存放使粒子特性改變，不一樣的粒徑導致療效的改變。
5. **毒物學上的安定性：**指未顯著的發生毒性增加現象。藥物的變質反應產生的分解物可致毒性的增加。如長期使用腎上腺素眼藥水，會造成其分解物存積在結合膜和角膜上。

影響安定性的因素包括外在因素（溫度、光、氣體、水分）、內在因素（組成成分、添加物、媒劑、pH 值改變、複合作用的產生、微生物汙染）及容器與包裝材料的因素。

（二）藥品架儲期

在衛生署所核准之藥品皆有其儲存之有效期間，藥品在有效期間內於規定之儲存條件，藥品之品質可以符合安定性要求。藥品會在其原來包裝上標示製造日期及儲存之效期，或末效日期。藥品開封後使用，可能會改變原來製造所用容器之條件，而無法維持原來之有效期間。

1. 適當放置藥品之位置以確保使用合適及正確的藥品，對於老的藥品需密切注意，特別是架儲期。
2. 儲存在建議之環境條件下，藥品之標籤通常有建議之貯存環境，如特定溫度範圍或指定的貯存位置（如冰箱或可控制室溫），還有一些補助說明，如避光，因此若是為透明容器則要有阻光之外包裝，有些產品是要遠離過熱及溫度的變化，及冷暖器之風管。
3. 檢查產品之不安定現象，藥師及病人通常無法檢測化學的變質，但過度化學變質，常伴有可觀察到之物理變化，如顏色、臭味、形成沉澱、溶液混濁，在藥品有物理改變時，而其標籤並無有關說明，則此藥品不能再用，過度長菌及汙染也可看作物理改變。

藥物保存基本原則

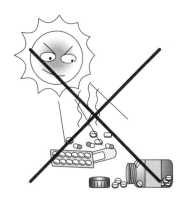

一般藥物保存的基本原則是避光、避熱，且在密閉的容器（避空氣）中保存，因為物品在溼熱、光照的環境下容易變質。

各種會影響藥物安定性的調製因子

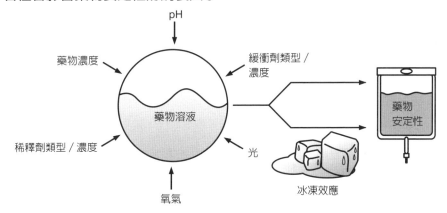

注射劑滅菌分類

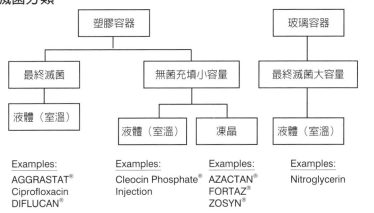

1-8 藥物的劑型

因為藥的吸收、代謝的過程不同而需要有不同的製藥型式。

（一）內用藥／口服藥

1. 液態：

(1) 糖漿劑：高濃度的糖有防腐作用，有助於藥物的保存及去除苦味，製程中有時會加入調味料以增加口感，如咳嗽糖漿綜合感冒糖漿。

(2) 口服液（液劑）：有些藥物會製成水狀溶液，因其有效成分可完全溶於液體中，不需像懸浮液搖勻使用。

(3) 懸浮液：藥物不易溶解但因使用需要而加入液體製成懸浮液，如胃乳，使用前需搖勻使用以免有效成分沉澱而影響療效。

2. 固態：

(1) 粉劑及顆粒劑：為粉末或細小顆粒狀，較容易吞服且易吸收，適合用於老年人及兒童。

(2) 錠劑：

口含錠：藥品的有效成分於口腔或咽喉發揮，如喉片。

舌下錠：可迅速經由口腔分布的豐富血流直接吸收，不需經由消化道吸收，藥品成分不容易被破壞；使用時需含在舌下使藥品成分慢慢融化釋出，服用時不可磨碎或吞服。

腸衣錠：它是藉由延遲藥品的起始作用，讓藥品能完整無缺地通過胃，使藥物的成分到小腸才被釋放，避免被胃酸破壞，增加藥品活性，降低對胃的刺激性。

膜衣錠：藥品成分由一層膜衣所包覆，可以使藥物較不易受潮變化，利於保存。

咀嚼錠：應先在口腔內咀嚼後再吞服，療效較佳。常見的藥物為制酸劑。

發泡錠：加水後溶解發泡使藥物容易吸收，如發泡鈣片。

膠囊劑：是把藥品放入硬或軟明膠殼中的一種固體劑型，所含的藥品可以為粉末、液體或半固體塊狀物。

糖衣錠：糖衣錠因外表的糖衣易吸溼及怕熱，儲存環境需乾燥陰涼，藥品才不易變質。

（二）外用藥

1. 肛門直腸用藥：將藥物從肛門塞入直腸，栓劑若變軟應放置於冰箱內約 30 分鐘，使之變硬後再使用，如小兒退燒藥。

2. 皮膚用藥：塗抹或貼附在皮膚表面的藥物，將藥塗抹在皮膚後不可用力揉搓，懸浮劑使用前應搖勻，經皮膚吸收的貼片有時需更換貼片部位，若無醫師指示不要包覆患處以免發生刺激，例如不透氣而使患處惡化或產生全身性吸收。

3. 眼睛用藥：使用兩種以上藥水需間隔 5 分鐘，先使用溶液再使用懸浮液，需同時使用藥水和藥膏時，先點用眼藥水，隔 10 分鐘後再用藥膏。藥品開封後一個月，即使未用完也必須丟棄。

4. 耳朵用藥：需將藥品放在手心至與體溫相當的溫度，成人要將耳朵往上後方拉，小孩要將耳朵往下後方拉。

（三）注射藥

1. 安瓿劑：內含液體注射用藥品，玻璃容器是完全密封的，使用前須割破封口。

2. 小瓶劑：內含液體或粉狀藥品，玻璃容器具橡膠塞子，使用時須加稀釋劑。

3. 大容積靜脈點滴劑：懸吊於床邊的掛勾上，如生理食鹽水、葡萄糖點滴劑。

藥物的主要劑型

劑型	種類
內用藥	錠、膠囊、顆粒、粉末、藥水
外用藥	皮膚用藥（軟膏、乳液、乳霜）、眼藥水、耳藥水、鼻藥水、栓劑、吸入劑、口腔用藥
注射藥	皮內注射、皮下注射、肌肉注射、靜脈注射

舌下錠

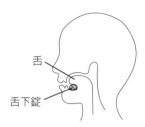

舌

舌下錠

馬上含在舌下以舒緩症狀，這救命的小藥丸就是「硝化甘油」舌下錠，主要是用來治療心絞痛急性發作。

粉劑及顆粒劑 vs 錠劑

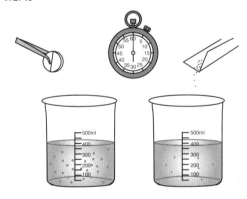

粉末或顆粒劑型的溶解速率遠大於錠劑，可以使藥效加快。

栓劑比較

種類	形狀	重量
肛門栓劑	圓錐形	成人2公克，小孩1公克。
陰道栓劑	卵圓形	5公克。
尿道栓劑	條狀	女2公克，長7公分。 男4公克，長14公分。

1-9 藥物的儲存

　　大多數情況下，藥品的內標籤會載有藥廠所推薦的貯藏條件，其內容包括貯藏的溫度及貯藏之處所，或其他規定。藥品應在所推薦的貯藏條件下貯藏，如果不遵守，藥品可能會提早變質。如果一個藥品指定避光貯藏，則必須使用阻光容器，或以有外罩阻光材料之玻璃容器包裝，並貯於陰暗處，迄內容物用完為止。如無特殊規定，藥物應置於控制的室溫下貯藏。一般的藥物，最好貯藏於通風、乾燥的陰涼處所，慎防過熱、溫差易變化、過冷或光線直射之處，以免變質。

　　為避免環境影響藥物安定性，需注意藥物的貯藏條件。避免水分潮溼，利用緊密容器並加乾燥劑（如矽膠）；避免日光直射，利用阻光容器或不透光紙包裹（如錫箔）；避免過熱，溫度不可超過 $40^\circ C$；避免凍結，溫度不要低於 $-20\sim-10^\circ C$；避免微生物汙染，加抗菌劑或用熔封容器。

（一）固體劑型

　　固體劑型通常貯存在低溼度條件，為避免水侵入，要有密蓋容器。若發生液滴或藥品成團塊的情形時，表示藥品處理不當。若容器內有廠商所附乾燥劑更要小心。

1. **軟膠囊及硬膠囊劑**：膠囊殼之改變，如軟化或硬化，顯示有不安定的現象。若釋出氣體，可能導致密封的外包材變形。
2. **無包衣錠劑**：物理不安定現象如過多粉末及裂片在容器之底部，或是錠劑有褪色、黏合、斑點或結晶出現。
3. **包衣錠劑**：物理不安定現象包括龜裂、斑點及錠劑間黏合。
4. **乾粉及顆粒劑**：若藥品在原容器內變成硬塊、顏色改變，顯示藥品已經變質。
5. **乾粉及顆粒劑重配為溶液或懸液劑**：此類藥品通常是抗生素及維生素製劑，對溼氣特別敏感。若有不尋常塊狀呈現應小心評估，而有液滴及霧滴出現則不能再調配，呈現不尋常之嗅味也是不安定的現象。
6. **沸騰錠劑、顆粒及粉末**：此類藥品通常對溼氣敏感，在包材內膨漲、有氣體壓力，都是不安定現象。

（二）液體劑型

　　主要考量其均質性並不能有過度微生物汙染或生長。不安定性現象包括混濁、溶液沉澱、乳劑分層、懸液劑有硬塊不能再分散、感觀性改變，微生物成長造成變色、混濁、氣體形成也是發生不安定性的現象。

1. **溶液劑、酏劑及糖漿劑**：沉澱和微生物生長（氣體產生），表示已出現不安定情形。
2. **乳劑**：乳劑分層，不能再分散開，則乳劑已變質。
3. **懸液劑**：主要是固體硬塊無法分散開來，可能因結晶的生成。
4. **酊劑及流浸膏劑**：這些製劑具較深顏色，需小心檢查其沉澱。
5. **無菌製劑**：維持其無菌是相當重要，通常無法用肉眼看出微生物汙染，但任何顏色變化、混濁、表面膜、粒子、絮化物質或氣體形成，都表示已受汙染。澄明度對眼藥水及注射劑相當重要。任何產品封口之完整性受到侵害，其安定性也會受到質疑。

（三）半固體劑型

　　主要考量變色及稠度或嗅味之改變。

1. **酪膏劑**：乳劑破壞分層、結晶成長、皺縮及微生物汙染。
2. **軟膏劑**：稠度改變，過度液體析出，形成顆粒。
3. **栓劑**：主要是過度硬化，有可能是乾化變硬，栓劑一般儲存於冰箱。

取藥方式

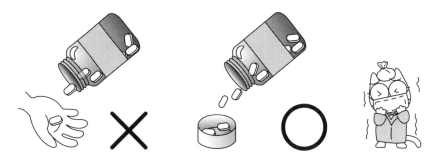

從藥瓶中取藥時,應避免將藥物倒在手上。

藥物保存三原則

原則	說明
避光	抗生素、心血管藥物、眼藥水等最怕光照,可用黑色小袋避光保存。
避溼	一般藥物,包括各類藥錠都怕受潮水解,只要沒有粉碎或變色、異常斑點,都仍然有效。
避熱	糖漿藥液等最怕放在太熱的地方,容易引起發酵或變質,外觀有沉澱物或膨脹時就要當心。

藥品的儲存條件

藥品	儲存溫度(℃)	避光 / 避溼
acetylsalicylic acid(栓劑)	＜30	
clotrimazole(陰道錠)	＜25	
cyproheptadine hydrochloride(糖漿)		避光
econazole(陰道錠)	15～30	
gentamicin(眼藥水)	2～30	
potassium iodide 3%		避光
nitroglycerin(舌下錠)		避溼
sulfamethoxazole(眼藥水)		避光
tropicamide(眼藥水)	8～15	避光

1-10 給藥途徑

給藥途徑又稱用藥途徑，在藥理學和毒理學上，指藥物和人體接觸作用的途徑。給藥途徑通過人體自身的運輸和代謝過程，強烈影響各種藥物在體內的效用。給藥途徑可以分為局部給藥、消化道給藥、非消化道給藥。

（一）局部給藥

直接用藥於要影響的身體部位。

1. **表皮給藥：** 軟膏劑、硬膏劑（屬固體製劑，具有黏著性、保護性或舒適性的用途）、糊劑，如局部止痛、止癢膏劑。
2. **吸入給藥：** 如很多哮喘藥物。
3. **灌腸給藥：** 如造影藥劑。
4. **眼部給藥：** 如眼藥水和眼藥膏。
5. **鼻腔給藥：** 如鼻塞藥。

（二）消化道給藥

想要影響的部位不是消化道本身。

1. **口服：** 包括錠劑、膠囊、水溶液劑、懸浮液劑（乳劑、乳漿劑、混合劑）、散劑等。
2. **通過人工途徑：** 如胃插管、胃鏡、十二指腸插管等方式給藥。
3. **肛門給藥：** 如灌腸和栓劑。

（三）非消化道給藥

作用於全身，但不通過消化道給藥。

1. **靜脈注射：** 吸收速度由快到慢依次為，靜脈注射、肌肉注射、皮下注射、口服給藥、直腸給藥。
2. **動脈注射：** 如某些治療血管痙攣和栓塞的藥。
3. **肌肉注射：** 如疫苗、抗生素等。
4. **心內注射：** 如急救時注射的腎上腺素（現已少見）。
5. **皮下注射：** 如胰島素。
6. **骨髓注射：** 由骨髓導入動靜脈系統，偶爾用於急救和兒科，以及靜脈注射困難的情況。
7. **皮內注射：** 直接注射到皮膚內部，如過敏試驗。
8. **透皮給藥：** 如戒菸者用的尼古丁貼片。
9. **黏膜給藥：** 如舌下含的硝酸甘油。
10. **吸入給藥：** 如麻醉氣體。
11. **皮內植入：** 如雄性素、雌二醇，以小錠片植入皮膚內，此種設計可使藥物緩慢釋放至組織中。

其他不常見的給藥方式還有腹腔注射、硬膜外腔注射（如麻醉）、脊髓注射（進入腦脊液）、眼球玻璃體注射等。

在無其他影響因素的前提下，一般醫生會建議口服，以省去針刺的痛苦和感染的可能，這一點對慢性病治療尤為重要。然而，有些藥物，不能或不易被消化道吸收，例如胰島素，因而必須採用其他給藥方式。

在急救、重症治療等方面，醫生多採用靜脈注射，因為這是最可靠的給藥途徑。由於這些病人不一定神志清醒，而且血流和消化道排空情況可能異常，所以不易估計外用和口服藥的吸收情況。

給藥途徑之特色

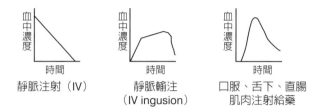

靜脈注射（IV）

靜脈輸注
（IV ingusion）

口服、舌下、直腸
肌肉注射給藥

注射的種類

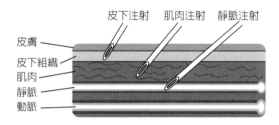

皮下注射和肌肉注射一次只能注射數毫升，靜脈注射可注射較多的劑量。

藥物的給藥途徑

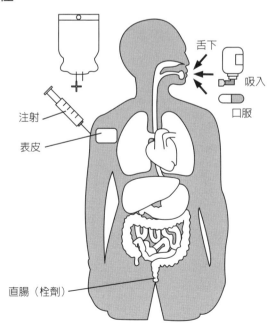

1-11 藥物的依賴性與耐受性

（一）藥物依賴性

藥物依賴（drug dependence）又稱藥癮（drug addiction），是指對藥物強烈的渴求。患者為了謀求服藥後的精神效應以及避免因斷藥而產生的痛苦，強制性長期慢性或週期性地服用該種藥物。

藥物依賴和藥物濫用（drug abuse）常被理解為同一個意思，但這兩個概念不完全一樣。藥物濫用是指使用或不恰當地使用醫學上不必要的藥物（有害使用，harmful use）；而藥物依賴是一個科學和醫學上的概念，同時也涉及一些並未被禁止，但也可以產生依賴性的物質，如酒精、香菸、鎮靜催眠藥等。

藥物依賴又分為精神依賴（psychological dependence）和軀體依賴（physical dependence）。精神依賴是指患者對藥物在精神意識上的渴求，以獲得服藥後的特殊快感，精神依賴的產生與藥物種類和個性特點有關；軀體依賴是指反覆使用藥物使中樞神經系統發生了某種生化或生理變化，以致需要藥物持續存在於體內，一旦停止使用，即會出現戒斷綜合症（withdrawal syndrome）的症狀，輕者全身不適，重者出現抽搐，可危及生命。

容易引起精神依賴和軀體依賴的藥物有嗎啡、海洛因、可卡因、巴比妥類、酒精、苯丙胺、大麻等。另外，有些藥物只會引起精神依賴而不會引起軀體依賴，如尼古丁（菸草）。

依賴性藥物的種類很多，按作用大致可分為三類：

1. 抑制型：包括巴比妥類、嗎啡類、酒精、大麻、一些有機溶劑等。

2. 興奮型：包括咖啡因類、安非他命類、可卡因、氯胺酮、致幻劑等。

3. 其他：如香菸、解熱鎮痛藥、類固醇類等。

（二）藥物耐受性

耐受性（tolerance）指慢性服藥後，對該藥或類似藥的反應降低，亦即需要提高劑量才能得到期待的效應。耐藥性可以以兩種不同的機制存在，其一為藥物動力學的改變，即藥物的代謝增加；其二為藥物藥效學的改變，亦即功能方面的改變，在相同濃度的存在下，標的器官的反應減少。

許多抗癌藥物都遇到了多藥耐藥性的問題，使藥物的使用成效大大減低，最終導致癌症治療的失敗。是什麼原因導致癌細胞產生多藥耐藥性？現在醫學上對多藥耐藥性的產生機制仍不太清楚，但已知其中的一個原因是癌細胞中的基因突變，令其在細胞膜表面製造了一些傳送蛋白質，如 P- 醣蛋白，這種蛋白質的活動就像「泵」（pump，P-醣蛋白的「P」就由「pump」推衍出來）一樣，把多種抗癌藥物從癌細胞內驅趕到外面，降低了癌細胞內抗癌藥物的含量及其成效。

藥物的精神依賴和軀體依賴

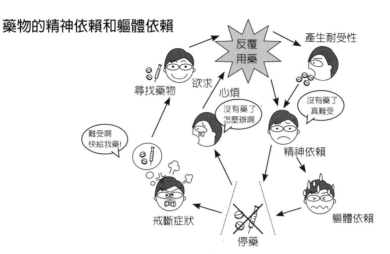

藥物的誘惑

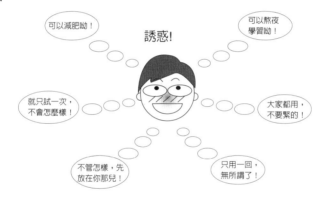

藥物劑量與藥效的曲線圖

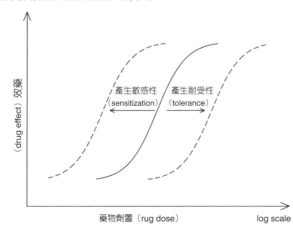

實線為正常的情況，右虛線為產生耐受性（tolerance），需要更多的劑量才可達到和正常時一樣的藥效，左虛線為產生敏感性（sensitization），則反之。

1-12 服藥時機

（一）服藥次數與間隔

　　每日服藥時間，一般可分為一天 4 次（於早、中、晚三餐及睡前）、 一天 3 次（於早、中、晚三餐時間）、一天 2 次（於早餐及晚餐時間）、一天一次（每日的固定一個時間）。一天 4 次主要為症狀的治療，如止痛藥、鎮咳藥，通常每 6 小時一次；或者是為了維持穩定血中濃度，如抗生素，這兩者雖然都是一天吃 4 次，但目的不同。

　　飯前與飯後服藥時間標準，飯前（空腹）指的是吃飯前 1 小時或飯後 2 小時；飯後指的則是吃飯後 1 小時內。

（二）服藥時間

　　人體的生理和病理變化與晝夜節律波動現象有關，因此，藥物的療效與服藥時間密切相關，選擇最佳服藥時間達到最佳療效，是合理用藥的宗旨。

1. **鈣劑：** 人體的血鈣水準在午夜至清晨最低，故臨睡前服用補鈣藥可使鈣得到充分吸收和利用。
2. **強心藥：** 心臟病患者對洋地黃、地高辛和西地蘭等藥物在凌晨時最為敏感，此時服藥，療效倍增。
3. **抗哮喘藥：** 氨茶鹼宜在早上 7 時左右服用，效果最佳。
4. **激素類藥：** 人體對激素類藥物的反應也有時間節律。由於人體腎上腺皮質激素的分泌高峰在上午 7 時左右，故在每天上午 7 時一次性給藥療效最佳。
5. **解熱鎮痛藥：** 阿斯匹靈在早上 7 時左右（餐後）服用，療效高而持久；若在下午 6 時和晚上 10 時服用，則效果較差。
6. **降糖藥：** 糖尿病患者在凌晨對胰島素最敏感，這時注射胰島素用量小、效果好。
7. **降膽固醇藥：** 由於人體內的膽固醇和其他血脂的產生在晚上會增加，因此，病人宜在吃晚飯時服用降膽固醇類藥物。
8. **抗菌素及消炎類藥物：** 抗菌素類藥物排泄較快，為了在血液中保持一定濃度，每隔 6 小時應服藥一次。
9. **消炎藥物：** 如風溼性或類風溼性關節炎患者，多於每天清晨和上午關節疼痛較重，如服消炎止痛類藥物，可在早晨加大劑量服一次，效果最好，且可免去中午的次服藥。

（三）服藥注意事項

1. 可與全脂牛奶或含脂肪的食物一起服用的維他命及部分藥物，包括維他命A、D、E，以及某些治療灰指甲的藥物，這些藥物若與含脂肪的食物一起服用，吸收效果會更好。
2. 避免與牛奶一起服用的藥物有四環黴素與某些瀉劑。
3. 服用長效型藥品，不可咬破，以免影響療效。
4. 舌下錠是由口腔黏膜吸收，不可咬碎或直接吞服。
5. 抗生素粉末泡水成為藥液後，應盡速用完，否則要置於冰箱內；懸浮性藥液應於使用前搖勻，以確保服藥量正確。

（四）忘了服藥怎麼辦？

　　若是忘記服用症狀緩解的藥品（如止痛藥、鎮咳藥）並無關係。但若是治療或預防的藥品（如高血壓、糖尿病用藥），則在短時間內想起需立即服用，若接近下次服藥時間（超過兩次服藥時間的中點），則跳過不用，下次再恢復正常時間服藥（除非有醫師特別指示，勿使用雙倍量）。

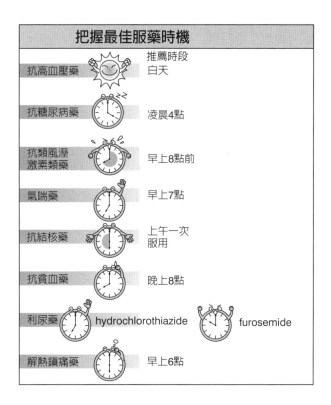

忘了服藥怎麼辦?

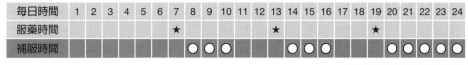

每日時間	1	2	3	4	5	6	7	8	9	10	11	12	13	14	15	16	17	18	19	20	21	22	23	24
服藥時間							★						★						★					
補服時間								○	○	○				○	○	○				○	○	○	○	○

★應服藥時間 ○可補服藥時間

正常服藥 時間	二次給藥 時間中點	正常服藥 時間
07:00	10:00	13:00

此時可補服　　此時不建議補服

以兩次服藥時間的中間點為基準,在中間點以前想起應馬上補服,在中間點以後則等到正常服藥時間服用。圖中白圓點時間點為可補服藥的時間,否則在黑色星點服用即可。

注意!! 下次服藥時使用正常劑量,
切勿服用二倍劑量

1-13 新藥的發展

（一）新藥

新藥是指具有新療效而且有專利保護的新化合物，由於新藥是一種具有新療效的新化合物，因此其開發過程必須經過嚴格的測試，包括體外測試、動物實驗及人體試驗，然後再經各國食品藥物衛生機構嚴格審核，通過後才可以上市。

凡藥品因醫療效能及安全尚未經證實，僅專供動物毒性藥理評估或臨床試驗用的藥物，在法律上稱爲「試驗用藥物」。經過臨床試驗的新成分、新療效複方或有新使用途徑製劑的藥品，則稱爲「新藥」。

新成分係指新發明的成分可供藥用者；新療效複方係指已核准藥品具有新醫療效能，或兩種以上已核准成分的複方製劑，具有優於各該單一成分藥品的醫療效能者；新使用途徑則係指已核准藥品改變其使用途徑者。

試驗用藥物應經中央衛生主管機關核准始得供經核可的教學醫院臨床試驗，以確認其安全與醫療效能。經核准製造或輸入的新藥，中央衛生主管機關得指定期間，監視其安全性。

新藥的開發流程，需先經過體外的「非臨床試驗研究」，初步證實其安全性及療效後，再進入人體「臨床試驗」，以證明其安全無虞以及療效確實。之後方得申請「查驗登記」，許可後進行「上市管理」。完成非臨床試驗研究後，即可檢具實驗結果申請「新藥臨床試驗（IND）」；完成臨床試驗，即可申請「新藥查驗登記（NDA）」。經審查各項療效及安全性試驗資料無誤後，即取得許可上市，進行售後安全監視。

（二）臨床試驗

臨床試驗依目的分爲四個試驗類型：

1. **第一型（Phase I）爲人體藥理：** 評估耐受性，定義及描述藥動學及藥效學，探討藥品代謝及藥品交互作用，以及估算活性；其研究項目包括劑量耐受性試驗、單劑量與多劑量的藥動與藥效學試驗，以及藥品交互作用試驗。
2. **第二型（Phase II）爲治療探索：** 探討目標適應症，估算後續試驗劑量，以及確認試驗的設計、指標與方法的根據；其研究項目包括用替代指標、藥理指標或其他臨床目標於明確界定族群進行短期性的初期試驗，以及劑量與療效反應的探索試驗。
3. **第三型（Phase III）爲治療確認：** 確認療效，建立安全性資料，提供適當依據以評估效益與風險的關係，以及建立劑量與療效反應的關係；其研究項目包括適當且有合適對照組的試驗、隨機平行的劑量反應試驗、評估死亡率與罹病率，以及臨床安全性比較試驗。
4. **第四型（Phase IV）爲治療使用：** 深入了解藥物在一般或特定族群或環境中的效益與風險的關係，確認較少發生的藥品不良反應以進一步修正劑量；其研究項目包括比較性療效試驗、評估死亡率與罹病率，以及藥品經濟學試驗。

新藥開發、製造、測試及申請流程

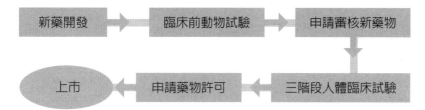

臨床前試驗與臨床試驗之關係圖

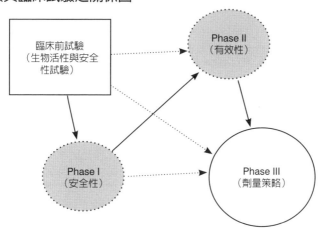

實線為進行之順序，虛線為受影響者。

新藥開發上市流程

流程	目的	試驗樣本及數目
試驗樣本及數目	尋找新藥標的。	實驗室、細胞株及動物
Pre-Clinical Trial	安全性、生物活性試驗。	實驗室及動物試驗
IND	FDA 審查資料。	
Phase I Clinical Trial	安全性及劑量確認。	20～80 名健康志願者
Phase II Clinical Trial	有效性及副作用。	100～300 名病患志願者
Phase III Clinical Trial	有效性確認及長期使用反應監測。	1000～3000 名病患志願者
NDA	申請上市送 FDA 審查。	
Phase IV Clinical Trial	上市後長期安全性監視。	

1-14 藥物濫用

藥物本來就是用來治病的，即使是一些毒品，最初也是用作正當的用途，因為這些藥物的某些副作用，而被濫用。

臺灣藥物濫用人口每年急速擴增且年輕化，保守估計濫用藥物人口已經超過了 40 萬，也就是約為總人口的 2%，且近六成是 18 歲以下的青少年。調查也發現，全臺灣 18～30 歲的年輕人，其中有 2.1% 承認有嗑藥經驗，且有 32% 的人聽說同學或朋友曾服用禁藥，各種禁藥中，以搖頭丸最受年輕人青睞，其次是安非他命、大麻、強力膠、魔菇等。

(一) 藥物濫用的概念

藥物濫用有三個重要的概念，即耐受性、倚賴性、成癮性。

1. **耐受性**：持續服用特定藥物，會增加對該藥物的耐受性，也就是人體對於該劑量的藥物不再感受藥效，或需要更高劑量才能達到相同的藥效。
2. **倚賴性**：意指人體只有服用藥物才能正常運行，不使用該藥物即出現生理上不適的現象（即所謂的「戒斷現象」）。
3. **成癮性**：意指用藥行為已經成為「不由自主」的動作，個人喪失自己限制攝取量的能力而無法自制。

毒品對腦部具有興奮、提神解勞、改善人際關係的特殊作用，有些甚至有幻覺幻聽，或可令人富有創作力，或許令人有短暫性脫離現實，引進羽化登仙的情境；可是當它們刺激腦部細胞，引發特殊的效應時，只要嘗試一次，就會令人記得藥物存在的那種特殊感覺，而且不斷強迫使用者對該種藥物的渴求及再次獲得。在這種強烈渴望的驅使之下，一方面讓吸毒者不擇手段地非要取得該毒品不可，另一方面由於神經系統已迅速對該毒品的存在產生適應性及耐藥性，因此所需毒品的劑量不斷增加，才能滿足獲得初次嘗試的藥效。

(二) 常見濫用藥物種類

1. **麻醉藥品**：
   (1) **鴉片類**：天然鴉片類，如海洛因、嗎啡、可待因。合成鴉片類，如潘他唑新（pentazocine、速賜康）、配西汀（pethidine）、特拉嗎竇（tramadol）及美沙冬（methadone）。
   (2) **古柯類**：古柯鹼、快克。
   (3) **大麻類**：大麻菸、大麻脂。
2. **影響精神物質**：
   (1) **中樞神經迷幻劑類**：搖腳丸（LSD）、天使塵（PCP）、西洛西賓（psilocybine）。
   (2) **中樞神經興奮劑類**：古柯鹼、安非他命（甲基）、搖頭丸（MDMA）。
   (3) **中樞神經抑制劑類**：紅中、白板、青發、FM2、有機溶劑、強力膠、K他命（ketamine）、液態快樂丸（GHB、G水）、笑氣。

常見濫用藥物

分級	第一級毒品	第二級毒品	第三級毒品	第四級毒品
常見濫用藥物	1.海洛因 2.嗎啡 3.鴉片 4.古柯鹼	1.安非他命 2.搖頭丸、快樂丸（MDMA） 3.大麻 4.搖腳丸、一粒沙（LSD） 5.西洛西賓（psilocybine）	1.FM2 2.小白板 3.丁基原啡因 4.ketamine （K他命）	1.蝴蝶片（alprazolam） 2.安定、煩寧（diazepam） 3.lorazepam 4.一粒眠、K5、紅豆 （nimetazepam）

依其成癮性、濫用性及對社會危害性分四級管理。

物質成癮的過程

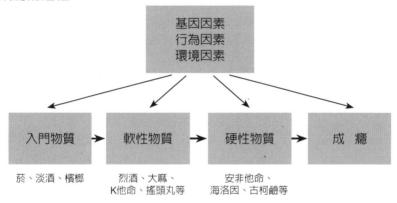

尼古丁戒斷症狀

戒斷症狀	持續時間
頭暈	少於 48 小時
失眠	少於 1 週
注意力不集中	少於 2 週
煩躁易怒	少於 4 週
情緒低落	少於 4 週
坐立難安	少於 4 週
渴求香菸	2 週內最嚴重
食慾增加	可超過 10 週

戒菸的過程因尼古丁戒斷症狀的關係，而難上加難，更遑論是毒品了。

1-15 運動員禁藥

（一）運動員與運動禁藥

奧林匹克運動會創辦以來，即以和平、健康及公平競爭為宗旨，所有運動員均得在此一前提下各憑本事爭取最好成績。但是，由於競爭的激烈及醫藥的發達，一些運動員開始藉著藥物的幫助來改善訓練效果、調整體能狀況，以便爭取勝利。

（二）禁藥種類

國際奧委會限制不得使用的禁藥種類共有五大類。

1. **興奮劑**：運動員使用禁藥最早被報導的是興奮劑，興奮劑主要分為擬交感神經作用藥、擬交感神經胺類、局部麻醉劑、黃嘌呤及中樞神經刺激劑五大類。運動員使用興奮劑的目的在於改變行為和能力，刺激中樞或自主神經提高肌肉效率，抑制疲勞使運動更為持久，或凝聚爆發力使競技更為有力。

2. **麻醉性止痛劑**：此類藥物可減少大腦皮質對疼痛的感受性，運動員使用後由於對疼痛的忍受力增高，常造成嚴重的運動傷害。麻醉性止痛劑使用後具欣快感、成癮性及依賴性，極易造成濫用，衍生個人與社會問題。

3. **同化性物質**：同化性雄性類固醇可直接增加肌肉中蛋白質的合成及促進同化性雄性素荷爾蒙的分泌，所以適當地服用會增加身體的重量，尤其是對於淨體組織，若是配合高強度的運動及適當的飲食，亦可增加肌肉力量。

4. **利尿劑**：利尿劑通常用於治療高血壓，使用利尿劑的選手，主要為有體重分級的項目，如舉重、健力、跆拳、摔角等，為迅速減輕體重以參加次一量級的比賽；而另一個目的則為隱蔽其他藥物的存在，用於增加運動員的尿液產量，藉以稀釋體內其他的藥物，而逃過被檢出的命運。

5. **胜肽類、擬胜肽類荷爾蒙及類緣物**：
   (1) **人類絨毛膜性腺激素**：運動選手使用人類絨毛膜性腺激素是為了讓體內睪丸素及上睪丸素增加，使其比值可以接近正常，而無法檢驗出選手是否有使用類固醇的藥物。
   (2) **腎上腺皮質激素**：若用於短時間的運動，可使血中睪丸固酮的濃度上升，降低訓練或比賽時的睡意及疲憊感，提高情緒。
   (3) **人類生長激素**：一般對於人類生長激素的效果多半是傳言或只是動物性的研究。
   (4) **紅血球生成素**：在高地或是低氧的環境中可以增加紅血球生成素的量，若是以注射方式使用紅血球生成素，也可以達到增加紅血球的目的，所以對於選手而言，增加身體的攜氧能力，就可以提升有氧耐力運動的成績。
   (5) **類胰島素**：胰島素可活化葡萄糖及肝醣合成，而將肝細胞內的葡萄糖轉變為肝醣，可自血液中運送更多的葡萄糖進入骨骼肌，使血中葡萄糖含量降低。

運動禁藥管制之範圍

1	有醫學或其他科學證據、藥理作用或經驗顯示，該物質或方法可能增強或會提高運動成績。
2	有醫學或其他科學證據、藥理作用或經驗顯示，該物質或方法對運動員的健康造成實質或潛在傷害者。
3	世界反運動禁藥組織認為該物質或方法的使用有違規範前言中所描述之運動精神。
4	世界反運動禁藥組織認為有醫學或其他科學證據、藥理作用或使用經驗顯示，該物質或方法有可能掩飾其他禁用物質或方法之使用時，該物質或方法應被列入運動禁藥清單。

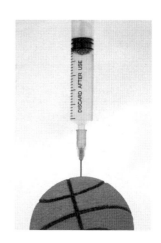

禁藥醜聞：正是近代NBA美國職籃中最棘手的潘朵拉之盒。
[本圖為自CAN STOCK合法下載授權使用]

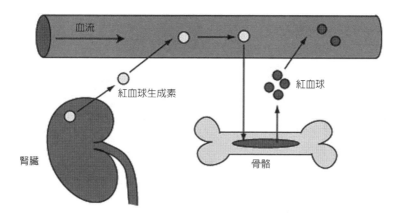

紅血球生成素（EPO）是一種glycoprotein hormone，是刺激紅血球成熟的先驅者，EPO由腎臟分泌可作為血中氧含量的指標。正常情況下，生理性缺氧且氧含量降低時，循環系統的EPO值會上升，以刺激紅血球增加製造。

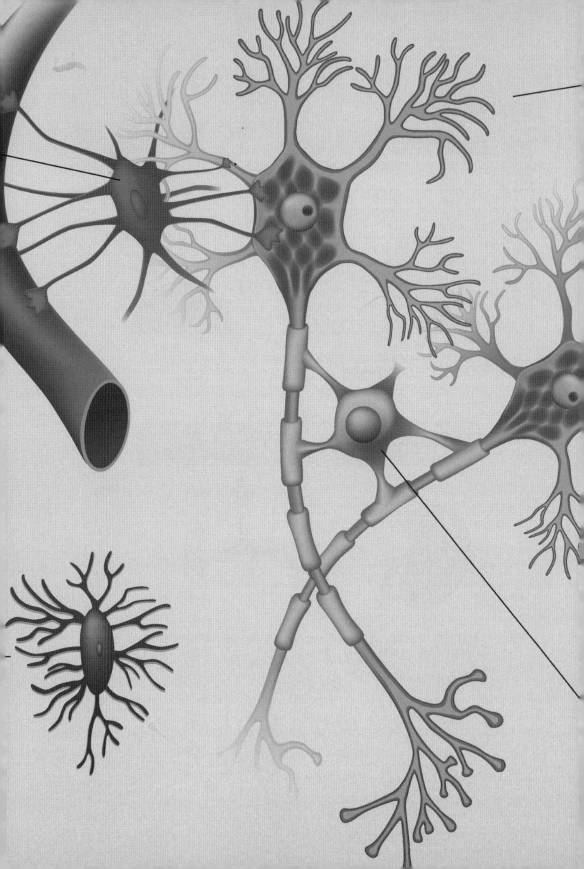

第2章
藥物作用的基本原理

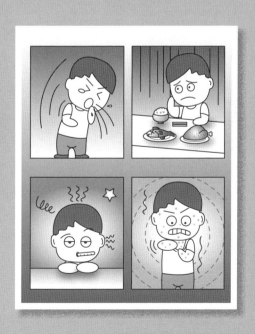

2-1 受體

　　藥物是一種與活體組織作用而產生生理效應的化學物質。給予藥物後，可達到治療、預防或診斷疾病的作用，而這些作用的呈現是經由藥物與受體、酶或離子通道發生生化性或生理性的相互作用。

（一）藥物的基本性質

1. 藥物並不能使人體組織或器官產生任何新功能，只是修飾既存的功能。
2. 藥物不只產生單一作用，而是表現出多樣的作用，因此藥物通常也會產生非治療目的的副作用。
3. 藥物作用的產生，乃是藥物與體內一種具有重要功能性分子間（受體或酶）的生理、化學性相互作用的結果。有些藥物經由化學反應（例如制酸劑中和胃酸）或改變細胞膜活性（例如局部麻醉劑阻斷鈉離子通道）而產生效應。

　　若要藥物產生最好的預期效應或治療效果，則藥物必須能在作用位置達到適當的濃度（即治療濃度），也就是說足量的藥物分子進入人體後，必須能到達欲作用的組織，才能表現出治療效果。藥物引起反應的大小亦取決於藥物在身體的濃度。

（二）受體概述

　　藥物分子必須與標的器官的某些特定組成結合、產生作用，此特定的組成就稱為受體。一般來說，受體為分子量很大的蛋白質或巨大分子，在多數的情況下，藥物和受體的結合有很嚴緊的結構上的要求。例如，可能只有一種光學異構物具有活性，或在藥物分子結構上做一個很小的改變，即可嚴重影響與受體的結合。

　　藥物與受體結合，受體的構形改變後，可能會活化或啟動一系列反應，也可能會關閉或抑制某一反應。

　　藥物與某一特殊類型受體結合的能力稱為專一性（specificity），沒有一種藥物具有絕對的專一性，但多數藥物對某一類型的受體具有相當的選擇性作用（selective action）。有少數的藥物，它們的效應不是透過與受體的結合產生的，而是藉著它們的物化性質產生的，此作用稱為非專一性作用（non-specific action），如全身麻醉劑、酒精、滲透性利尿劑。

　　受體的特性是經由與藥物結合的特點而產生藥效。

（三）受體特點

1. **飽和性**：受體在生物體內的數量是有限的，當藥物到達一定濃度時，即使繼續增加，與受體的結合值也不再改變。
2. **特異性**：特定的受體只與某種特定的配體結合，受體接合部位與藥物的結構具有專一性，從而產生特定的效應。
3. **可逆性**：藥物與受體的結合是可逆的，從藥物-受體複合物中解離出來的藥物和受體結構不發生變化。
4. **高親和力**：受體對其藥物的親和力很高。
5. **區域分布性**：受體在生物體不同組織或同一組織的不同區域，其分布密度不同。
6. **生理活性**：藥物與受體結合後，二者形成藥物-受體複合物，從而傳遞信號引起一系列的生理、生化效應。

藥物發揮作用的兩種機轉

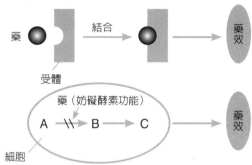

藥物與受體的關係

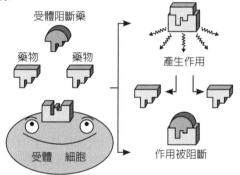

藥物與受體的關係就像鎖和鑰匙，受體阻斷藥可以占據受體與藥物結合，此作用進而阻斷藥物的作用。

藥物與受體結合後才能發揮藥效

刺激劑（激發劑）、作用劑與受體結合，造成細胞亢奮，引發細胞反應。

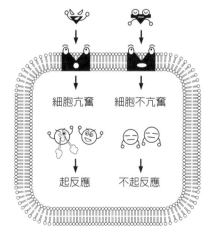

抑制劑（阻斷劑、遮斷劑、阻抗劑）與受體結合之後，防止細胞亢奮，不讓細胞產生反應。

2-2 副作用

（一）副作用概述

　　藥物的主要作用，當然是減輕病人的痛苦，或甚至除去導致疾病的病因。但是藥也會引起副作用，輕者，病人可以忍受，重者可能引起疾病或甚至死亡。因此，使用任何一種藥，皆須考慮它的副作用。

　　在藥物上市時，藥廠便會在藥品仿單上註明其發生率，而隨著使用人數愈多，有可能出現更多的統計資料。使用藥物後，若伴隨藥物治療而出現非預期的不良反應，造成另外一種不適的症狀，甚至有可能產生致命性人體傷害，則稱爲副作用。

　　有些藥物上市時，並不完全清楚藥物的藥理機轉，所以會持續追蹤及監視藥物副作用的發生，這是用藥安全非常重要的事。在服藥後，若發生未服藥前所沒有的不舒服症狀，如果是有立即的危險，如氣喘、全身皮膚黏膜潰爛，應立即就醫。

（二）造成藥物副作用的原因

1. 藥物的劑量過大：

也就是藥量超過主要作用的劑量範圍，此可直接或間接地影響身體的功能。如 acetaminophen，適當的劑量有解熱、止痛的作用，但大劑量則會導致肝毒性。

2. 藥物缺乏選擇性：

指的是藥物並非專一性地作用在它的標的組織或器官。例如毒蕈素性拮抗劑 atropine（muscarinic blocking agents），雖然它只與蕈毒鹼受體（muscarinic receptors）結合，但此型受體分布於身體的很多器官，因此很容易產生副作用。

3. 身體的敏感性增加：

若身體某些功能的敏感性增加，那麼正常的劑量也可能引起不需要的副作用。如罹患慢性肺疾病的病人，以及新生兒或服用其他可抑制呼吸藥物的病人，他們的呼吸中心對嗎啡的敏感性會增加，在此情況下，小劑量的嗎啡已足可抑制病人的呼吸。

4. 藥物的過敏反應：

以上三種導致藥物副作用的因素皆與藥物的藥理作用和劑量有關，但有些副作用和主要的藥理作用無關、與劑量無關，而且是無法推測得到的，這些副作用可稱爲特異體質反應（idiosyncratic reactions）或過敏反應。藥物過敏反應的發生率在 2～25%，其中絕大多數爲無害的皮膚疹，比較嚴重的反應，如 penicillin 引起的過敏性反應（anaphylaxis），氯黴素引起的再生不良性貧血（aplastic anemia）和脊髓的抑制，對生命可能有危險，但較少發生。

常見副作用

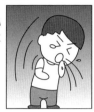
噁心
嘔吐

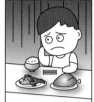
胃部不適
胃口差

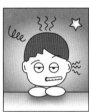
頭暈
耳鳴
視力模糊
發熱

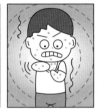
皮膚很癢
出疹

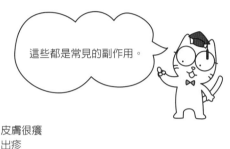
這些都是常見的副作用。

藥物副作用的範疇

作用	說明
耐藥性	在短期或長期用藥後，病人對該藥之敏感性降低而須提高劑量或併用他藥來維持療效。
抗藥性	微生物對化學療法劑產生耐藥性。
成癮性	長期服用藥物後，產生身體及精神上之依賴性且停藥後會發生禁斷症狀。
習慣性	與成癮性相似，但只有精神上的依賴性。
過敏性反應	由於藥物或其他因素對特異性體質病人所誘發之抗原、抗體反應，而引起皮膚發疹、氣喘或休克等現象。

兩階段性過敏性反應

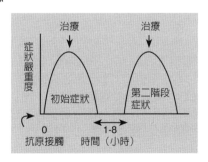

第二階段的反應，通常是在第一階段的反應後 1～8 小時內發生，但是一些新的研究報告指出，此一間隔可以延長至 38 小時（平均 10 小時）。而第二階段延遲型過敏性反應症狀的嚴重度，有三分之一的比例較第一階段症狀嚴重，有三分之一症狀嚴重度相同，另外三分之一則較輕微。（資料來源：Ellis AK, Day JH. CMAJ 2003）

2-3 劑量反應曲線與藥效

（一）劑量反應曲線

藥物產生的療效（對疾病有幫助的）或副作用（對身體有害的、對疾病沒有幫助的），可以以定量的方式表達。以反應對藥物的濃度作圖時，得到的曲線通常是呈雙曲線型的；實際上，以反應對藥物濃度的對數作圖通常會比較方便。從這些曲線可求得半有效劑量（ED_{50}，effective dose 50%）或半致死量（LD_{50}，lethal dose 50%）；LD_{50} / ED_{50} 的比值為治療指數（therapeutic index），此值愈大，表示藥的安全性愈高。

由劑量反應曲線得知，劑量增加，反應也增加；但劑量增加到某一程度後，反應即不會再增加，此為最大效應（maximal effect）或最大效能（maximal efficacy）。部分作用劑的效能較低。

劑量反應曲線也可用來比較類似藥物作用的強弱，亦即效價（potency），通常以 ED_{50} 代表效價的強弱。ED_{50} 大者，效價低；反之，效價高。在此需要注意的是，在比較 ED_{50} 時，並不考慮它們的最大效應是否相同。

（二）藥效學

血管擴張藥物對身體的作用，顧名思義，就是藥物在體內經過一連串複雜的作用後，會引起血管擴張，最後導致血壓下降，因此我們說它的藥效是降血壓。這種探討服藥後藥物在身體內的效用，就稱為藥效學。

藥物與受體的結合大小稱為親和力（affinity）；藥物與受體結合後，可改變細胞組織或器官的生理、生化反應的能力，稱為效能（efficacy）。從右頁藥效與劑量的關係圖來看，可知道藥物的最大效力；在相同劑量下，甲、乙、丙三藥的（最大）效力，由大至小依序為乙、甲、丙。

藥效強度（力價）是比較藥物產生相同的藥效時所需要的劑量。劑量愈小者，表示其藥效強度愈大；所需的劑量愈大者，表示其藥效強度愈小。比較甲、乙、丙三種藥的力價，由大至小為甲、乙、丙。藥物的藥效強度與其受體的親和力及藥物動力學的影響有關。

藥物或內生性化學訊息（例如神經傳導物質、激素等）稱為作用劑（agonists）或興奮劑，具親合力和完全的效能，它會與受體結合而具有興奮受體的功能。

拮抗劑（antagonists）或稱阻斷劑，其化學構造類似致效劑，可與受體結合，但不會引起效能，具有阻斷作用劑與受體結合及干擾作用劑的作用。

競爭性拮抗劑與作用劑互相競爭受體的結合部位，而使作用劑的劑量－效應曲線平行右移，即增加作用劑的濃度，則可完全對抗拮抗劑的阻斷作用，如阿托品（atropine）是蕈毒鹼性乙醯膽鹼受體的競爭型拮抗劑。

治療指數低或狹窄的藥物

cyclosporine	theophylline	warfarin
digoxin	胺基配醣體類抗生素	procainamide
降血糖藥物	lidocaine	三環抗憂鬱藥
phenytoin	lithium	

藥效與劑量關係圖

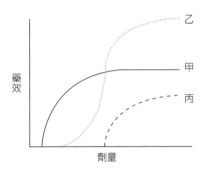

藥效藥劑學（Biopharmaceutics）

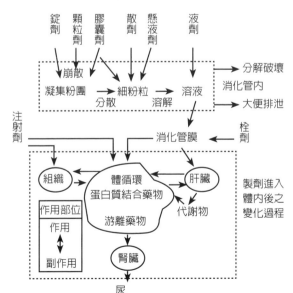

藥效藥劑學是研討藥物之體內動態、藥效、副作用和劑形（型），以及投藥方式、製劑的製備工程及其相互間關係的學問。

2-4 藥物動力學

（一）生物膜障壁

藥物動力學（Pharmacokinetics）係指研究藥物進入體內後，在體內吸收、分布、代謝、排泄等流動過程之速度與濃度的變化。

藥物要到達標的器官，需要通過多種不同的障壁（即生物膜）。障壁的本質和藥物的物化性質決定藥物從給藥位點進入血液（即吸收）的多寡，以及一旦進入血液後，藥物會被帶往何處（即分布），也決定了藥物如何被身體改變（即生物轉化作用，biotransformation）、藥物被排除的路徑。

生物膜障壁包括血腦屏障（Blood Brain Barrier，BBB）、胎盤屏障（Placental Barriers）、血眼屏障。

（二）藥物物化性質和穿過生物膜之間的關係

1. 藥物穿越生物膜（或細胞膜）的方式：

(1) 被動（非離子）擴散（passive or non-ionic diffusion）：
多數的藥物以非離子化型藉著被動擴散方式穿越細胞膜。一般細胞膜的內、外表面具親水性，而中間部分具親脂性；因此藥分子必須具有適度的親水和親脂性，才能以被動擴散的方式穿過細胞膜。藥物擴散的方向是依濃度梯度，即從高濃度區往低濃度區輸送。

(2) 濾過作用（filtration）：
有些細胞膜上有孔（pores）可讓藥物分子通過，此純粹為一種物理過程，輸送的驅動力為壓力梯度。

(3) 主動運輸（active transport）：
利用載體（carrier）把藥物從低濃度區往高濃度區運送；此對抗濃度梯度的方式，需要利用細胞的能量（ATP）來完成。

2. 藥物的物化性質和 pH 值的影響：

(1) 弱酸或弱鹼性藥物： 多數的藥物不是弱酸就是弱鹼，即它們的水溶液呈弱酸或弱鹼性。胃液的 pH 值約為 1.5～2.0，因此弱鹼性藥物（如抗組織胺藥，局部麻醉劑等）在胃內不被吸收。相反地，弱酸性藥物，如阿斯匹靈，部分可在胃部被吸收。多數藥物經由腎臟排出體外，因此可以透過改變尿液的 pH 值而加速其排泄。如巴比妥鹽類（barbiturates，可做鎮靜、安眠用）為弱酸，過量導致中毒時，可以鹼化尿液（如給病人碳酸氫鈉溶液）而加速其排泄。

(2) 不帶電荷的藥物：
此類藥物的水溶液呈中性，這類藥物包括大部分的類固醇、全身麻醉劑、強心苷（cardiac glycosides）及氯黴素。

(3) 帶電荷的藥物：
最重要的藥物為四級氨鹽（quaternary ammonium salts），如骨骼肌鬆弛劑皆屬於此類。

藥物作用的途徑

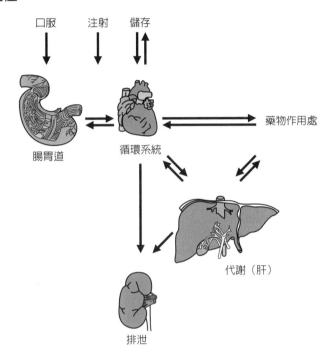

口服　　注射　　儲存

腸胃道　　循環系統　　藥物作用處

代謝（肝）

排泄

藥物動力學

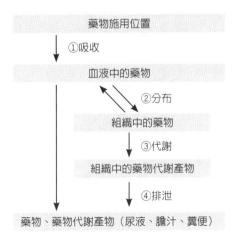

藥物施用位置

①吸收

血液中的藥物

②分布

組織中的藥物

③代謝

組織中的藥物代謝產物

④排泄

藥物、藥物代謝產物（尿液、膽汁、糞便）

藥物的一生，會經過吸收、分布、代謝、排泄四個步驟。

2-5 藥物的吸收和分布

（一）藥物的吸收

吸收是指藥物從各種不同的投藥位點進入血液內，而分布則指藥物離開血液進入各種組織和體液內。

1. 腸道投藥（即把藥物放進胃腸道的任何一部分）：

(1) **口服（oral）：**為最常用的投藥方式，使用方便而且較經濟。口服藥物的主要吸收部位在小腸，因為它有很大的表面積以及豐富的血液供應。一般口服藥在 1～3 小時內有 75% 可從胃腸道吸收。

(2) **舌下投藥（sublingual administration）：**服用硝基甘油酯的病人通常用此方法，此藥（用於治療狹心症或心絞痛）由口腔黏膜經被動擴散吸收而進入血流。此投藥方式的重要性是藥物不必經過肝臟而進入全身循環；多數藥物進入肝臟會被代謝成不具活性的代謝物。

(3) **肛門投藥（rectal administration）：**用於昏迷或嘔吐、小孩、無法口服時。

2. 非腸道投藥（parenteral administration）：

(1) **皮下注射（subcutaneous administration）：**脂溶性的藥物從皮下注射處經微血管膜以被動擴散的吸收方式進入血流。

(2) **肌肉注射（intramuscular administration）：**與皮下注射相似，但可注射較大量的溶液。

(3) **靜脈注射（intravenous administration）：**把藥物直接送入血流，可避免緩慢和不穩定的吸收，它也是所有的投藥方法中最危險的。

(4) **動脈注射（intraarterial administration）：**藥物有時可直接打入動脈，使特定的器官或身體的某一部分得到很高的濃度。

(5) **吸入投藥（inhalational administration）：**由於肺泡表面積大（約 100 平方公尺）、微血管多，因此吸收的速率最快，常用於治療呼吸道疾病（如氣喘）的藥物和全身麻醉劑。

(6) **局部投藥（topical application）：**多數的局部用藥製成軟膏或藥霜，可從皮膚、眼睛、鼻子、喉嚨或陰道的黏膜吸收，吸收很慢。

(7) **經皮投藥（transdermal administration）：**透過特殊的製藥技術製成經皮貼片（patch），如尼古丁貼片（nicotine patch，戒菸用），或 scopolamine 貼片（抗動暈症藥）。此投藥方式吸收慢、時間長，而且沒有首渡效應。

（二）藥物的分布

1. 血漿蛋白質：可與藥物結合的血漿蛋白質包含白蛋白（albumin）和 $\alpha 1$ 酸性醣蛋白（$\alpha 1$ acid glycoprotein），藥物與它們結合後就無法離開血流。

2. 微血管內皮細胞膜障壁：藥物依被動擴散和 / 或膜孔的濾過作用分布。

3. 藥物分布到中樞神經系統：

(1) **血腦障壁（blood-brain barrier）：**藥物只能以被動擴散方式穿過血腦障壁。

(2) **血腦脊髓液障壁（blood-CSF barrier）：**藥物可以從血液以被動擴散方式進入腦脊髓液。

4. 藥物分布到肺臟：肺組織可能暴露於高濃度的藥物，因為肺微血管有很大的表面積，肺也有很大的供血量。藥物主要以被動擴散從血流進入肺組織。

5. 藥物分布到胎兒：幾乎所有的藥物都以被動擴散方式從母親進入胎兒。

藥物的分布

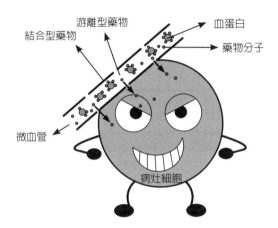

藥物在血液中的分布，如果血蛋白濃度愈高，藥效發揮愈慢。

藥物的吸收和分布情況

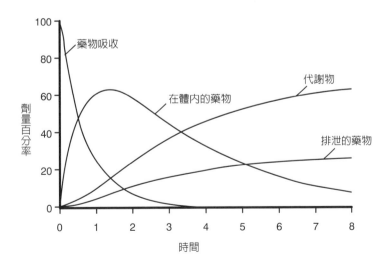

2-6 藥物的代謝和排泄

（一）藥物的代謝

藥物在人體內發生化學結構的改變（通常為酶的催化作用），稱為生物轉化或代謝。生物轉化在藥物的吸收後和腎臟排除前進行，但有些生物轉化在腸腔或腸壁進行。

多數的藥物具脂溶性，且可與白蛋白結合，因此若無代謝作用，其作用時間將會很長。脂溶性藥物經過代謝或身體轉化的作用，形成更具極性的水溶性代謝物，以便被腎臟濾過或分泌出去，且不易被腎小管被動再吸收回來，因而有利於排泄的進行。藥物代謝作用在不同種族之間或同種不同個體之間有很大的差異，此外，年齡、性別、生理狀況、使用藥物情形等因素也會影響藥物的代謝過程。

代謝作用主要在肝臟內質網系統中進行，將藥物轉變成單氧性且較不具毒性的代謝產物。

藥物分子被吸收後進入肝門靜脈，到達肝臟進行藥物代謝，有些會被肝臟酵素轉化成代謝物，導致藥效減弱，這個過程可能使部分藥物分子變成無效的代謝物。但有時則要視代謝物是否有藥理作用，有些代謝物的藥理作用反而比原來的藥物強，例如有些嗎啡代謝物的止痛作用就比嗎啡強。有極大比率的藥物會因為肝臟酵素的作用使得藥效減弱，而即使藥效沒有減弱，也會因為藥物的分布及排泄使得藥物濃度降低。

（二）藥物的排泄

1. 肝對藥物的處置：

藥物從血液被肝細胞攝取，隨後以原藥或代謝物進入膽汁，穿過總膽管，最後與其他膽汁成分進入小腸，此全部過程稱為藥物的膽汁排泄。藥物從膽汁排泄並不一定導致藥物作用的終止，因為藥物並未被排出體外。

2. 腎對藥物的處置：

決定腎排泄藥物的三個主要機制為腎絲球過濾、腎小管分泌及腎小管再吸收。未結合的藥物（即游離的藥物），只要分子不是很大（分子量小於 50,000）皆會被濾過。對藥物而言，主要的方向是從血液進入尿液，此過程稱為主動腎小管分泌（active tubular secretion）。尿液流經遠曲小管（distal tubules）多被酸化，此可增加未解離藥物的濃度，而增加它的再吸收。分泌液的 pH 值會影響排泄。

藥物代謝的類型

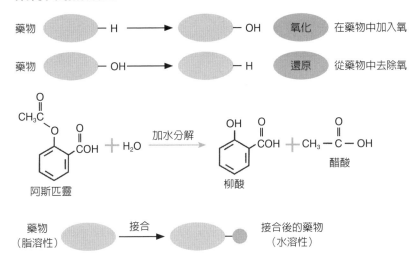

藥物 ⬭—H ➡️ ⬭—OH　　氧化　　在藥物中加入氧

藥物 ⬭—OH ➡️ ⬭—H　　還原　　從藥物中去除氧

阿斯匹靈 ＋ H₂O　加水分解➡️　柳酸 ＋ 醋酸

藥物
（脂溶性）　接合➡️　接合後的藥物
（水溶性）

藥物排泄的途徑

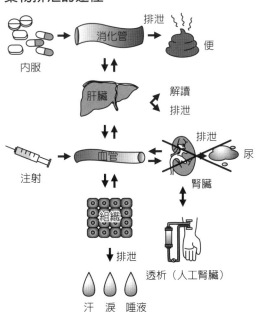

內服

肝臟　解讀　排泄

注射

血管　排泄　尿

腎臟

組織　排泄

透析（人工腎臟）

汗　淚　唾液

如果腎臟失去功能，只能以洗腎（透析）的方式來
排除。

藥物從尿液排泄的過程

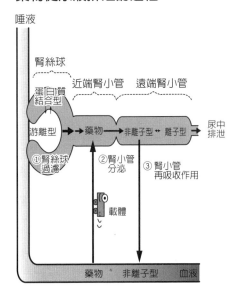

唾液

腎絲球

近端腎小管　遠端腎小管

蛋白質
結合型

游離型 ➡️ 藥物 ➡️ 非離子型 ⬌ 離子型 ➡️ 尿中
排泄

①腎絲球
過濾　②腎小管
分泌　③腎小管
再吸收作用

載體

藥物　非離子型　血液

2-7 藥物的生體可用率

（一）生體可用率

不論以何種劑型或投藥的途徑將藥品製劑投入體內，其內含的藥物首先必須進入體循環，然後才能被移行運送到其他的作用組織或器官，進而在作用部位發揮作用引起藥效發生。

通常藥物的作用強度會受到作用部位的藥物濃度及藥物在血中濃度的消長所控制，而血中藥物濃度的消長也同時受到藥物移行及分布到各組織或器官的速率、它的投藥量與藥物的消失速度所影響。不過因為藥物的消失速度為一個因人而異的特定值，因此藥物在人體內的利用率，一般簡稱生體可用率（bioavailability）。

生體可用率或生體利用率，在藥理學上是指所服用藥物的劑量部分能到達體循環，是藥物的一種藥物動力學特性。按照定義，當藥物以靜脈注射時，它的生物利用度是100%；但是當藥物是以其他方式服用時，如口服，它的生體可用率因不完全吸收及首渡效應而下降。生體可用率是藥物動力學的一個重要工具，凡是在計算非靜脈注射的藥物劑量時都需要考慮。

一種藥物的絕對生體可用率，若是非注射式的，一般都會少於 1。不同的生理學因素會令藥物在進入體循環前的效益下降。

（二）影響藥品生體可用率的因素

影響藥品生體可用率的因素有病態、生理學與病理學的因素，以及藥物的物理化學因素、食物因素、併用藥物的因素。

1. **病態、生理學與病理學的因素：**
   (1) **病態**：當藥品投藥給健康人或病人時，藥物在體內動態是不一樣的，病人的組織器官可能有機能性的障礙而導致疾病發生，所以對藥品之吸收及藥理作用之發揮亦顯示不同的結果。
   (2) **年齡**：小孩與高齡者的投藥應特別注意，他們與一般成人的代謝有所不同，因此在投藥的時候應特別小心，由於小孩或高齡者的代謝緩慢，因此藥物會在體內產生蓄積。
   (3) **胃液酸鹼度**：固體製劑經口投藥進入胃內後，是否能夠快速地崩散與快速地釋出，其中胃內的胃液酸鹼度扮演一個很重要的角色。
2. **藥物的物理化學因素：**要達到良好的藥效，藥物必須由藥品製劑中快速地釋出，而且經過快速地吸收來運送至藥物的作用部位，藥物的物理化學特性包括藥物的溶解度、藥物的粒子大小、藥物的晶型。
3. **食物因素：**食物的有無會改變胃內的酸鹼度、消化管的血流速度、門脈的血流速度、胃的排空速度、腸管的運動速度，甚至膽汁的分泌量，因而也間接影響到藥物的吸收。
4. **併用藥物的影響：**藥物併用後，會影響主藥物的吸收，或是改變消化道的機能而影響吸收。

口服固體製劑投藥後之藥物作用階段

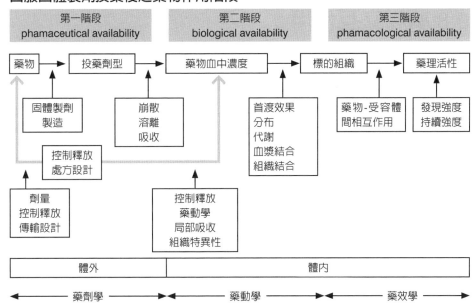

第一個階段是製劑學的利用率 （pharmaceutical availability），是指藥品製劑內藥物的物理化學特性，以及因物理化學的相互作用所引起的變化而改變藥物的吸收與分布作用。第二階段為生物學的利用率（biological availability），這個階段是指藥物經由各種投藥途徑進入體內後，經過吸收、分布、代謝及排泄的過程。第三個階段是指藥物到達作用點以後所引起的藥理作用階段，此為藥理反應所引起的藥效學（pharmacodynamics）。

影響處方設計的因素

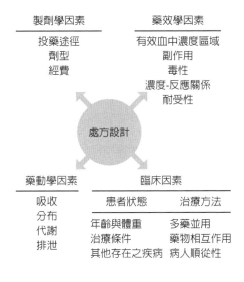

藥物血中濃度-時間曲線變化圖

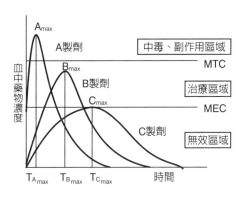

B製劑最符合要求
MEC：最小有效濃度。MTC：最小中毒濃度。

2-8 藥物交互作用

（一）相加、協同或增強

同時使用兩種藥物，會產生相加、協同或增強作用。

1. **相加作用（additive effect）**：指同時使用兩種藥物，所產生的藥效為各藥單獨使用時藥效的總和，也即1＋1＝2，此通常為兩種藥具有相同的作用機制。但是臨床上不會給兩種作用機制相同的藥，例如同時給阿斯匹靈和 acetaminophen 作為止痛用。

2. **協同作用（synergistic effect）**：指兩種藥同時使用時，所產生的效應超過各個藥單獨使用時所產生之效用的總和，即1＋1＞2，此通常指兩種藥物具有不同的作用機制。臨床上常利用此現象治療疾病，以達到更好的效果，例如併用利尿劑和β阻斷劑治療高血壓。

3. **增強作用（potentiation）**：指某一藥本身沒有作用，但可增加另一種藥的作用，即0＋1＞1。例如 clavulanic acid 本身沒有抗菌作用，但與 ampicillin 合用時，可增強 ampicillin 的抗菌作用；又如 carbidopa 單獨使用並無療效，但卻可增強左旋多巴（levodopa）治療帕金森氏症的效果。

（二）藥品交互作用

藥品交互作用（interaction）可以依據臨床治療效果或是安全性的影響程度分為三級，分別為重度、中度與輕度。中度與重度的交互作用通常需要有一些應對方式，例如停用某個藥品、改換其他藥品、調整藥量，或是嚴格錯開服藥時間等。

改變腸胃吸收的情況最常見於制酸劑（俗稱胃藥）併用其他藥品，通常是隔開 2 小時以上就可以減少大部分的影響，少數藥品可能要間隔到 4 小時之久。

服藥次序也很重要，會受到影響的藥品應當先服用，會影響其他藥品者可以稍後服用。

至於因為交互作用而導致體內的分布受到改變的影響通常是暫時性的，幾天後會再度恢復平衡，但是如果影響的是藥品代謝，主要是肝、腎或其他部位，如改變肝負責代謝藥品的酵素活性，或是改變腎臟的排泄情形，在這些情況下經常需要調整藥量。

（三）嚴重藥物交互作用

1. **中樞神經抑制藥物**：鎮靜劑、抗焦慮藥物、安眠藥、麻醉性鎮痛劑、抗組織胺藥物及酒精等，二種或數種併用有加成藥效的作用，造成中樞神經過度抑制而易昏迷，嚴重時併發呼吸中樞抑制而死亡，所以上述藥物不可任意併用。

2. **降血糖藥物**：口服降血糖藥物與酒精併服會引起血糖過度下降，而引起低血糖之副作用。

3. **口服抗凝血藥物**：抗凝血藥（warfarin）與阿斯匹靈或抗生素併用，容易導致血中warfarin的濃度過高而有內出血的危險。

4. **單胺氧化酶抑制劑**：本類藥物多做抗憂鬱劑，如果與鼻塞紓解藥物或安非他命等胺類之藥物併用，會造成嚴重高血壓。

藥物交互作用的發生

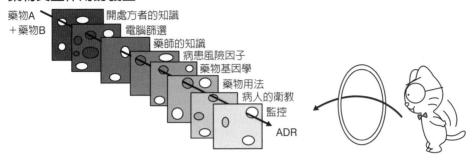

藥物A
＋藥物B

開處方者的知識
電腦篩選
藥師的知識
病患風險因子
藥物基因學
藥物用法
病人的衛教
監控
ADR

當這些機制出現問題（破洞）時，服用兩種以上藥物，就有可能產生藥物交互作用。

藥物發生 1 級交互作用（最嚴重）之前十大科別

排序	科別	發生藥物交互作用百分比（%）
1	心臟血管內科	19
2	內科	14.2
3	不分科	12
4	家醫科	10.3
5	精神科	7.1
6	神經科	6.9
7	小兒科	5.1
8	內分泌科	4.1
9	胸腔內科	3.6
10	耳鼻喉科	2.9

重要藥物交互作用

第一種藥物	第二種藥物
anticoagulants anisindione （Miradon®） dicumarol warfarin （Coumadin®）	thyroid hormones levothyroxine （Levothroid, Synthroid®） liothyronine （Cytomel®） thyroid dextrothyroxine （Choloxin®）
benzodiazepines alprazolam （Xanax®） clonazepam （Klonopin®） diazepam （Valium®） midazolam （Versed®） triazolam （Halcion®）	antifungal agents fluconazole （Diflucan®） itraconazole （Sporanox®） ketoconazole （Nizoral®）
cyclosporine （Neoral®）	rifamycins Rifampin （Rifadin®, Rimactane®） Rifabutin （Mycobutin®）
dextromethorphan	MAO inhibitors isocarboxazid （Marplan®） phenelzine （Nardil®） selegiline （Eldepryl®） tranylcypromine （Parnate®）
digoxin	Clarithromycin （Biaxin®） Erythromycin

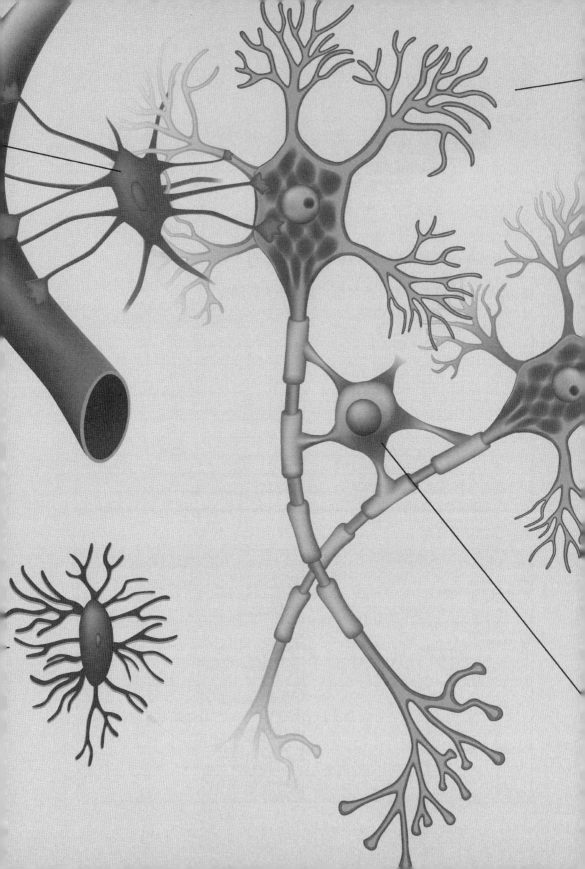

第3章
影響自主神經系統的藥物

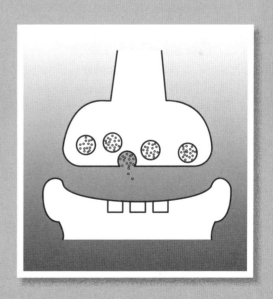

3-1 自主神經系統概述

由中樞傳至周邊的神經可分為兩種，一種是可以用意志控制的，例如骨骼肌是經由體神經來控制；另一種是無法用意志控制的，例如心跳、血壓、胃腸道的運動，這一部分的功能就是透過自主神經系統來控制，因為這些神經有自主性，不受意志的控制，所以叫做自主神經。

（一）自主神經系統

自主神經系統是藉由節前和節後神經元，將中樞神經傳出的神經脈衝傳送到作用器官上。神經元與神經元交接的地方，或神經元與作用器官交接的地方叫做突觸（synapse），合成後的神經傳遞物質（neurotransmitter）儲存於神經纖維的突觸小泡（vesicle）。突觸可分前、後，突觸前的神經纖維釋放出神經傳遞物質，由突觸後的受體（receptor）來接收，細胞就是用這樣的方式來傳遞訊息、表達作用。

自主神經在解剖學上可分為兩類，交感神經（sympathetic）和副交感神經（parasympathetic）。

交感神經及副交感神經在體內分布的位置不一樣，在體內的作用也不一樣，它們的作用大體上可以說是互相對抗。當受到驚嚇想逃時，交感神經的作用就會顯現出來，而且是顯現出一種整體性的反應；副交感神經大部分的作用和交感神經的作用相反。

大部分的器官都受到兩種神經支配，但亦有少數的器官只受一種神經支配，如副交感神經就沒有支配血管；而兩種神經系統的作用也不完全相反，如兩種系統皆會增加唾液腺的分泌。

交感神經與副交感神經在體內保持一種平衡的狀態，一有失調就會造成疾病。通常在白天或警覺性高時，交感神經的活性會較高；夜晚、飯後或睡覺時，副交感神經系統的活性較高。

（二）乙醯膽鹼和正腎上腺素

自主神經系統透過以下兩種神經元來發揮作用。

1. **膽鹼素性神經元（cholinergic neuron）**：其神經纖維所釋放的傳遞物質為乙醯膽鹼（acetylcholine，ACh）。

2. **腎上腺素性神經元（adrenergic neuron）**：其神經纖維所釋放的傳遞物質為正腎上腺素 （norepinephrine，NE）。

自主神經系統透過這兩種神經元來發揮作用，將自主神經系統與上面這兩種神經元配合在一起。一般說來，交感節後神經元釋放的傳遞物質為 NE（屬於 adrenergic neuron），副交感神經節後神經元釋放的物質為 ACh（屬於 cholinergic neuron）。因此，影響 NE 作用的藥物，會影響交感神經系統，影響 ACh 作用的藥物則會影響副交感系統。

神經系統

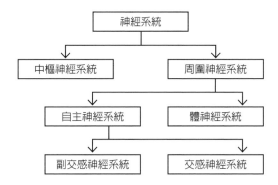

交感神經和副交感神經活動的效應

效應	副交感神經	交感神經
整體作用	加速及調節諸如消化和生長的過程	讓身體預備在面對壓力反應時做出動作
唾液	增加	減少
心跳速率	減少	增加
瞳孔	收縮	放大
支氣管	收縮	舒張
葡萄糖	停止葡萄糖由肝臟釋出至血流中	肝臟釋放到血液中之葡萄糖增加
胃酸	增加	減少
胃腸的蠕動	被激活	停止
膀胱	使膀胱能排空 （此功能在成人部分由意識來控制）	膀胱充滿
膽囊	收縮，同時釋出膽汁到十二指腸	膽囊放鬆，同時收集膽汁
肛門內環狀肌	鬆弛（此功能在成人部分由意識來控制）	收縮

突觸的構造

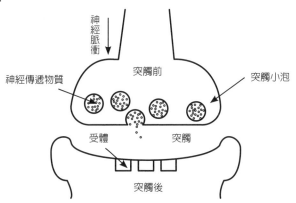

3-2 神經傳遞物質

（一）乙醯膽鹼

乙醯膽鹼（ACh）由乙醯輔酶 A（acetyl CoA）和膽鹼（choline）經由膽鹼乙醯轉移酶之催化而合成乙醯膽鹼。

合成後的乙醯膽鹼儲存於膽鹼素性神經末梢的突觸小泡（vesicle），當神經的動作電位傳至神經末梢時，引起鈣離子流入，而使突觸小泡釋放乙醯膽鹼，乙醯膽鹼與突觸後乙醯膽鹼受體結合產生作用。

作用完後，乙醯膽鹼被突觸後膽鹼酯酶（acetylcholinesterase）分解成乙酸（acetate）和膽鹼，膽鹼被突觸前神經末梢回收。

（二）兒茶胺

兒茶胺（catecholamine）包括腎上腺素（epinephrine）、正腎上腺素（norepinephrine，NE）及多巴胺（dopamine）。

酪胺酸（tyrosine）經催化而成多巴（dopa），多巴再轉變為多巴胺，多巴胺再催化而成正腎上腺素，正腎上腺素經甲基轉移酶催化而成腎上腺素。多巴胺在中樞含量高，正腎上腺素是交感神經節後末梢最主要的神經傳遞物質，這些傳遞物質儲存於突觸小泡。

當神經的動作電位傳至神經末梢時，使突觸小泡釋放這些傳遞物質，腎上腺素和正腎上腺素與突觸後 α 或 β 受體結合產生作用。大部分腎上腺素和正腎上腺素被突觸前神經末梢攝回，而被單胺氧化酶（monoamine oxidase，MAO）及兒茶胺甲基轉移酶（catechol-O-methyltransferase，COMT）轉化為最終產物 VMA。

突觸後有受體來接收突觸前神經纖維所釋放的傳遞物質，正腎上腺素或者是乙醯膽鹼的作用才能表現出來。

（三）自主神經的受體

1. **膽鹼性受體（cholinoceptor，cholinergic receptor）**：與 ACh 結合的受體。可再分為二類：
   (1) **菸鹼受體（nicotinic receptor）**：因為尼古丁（菸鹼）與這種受體的結合比乙醯膽鹼與這種受體的結合強，因此稱此類受體為 nicotinic receptor，這類受體位於神經肌肉接合處及自主神經節。
   (2) **蕈毒鹼受體（muscarinic receptor）**：muscarine 為一種毒菇內含的物質，其與這種受體的結合比乙醯膽鹼強，此受體位於副交感節後神經元所支配的器官上。
2. **腎上腺素受體（adrenoceptor，adrenergic receptor）**：與 NE 結合的受體，位於交感節後神經元所支配的器官上。

神經系統的功能性分類及傳遞物質 NE、ACh 分布

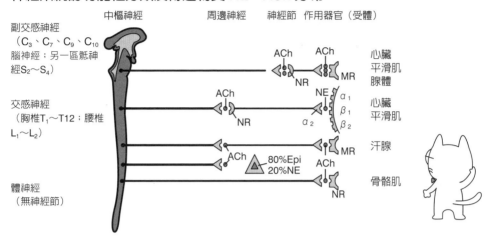

ACh：acetylcholine；NE：norepinephrine；NR：nicotinic 受體 α_1、α_2、β_1、β_2 腎上腺素性受體；MR：muscarinic 受體

神經傳遞物質

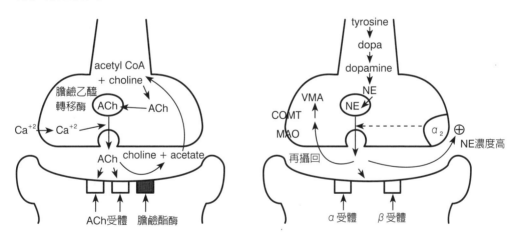

乙醯膽鹼的合成、儲存、釋放、作用及分解　　　兒茶胺的合成、儲存、釋放、作用及分解

3-3 擬副交感神經藥物

（一）擬副交感神經藥物作用機轉

乙醯膽鹼受體因其分布組織之不同，可分為下列兩種：

1. 蕈毒鹼受體： 藥物能與本受體結合而產生藥效者，稱為擬副交感神經藥。

2. 菸鹼受體： 有抑制作用之藥物稱為自主神經阻斷劑。體幹神經終端之神經肌肉交接處亦有菸鹼受體存在。若對此處抑制阻斷時，骨骼肌則不會興奮而引起收縮，有鬆弛骨骼肌之藥效。

擬副交感神經藥物之臨床用途包括心跳過速（tachycardia）的治療、縮瞳劑及青光眼的治療、手術後之排尿及排便困難的治療、重症肌無力（myasthenia gravis）的治療、atropine 之過量中毒之解毒治療。

（二）擬副交感神經藥物

擬副交感神經藥物（parasympathomimetic drugs）均能使副交感神經興奮。

1. 蕈毒鹼或菸鹼受體作用劑： 類似乙醯膽鹼，能與副交感神經終端之蕈毒鹼受體、自主神經節或神經肌肉交接處之菸鹼受體結合，而激發生理反應之藥物。乙醯膽鹼（acetylcholine）為副交感神經傳遞物質，但其藥效短暫，作用部位太多，而且很快被膽鹼酯酶水解掉，臨床上的用途不大。乙醯甲基膽素（methacholine）用於氣喘診斷。bethanechol 只對蕈毒鹼受體（muscarinic receptor）有作用，不會被膽鹼酯酶水解，可增加膀胱收縮而有利排尿及縮瞳作用。毛果云香鹼（pilocarpine）即毛果云香活性生物鹼，只對蕈毒鹼受體有作用，可降低眼內壓，用於青光眼及口乾症的治療、縮瞳劑。

2. 膽鹼酯酶抑制劑： 乙醯膽鹼於副交感神經終端處形成，與其受體作用後，立即受到一種膽鹼酯酶（cholinesterase）的酵素分解，成為醋酸與膽鹼而失效。膽鹼酯酶抑制劑抑制膽鹼酯酶，可防止乙醯膽鹼受分解而具擬副交感神經藥物的作用。

  (1) 可逆性膽鹼酯酶抑制劑： 藥性溫和且效期較短，副作用低，適合於臨床上之應用。毒扁豆鹼（physostigmine）可通過血腦障壁，產生中樞神經興奮作用，通常用作青光眼的治療、縮瞳劑。neostigmine 為四級胺化合物，不能透過血腦障壁，無中樞神經系統作用，用於重症肌無力、排尿困難、麻痺性腸阻塞及神經肌肉阻斷的治療。pyridostigmine 與 neostigmine 相似，但是藥效及毒性較低，藥效較持久，多用於重症肌無力、神經肌肉阻斷的治療。

  (2) 非可逆性膽鹼酯酶抑制劑： 這類藥物屬有機磷化合物，又稱為神經毒或神經毒氣，大多作為農業上的殺蟲劑，如巴拉松（parathion），以及戰爭上之化學毒氣武器，如沙林（sarin）。本類藥物藥效很強、毒性大，於肝臟代謝後，其代謝物能與膽鹼酯酶形成不易解離的共價鍵結合，因而膽鹼酯酶喪失活性。噁心嘔吐、發汗、縮瞳、流口水、緩脈、低血壓之症狀，都是有機磷農藥中毒的現象。這類藥物如 isoflurophate（DFP）、echothiophate，用於廣角性青光眼的治療。

3. 有機磷中毒之解毒劑： pralidoxime（2-PAM）常用於有機磷之膽鹼酯酶抑制劑中毒治療。

作用於副交感神經之藥物作用機轉

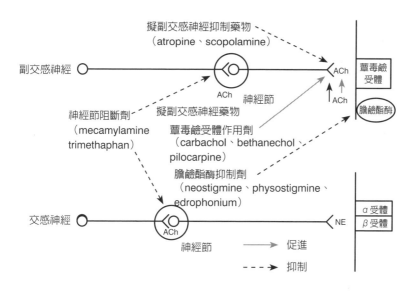

作用於副交感神經之藥物

種類		代表性藥物
直接作用性	蕈毒鹼作用劑	carbachol、bethanechol、pilocarpine
	菸鹼受體作用劑	carbachol、succinylcholine
間接作用性	Carbamate類	neostigmine、pyridostigmine、physostigmine
	脂肪族類	edrophonium
	有機磷類	parathion、dEP、sarin

pilocarpine和atropine對眼睛的作用

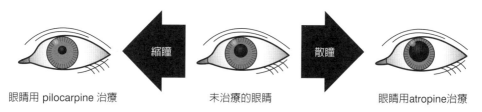

眼睛用 pilocarpine 治療　　　　未治療的眼睛　　　　眼睛用atropine治療

3-4 擬副交感神經抑制藥物

（一）擬副交感神經抑制藥物作用機轉

副交感神經節後終端處，凡能抑制乙醯膽鹼素受體或與蕈毒鹼受體之結合具療效之藥物，就稱爲擬副交感神經抑制藥物（parasympatholytic drugs），或稱爲蕈毒鹼拮抗劑（antimuscarinic agents）。

擬副交感神經抑制藥物臨床用途：

1. **腺體分泌抑制作用**：全身麻醉時，注射本類藥物，如 atropine，可防止氣管的分泌、降低胃或十二指腸潰瘍之胃酸分泌及減少唾液和汗液。
2. **平滑肌鬆弛作用**：胃腸道、尿道、膽道或子宮平滑肌引起之痙攣疼痛，有解痙作用。
3. **心跳加速作用**：作爲心跳徐緩或心房室阻斷的治療。
4. **瞳孔散大及眼睫狀肌麻痺作用**：作爲散瞳劑及假性近視的治療。
5. **中樞神經作用**：鎮靜、鎮吐及預防暈車船症，以及巴金森氏症的治療。

（二）擬副交感神經抑制藥物

1. **茄科生物鹼及其衍生物：**
   (1) **阿托品（atropine）**：顛茄之活性生物鹼成分，阻斷副交感神經的傳導，用於散瞳劑及治療心跳徐緩、胃腸道痙攣、胃潰瘍、神經肌肉阻斷的恢復，全身麻醉時，可減少氣管黏液之分液之分泌。
   (2) **hyoscyamine**：用於腸胃疾病、巴金森氏症的治療、乙醯膽鹼酯酶抑制劑之解毒。
   (3) **scopolamine**：在周邊自主神經系統的作用，類似 atropine，是目前用於動暈病（motion sickness）最有效的藥物，用於預防暈船暈車。
   (4) **hyoscine butylbromide（Buscopan®）**：半合成之平滑肌解痙劑。
   (5) **methoscopolamine**：半合成之抑制胃酸分泌及解痙藥物。
   (6) **anisotropine**：用於胃潰瘍之治療、胃鏡檢查之解痙劑。
2. **合成解痙劑**：如 dicyclomine、propantheline bromide、glycopyrrolate、oxyphencyclimine、pirenzepine、oxybutynin、flavoxate。
3. **抗巴金森氏症藥物**：如 benztropine mesylate、biperiden、orphenadrine、piroheptine、trihexyphenidyl。
4. **散瞳劑**：如 homatropine、tropicamide。

atropine 和 scopolamine 藥理作用比較

藥理作用	atropine	scopolamin
中樞作用	興奮 拮抗physostigmine中毒時的中樞作用（解毒劑）。	抑制 麻醉前給藥，使病人鎮靜、健忘、減少注意力。
心臟作用	少量興奮迷走神經使心跳減慢，大於2mg抑制迷走神經使心跳加快。	較弱，一般會使心跳減慢。
對胃腸系統之作用	抑制胃腸運動性及平滑肌緊度。	較弱。
抑制外泌腺之作用	佳。	佳。
對眼睛之作用	散瞳作用較強。	散瞳作用較弱。
抗暈動症	較弱。	佳。

atropine 之作用與口服劑量的關係

劑量	作用
0.5 mg	心跳稍慢、口稍乾、出汗減少。
1.0 mg	口乾、口渴、心跳加速（有時先慢後快）、瞳孔稍微擴大。
2.0 mg	心跳快速、心悸、口極乾、瞳孔放大、視物模糊。
5.0 mg	所有以上諸症加重，言語及吞嚥困難、不安、疲倦、頭痛、皮膚乾而熱、排尿困難。
10.0 mg及以上	所有以上諸症都更加重，脈搏快且弱、瞳孔極度散大、視物極度模糊、皮膚熱而乾且潮紅、行走步態平衡困難、不安、興奮、幻想，最後譫妄和昏迷。

擬副交感神經抑制藥物的副作用

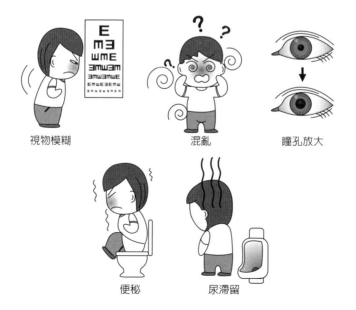

視物模糊　　　混亂　　　瞳孔放大

便秘　　　尿滯留

3-5 擬交感神經藥物

(一) 擬交感神經藥物作用機轉

　擬交感神經藥物的作用與刺激交感神經所激發的生理反應有相似的效果，類似於腎上腺素的效果，本類藥物能與交感神經的兩種受體結合，而產生不同的藥效。

　腎上腺素性受體可分為兩類：腎上腺素性甲型受體（α-adrenergic receptor）受到刺激時，會發生瞳孔散大、平滑肌及血管收縮，造成血基上升及中樞神經興奮；腎上腺素性乙型受體（β-adrenergic receptor）受到刺激時，會發生子宮及呼吸導之平滑肌鬆弛、支氣管及血管擴張、心臟收縮力增強及心跳變快。

　腎上腺素（epinephrine）具有興奮腎上腺素性甲型及乙型受體，故大劑量投予時，血壓會先升而後降。腎上腺素性甲型受體作用劑有升壓劑（低血壓的治療）、強心劑（心臟衰竭之治療）、鼻塞舒解劑（鼻黏膜及眼睛充血之治療）、散瞳劑（檢查眼睛散開瞳孔之用）、厭食劑（抑制大腦食慾中樞，作減肥劑）、抗心律不整劑（治療心跳過慢引起之心律不整）。腎上腺素性乙型受體作用劑有支氣管擴張劑（治療氣喘）、末梢血管擴張劑（治療末梢血液不足之病症）、子宮鬆弛劑（預防習慣性流產）。

(二) 擬交感神經藥物

1. **升壓劑**：norepinephrine 為交感神經釋出之神經傳遞物質，與腎上腺素性甲型受體結合而導致末梢血管收縮，用於外傷或開刀造成的急性低血壓及休克之治療。這類藥物還有 metaraminol、methoxamine、epinephrine。

2. **強心劑**：直接作用於心臟的腎上腺素性乙型（β_1）受體，而有增強心臟收縮力及加速心跳之效，用於心臟衰竭之治療。如dopamine、dobutamine。

3. **支氣管擴張劑**：由於支氣管腎上腺素性乙型（β_2）受體興奮，引起氣管平滑肌鬆弛，紓解氣喘之呼吸道阻塞，常有由呼吸道局部吸入之製劑，效果良好，較無心臟的副作用發生。如 isoproterenol、metaproterenol、terbutaline、fenoterol、albuterol、salmeterol。

4. **末梢血管擴張劑**：由於興奮末梢血管平滑肌乙型（β_2）受體而使血管擴張，增加末梢血流而促進循環，對雷諾氏病（Raynaud's disease）及其他末梢血流不足之疾病具有治療效果。nylidrin 用於由於血流不足，造成末梢血管病變的治療；isosuprine 用於雷諾氏病、末梢血管病變及腦血管循環不佳的治療。

5. **子宮鬆弛劑**：由於興奮對子宮之腎上腺素性乙型（β_2）受體作用，故能鬆弛子宮平滑肌，用於子宮收縮引起早產之預防。ritodrin 用於防止孕婦早產或習慣性流產的治療

6. **鼻塞舒解劑**：興奮腎上腺素性甲型（α_1）受體興奮作用，使鼻黏膜或眼睛充血之微血管收縮，故可舒緩鼻黏膜充、鼻塞或眼睛充血的治療。一般綜合感冒製劑、鼻炎或咳嗽藥之成藥處方中常見本類之藥品。phenylephrine 用於散瞳劑、外傷或開刀造成的急性低血壓、鼻塞或充血的治療。升壓多以靜脈注射，鼻塞則以噴鼻劑局部使用。這類藥物還有麻黃鹼（ephedrine）、pseudoephedrine、phenylpropanolamine、propylhexedrine。

擬交感神經藥物分類

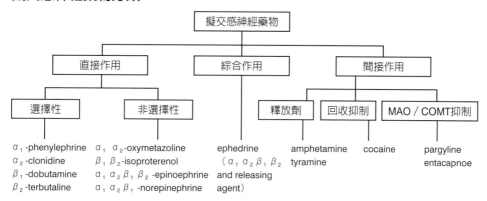

```
                        擬交感神經藥物
        ┌──────────────┼──────────────┐
     直接作用          綜合作用          間接作用
   ┌─────┴─────┐                  ┌──────┼──────────┐
 選擇性      非選擇性              釋放劑   回收抑制  MAO／COMT抑制
```

選擇性	非選擇性	綜合作用	釋放劑	回收抑制	MAO／COMT抑制
α_1-phenylephrine	α_1 α_2-oxymetazoline	ephedrine	amphetamine	cocaine	pargyline
α_2-clonidine	β_1 β_2-isoproterenol	(α_1 α_2 β_1 β_2	tyramine		entacapnoe
β_1-dobutamine	α_1 α_2 β_1 β_2-epinoephrine	and releasing			
β_2-terbutaline	α_1 α_2 β_1-norepinephrine	agent）			

擬交感神經藥物的副作用

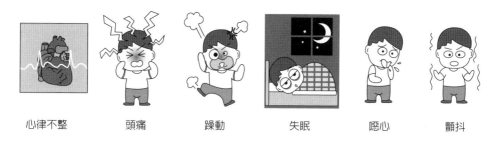

心律不整	頭痛	躁動	失眠	噁心	顫抖

腎上腺素（Epi）、正腎上腺素（NE）及異丙基腎上腺素（Iso）之比較

數字表示欲達到相同藥效所需的兒茶胺劑量，即藥效強度之大小。

兒茶胺	受體		
	α_1	β_1	β_2
epinephrine（Epi）	1	2	3
norepinephrine（NE）	2	2	10
isoproterenol（Iso）	10	1	1

α：epinephrine > norepinephrine >> isoproterenol

β：isoproterenol > epinephrine ≥ norepinephrine

3-6 擬交感神經抑制藥物

（一）擬交感神經抑制藥物作用機轉

1. **腎上腺素性甲型阻斷劑**（α-adrenergic blocker）：由於具有血管擴張作用，臨床上用於治療高血壓及雷諾氏病等末梢血管疾病，並可用於嗜鉻細胞癌（pheochromocytoma）之診斷。

2. **腎上腺素性乙型阻斷劑**（β-adrenergic blocker）：臨床上用於高血壓、狹心症、心肌梗塞、心律不整、嗜鉻細胞癌、青光眼、偏頭痛及精神分裂的治療。

（二）擬交感神經抑制藥物

1. **腎上腺素性甲型阻斷劑：**
   (1) **tolazoline**：治療肺性高血壓、雷諾氏病。
   (2) **phenoxybenzamine**：需代謝轉成活性型式後才有作用，與受體形成不可逆且非競爭性的結合，因此作用持久（1天），用於嗜鉻細胞癌及前列腺肥大之治療。
   (3) **prazosin**：選擇性抑制腎上腺素性甲型（α_1）受體引起血管擴張，使血壓下降，用於高血壓、初期前列腺肥大之治療。
   (4) **terazosin、doxazosin**：用於高血壓、初期前列腺肥大之治療。

2. **非選擇性腎上腺素性乙型阻斷劑**：除對心臟腎上腺素性乙型（β_1）受體有阻斷作用外，氣管平滑肌交感神經乙型（β_2）受體亦受阻斷抑制，造成呼吸道平滑肌收縮，若患者有氣喘、過敏性鼻炎、心跳變慢及心因性休克時，禁用本類藥物，否則易加重病情。
   (1) **propranolol**（Inderal®）：第一個腎上腺素性乙型阻斷劑，用於狹心症、偏頭痛、心肌梗塞、高血壓及心律不整的治療。
   (2) **timolol**：用於慢性廣角性青光眼、高血壓、心肌梗塞、預防偏頭痛及狹心症的治療。
   (3) **pindolol、nadolol、penbutolol**：用於高血壓及狹心症之治療。
   (4) **ievobunolol**：用於青光眼之治療。
   (5) **metipranolol**：用於高血壓、心律不整、青光眼及狹心症的治療。

3. **選擇性腎上腺素性乙型阻斷劑**：只對心臟的腎上腺素性乙型（β_1）受體有抑制，但對交感神經乙型（β_2）受體抑制微弱，故本類藥物對患有氣喘、過敏性鼻炎等呼吸道疾病者影響輕微。
   (1) **atenolol**（Tenormin®）：用於狹心症、心肌梗塞、高血壓及心律不整的治療。
   (2) **acebutolol**：對 β_1 及 β_2 受體具有微弱的興奮作用，但可阻斷體內強效性的 epinephrine 及 norepinephrine 的作用，用於狹心症、高血壓及心律不整的治療。
   (3) **metoprolol**：用於狹心症、心肌梗塞、高血壓及心律不整的治療。
   (4) **betaxolol**：用於高血壓及青光眼的治療。
   (5) **esmolol**：用於手術後之高血壓及心律不整的治療。
   (6) **bisoprolol**：用於高血壓及心律不整的治療。

比較 β-腎上腺素性拮抗劑的臨床用途

臨床用途	propranolol	nadolol	timolol	metoprolol
高血壓	+	+	+	+
心律不整	+	−	−	+
心絞痛	+	+	+	+
心肌梗塞	+	−	−	+
嗜鉻性細胞瘤	+	−	−	−
青光眼	+	−	+	−
偏頭痛	+	−	−	−
焦慮症	+	−	−	−

以 α₁ 抑制劑治療攝護腺肥大症

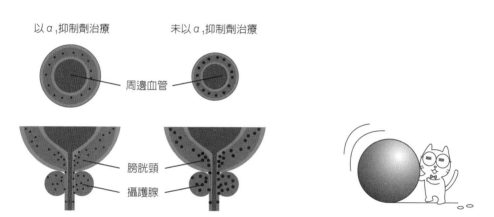

以 α₁ 抑制劑治療　　未以 α₁ 抑制劑治療

周邊血管

膀胱頸

攝護腺

非選擇性腎上腺素性乙型阻斷劑比較

藥物	受體專一性	用途
propranolol	β_1, β_2	心絞痛、甲狀腺亢進、青光眼、高血壓、偏頭痛
nadolol, timolol	β_1, β_2	青光眼、高血壓
acebutolol, atenolol, esmolol, mMetoprolol	β_1	高血壓
pindolol	β_1, β_2	高血壓
carvedilol, labetalol	α_1, β_1, β_2	高血壓、充血性心衰竭

3-7 骨骼肌鬆弛劑

（一）骨骼肌鬆弛劑作用機轉

對身體各處之骨骼肌肉產生鬆弛作用，用於輔助開刀全身麻醉，對肌肉僵直、運動肌肉疼痛痙攣有療效者，稱為骨骼肌鬆弛劑（skeletal muscle relaxant）。

骨骼肌鬆弛劑依其作用原理分為兩大類，一類是作用於神經與肌肉相接處的運動中板產生可逆性阻斷，稱為神經肌肉阻斷劑；另一類是影響中樞神經或使肌肉收縮的神經訊號無法傳給肌肉，結果產生骨骼肌無法收縮，稱為骨骼肌解痙劑。

1. 非去極化阻斷劑：

此類藥物可以與神經肌肉接合處的 nicotinic receptor 結合，進而減少 acetylcholine 與 nicotinic receptor 結合的機率，而造成肌肉的鬆弛及麻痺。在全身麻醉時，用於骨骼肌鬆弛。代表藥物是箭毒（α-tubocurarine），此藥除了阻斷神經肌傳導外，尚有其他副作用，如引起組織胺釋放造成支氣管痙攣和蕁麻疹。

2. 去極化阻斷劑：

此類藥物會活化神經肌肉接合處的 nicotinic receptor 而且不會立刻被突觸的乙醯膽鹼酶水解，造成受體持續受刺激，使局部肌肉暫時性抽搐，但時間一久，受體對乙醯膽鹼的敏感性消失會造成肌肉麻痺。代表藥物是 succinylcholine，起始作用時間快、作用時間短，臨床上是常用來使肌肉放鬆以便進行氣管內插管時的理想用藥。

（二）骨骼肌鬆弛劑

分為中樞神經作用、末梢神經作用及直接肌肉作用三類。

1. 作用於中樞神經之骨骼肌鬆弛劑：

baclofen 為 GABAB 受體促效劑，經作用在中樞神經系統的 $GABA_B$ 受體而產生解痙作用。chlorzoxazone（Solaxin®）作用於脊髓及腦下皮質部位，可抑制產生及維持骨骼肌痙攣的多重突觸反射，減輕骨骼肌的痙攣，解除疼痛並增加患部肌肉的活動力。其他還有 chlormezanone、carisoprodol 、methocarbamol、orphenadrine。

2. 作用於末梢神經之骨骼肌鬆弛劑：

本類作用很強，能與肌肉神經終端的菸鹼受體結合，阻斷神經與骨骼肌的傳導，使全身骨骼肌鬆弛，故為外科麻醉的輔助劑。如 atracurium besylate 、botulinum toxin type A、cisatracurium besylate、gallamine triethiodide、pancuronium bromide、succinylcholine chloride、tubocurarine chloride 、vecuronium bromide 。

3. 直接作用於肌肉之骨骼肌鬆弛劑：

dantrolene 直接作用於肌漿網，抑制鈣離子的釋出，可阻止肌肉的收縮而有鬆弛作用。

d-tubocurarine 及 pyridostigmine於骨骼肌之作用機轉

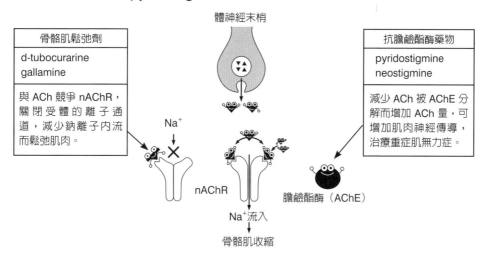

succinylcholine 等去極化型骨骼肌鬆弛劑

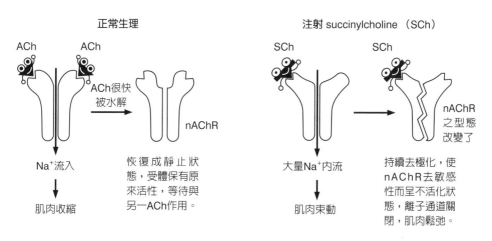

骨骼肌鬆弛劑之風險

品 名	劑型劑量	成分名
esmeron 50mg/5cc	50mg/5cc	rocuronium bromide 10mg
nimbex 10mg/5cc	10mg/5cc	cisatracurium 10mg
sSuccinylcholine	500mg、乾粉	succinylcholine chloride 500mg

骨骼肌鬆弛劑（針劑）是高警訊藥物，誤打的話，有致命的危險性，不可不慎。

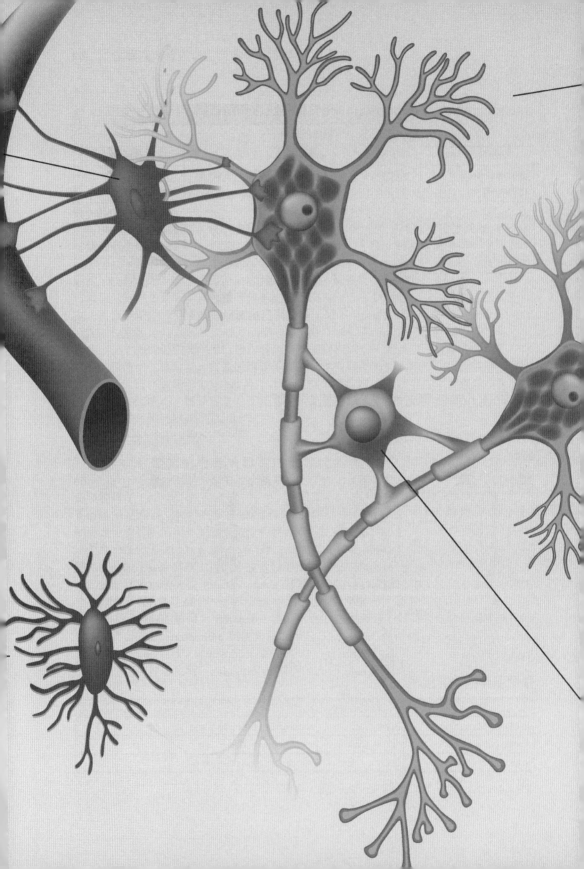

第4章
影響中樞神經系統的藥物

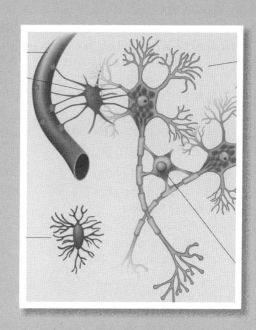

4-1 中樞神經作用藥物

（一）中樞藥物作用機轉

中樞藥物作用的機制是增加或降低神經的興奮性。一個藥可透過選擇性的作用只改變數個神經徑路的活性，或是透過非選擇性的作用，而影響很多神經徑路的活性。選擇性的部分是取決於劑量；一個藥在低劑量時，具有很專一性的作用，在高劑量時，專一性則會較差。大多數的藥物作用於神經細胞膜上的受體，這些受體通常位於或靠近突觸，但有些藥物和神經膜的作用缺乏專一性。

很多藥物的受體會參與神經傳導，且具有特殊功能的蛋白質，它們參與神經傳訊物質的合成、貯存、釋放、再回收、分解等作用。舉例來說，古柯鹼（cocaine）和三環抗憂鬱藥會抑制神經傳訊物質的再回收，單胺氧化酶抑制劑（抗憂鬱藥）則會抑制分解神經傳訊物質的酵素。

很多藥物的作用位點為神經傳訊物的受體，若熟悉中樞神經的傳訊物，就能進一步了解這些藥物的作用。

有些藥物為作用劑，可模擬神經傳訊物的作用，如嗎啡作用在類嗎啡受體（opioid receptors）；有些藥物為拮抗劑，具有阻斷傳訊物的作用，如 chlorpromazine 阻斷多巴胺受體。

（二）中樞神經傳遞物質

1. **單胺類（monoamine）**：抑制性神經傳遞物質包括多巴胺（dopamine）；興奮性神經傳遞物質包括血清素（serotonin，5-hydroxytryptamine，5-HT）、乙醯膽鹼（acetylcholine，ACh）及正腎上腺素（norepinephrine）。

2. **胺基酸類（amino acid）**：抑制性神經傳遞物質包括 γ-胺基丁酸（γ-aminobutyic acid，GABA）、甘胺酸（glycine）；興奮性神經傳遞物質包括麩胺酸（glutamate）、天門冬酸（asparate）及組織胺（histamine）。

3. **胜肽類（peptides）**：包括 P 物質（substance P）、內生性類鴉片胜肽（endogenous opioid peptides）、體制素（somatostatin）、神經胜肽 Y（neuropeptide Y）及神經張力素（neurotensin）。

（三）中樞神經作用藥物

1. **中樞神經興奮劑**：醫療用途上可供使用的藥物較少，只有甦醒劑、大腦皮質興奮劑、厭食劑及抗憂鬱藥物等四類。

2. **中樞神經抑制劑：**
   (1) 全身麻醉劑。
   (2) 鎮靜安眠藥物。
   (3) 抗焦慮藥物。
   (4) 鎮痛劑。
   (5) 抗癲癇藥物。
   (6) 抗精神病藥物。
   (7) 抗巴金森氏症藥物。

中樞神經系統

（Cells of the Central Nervous System）

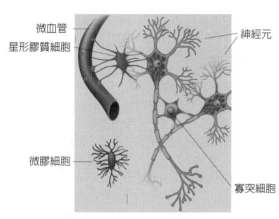

微血管
星形膠質細胞

神經元

微膠細胞

寡突細胞

[本圖為自CAN STOCK合法下載授權使用]

人類大腦由兩類細胞組成，一是神經元（neuron），二是神經膠質細胞（neuroglial cells）。人腦中有1,000個神經元，神經膠質細胞的數量是神經元的十倍。長期以來，人們誤認神經膠質細胞只提供神經元支持與營養，也誤認只有神經元才具備方位選擇性（指細胞只在某種特定方位的視覺刺激出現時才會作出反應）。然而，近日研究發現，大腦視皮層中的星形膠質細胞（astrocytes）也具有方位選擇性，而且其能力甚至超過相鄰的神經元。另外，科學家還發現神經元的活動可以激活星形膠質細胞，星形膠質細胞又可引發血流的變化，當星形膠質細胞功能異常時，其所導致的異常血流變化有可能會引發大腦的功能改變或造成某種神經疾病。

除了微膠細胞（microglia）外，其餘CNS 的神經膠質細胞來自神經管的腦室區，屬於外胚層組織，而微膠細胞是從造血幹細胞衍生而來的。

神經系統的分類

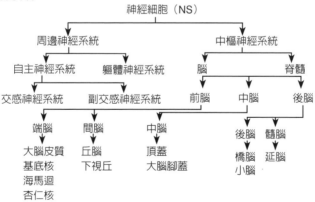

中樞神經系統藥物的作用原理

作用	機轉	
藥物造成增強作用	1. 增加神經傳遞物質的合成速率。 3. 延長神經傳遞物質在突觸之時間。 5. 抑制神經傳遞物質的再回收。	2. 促進神經傳遞物質的釋放。 4. 減少神經傳遞物質被分解代謝。 6. 擬神經傳遞物質對受體的致效作用。
藥物造成減弱作用	1. 減少神經傳遞物質的合成。 3. 加速神經傳遞物質被代謝。 5. 阻斷神經傳遞物質與受體的接觸。	2. 抑制神經傳遞物質的釋放。 4. 促進神經傳遞物質的再回收。

4-2 中樞神經興奮劑

（一）中樞神經興奮劑概述

凡對腦部及脊椎能產生興奮的藥物，統稱中樞神經興奮劑（stimulants）。包含致痙攣劑，多數供研究用；精神興奮劑，可提高活動機能；致精神病藥物，即迷幻藥。

主要使用於注意力缺失、活動量大、衝動性高的個案，為目前協助注意力缺失過動症的最主要藥物，如短效的 methylphenidate（Ritalin®）其主要作用亦是在多巴胺的傳導，目前衛生署已核定長效的中樞神經興奮劑在國內臨床使用。

咖啡因是世界上使用最廣泛的神經興奮劑之一，其中的蛋白質 DARPP-32 的磷酸化和去磷酸化是咖啡因發生作用的關鍵。咖啡因會刺激腦部的中樞神經系統，延長腦部清醒的時間，使思路清晰、敏銳，且注意力較為集中，可提高工作及學習的效率。

除了我們知道的咖啡和茶葉含咖啡因外，某些巧克力、可可、碳酸飲料，甚至一些治療感冒的複方成藥或治療偏頭痛藥物，或多或少都含有咖啡因，由於在平常生活中很難避免接觸咖啡因，因此了解長期使用咖啡因對心理及生理的影響是很重要的。

（二）中樞神經興奮劑

1. 甦醒劑：

對延腦的呼吸中樞有刺激作用，故又稱呼吸興奮劑。用於因服用中樞神經抑制劑過量而引起呼吸中樞抑制導致昏睡之解毒劑。doxapram 用於慢性破壞之肺疾病、全身麻醉引發之呼吸抑制及早產兒呼吸困難的治療，其他還有 nikethamide 等。

2. 大腦皮質興奮劑：

對大腦皮質之感覺神經具有興奮作用，可增強警覺，有提神及防止精神疲勞的作用，本類藥物可治療成人於白晝昏睡或嗜睡，亦可用於過動兒及新生兒呼吸困難之治療。咖啡因（caffeine）除有中樞興奮、提神及刺激呼吸中樞等作用外，另有強心及利尿之藥效。theophylline 為支氣管擴張劑，用於氣喘之治療；amphetamine 具交感神經及中樞神經興奮作用，已列入法定麻醉藥品管理，長期使用易成癮引起心理依賴性；methylphenidate（Ritalin®）作用類似於amphetamine，主要是作用在大腦皮質，可增加突觸前神經傳遞物質的釋出，用於昏睡及過動兒的治療。

3. 厭食劑：

具有抑制大腦食慾中樞而達到減肥的效果，常有中樞神經興奮的副作用。diethylpropion、fenfluramine 用於肥胖症的治療，已被衛生署列入禁藥，現已禁售；phenmetrazine 用於肥胖症的治療；mazindol 用於肥胖症、昏睡的治療；phenylpropanolamine 為交感神經興奮劑，作為厭食劑。

4. 抗憂鬱劑：

具有提高中樞神經興奮性傳遞物質濃度的作用，可提升腦細胞之活性。

食物中咖啡因的含量

食物種類	含量（mg）
調和咖啡	100～150
即溶咖啡	85～100
無咖啡鹼咖啡	2～5
茶	60～72
可可	50
可樂	40～72
牛奶巧克力	3～6
巧克力	25～35

為什麼喝咖啡會讓人提神呢？

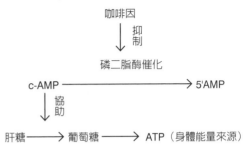

咖啡因會抑制 c-AMP 被磷二脂酶催化成 5'AMP。而 c-AMP 可以活化蛋白質，協助肝糖的分解，但很容易作用成 5'AMP，此時 c-AMP 濃度會降低，肝糖分解的反應速率就會降低。咖啡因抑制了此一反應，所以 c-AMP 就能以較高濃度協助肝糖分解成葡萄糖，進而產生能量，也就是間接地促進了能量的產生。

咖啡因過量的主要症狀

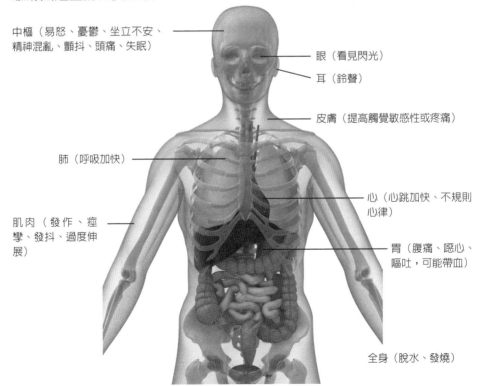

中樞（易怒、憂鬱、坐立不安、精神混亂、顫抖、頭痛、失眠）

眼（看見閃光）

耳（鈴聲）

皮膚（提高觸覺敏感性或疼痛）

肺（呼吸加快）

心（心跳加快、不規則心律）

肌肉（發作、痙攣、發抖、過度伸展）

胃（腹痛、噁心、嘔吐，可能帶血）

全身（脫水、發燒）

4-3 疼痛和止痛

（一）疼痛

疼痛是一種自覺性的症狀，當組織受傷害時，會將這類不愉快的感覺訊息傳到視丘，而產生疼痛的感覺。

1986 年國際疼痛研究學會將疼痛定義為，一種感覺上與情緒上的不愉快經驗，它可能與現存性或潛在性組織受到傷害有關。這個定義視疼痛為一種主觀、個人獨特的經驗，包含感覺及情緒的要素，它能引導疼痛評估以尋找導致疼痛之可能原因，作為疼痛處理的方向。

疼痛是一種複雜的現象，其有多層面的特質，為個體在生理、心理、認知、精神、社會及心靈交互作用所產生的體驗感受。

疼痛可分為：急性疼痛，急性創傷後所產生的疼痛，如手術痛；慢性疼痛，疼痛超過預期復原時間，通常為 3～6 個月以上，如慢性癌症疼痛、非癌症頑固性疼痛（下背痛、關節炎）。

依照部位，疼痛又可分為軀體性痛、臟器痛、神經病變性痛。

軀體性痛（somatic）是由於腫瘤浸潤皮膚、軟組織而造成的，病人會感到持續的刺痛、銳痛或壓痛，有固定疼痛部位，與體神經分布有關，可以用抗腫瘤的治療方法或傳統的止痛藥予以控制。

臟器痛（visceral）是由於臟器直接刺激輸入神經而造成的，疼痛部位一般較為模糊。若是來自中空的器官阻塞，表現為間歇性的鈍痛或絞痛；若是來自實質器官的包膜或腸繫膜，則表現為銳痛或脹痛。可以用抗腫瘤的治療方法或傳統的止痛藥物予以控制。

神經病變性痛（neuropathic）是由於周邊神經受損或長期受壓迫所造成，常見造成原因有腫瘤浸潤或侵犯神經叢、帶狀疱疹感染、手術傷害神經。病人會覺得尖銳痛、燒灼痛或刺痛，對傳統止痛藥的反應不佳，但部分抗憂鬱劑或抗痙攣藥可能會有幫助。

（二）止痛劑

止痛劑（analgesics）大致可分為麻醉性止痛劑和非成癮性止痛劑，其目的是阻斷痛覺傳導路徑，使疼痛的訊息不要傳遞到大腦皮質。

非成癮性止痛劑具有止痛、退熱和抗發炎的功能，為非類固醇消炎止痛藥（nonsteroid anti-inflammatory drug，NSAID），其藥理機轉不同於類固醇消炎藥和麻醉性止痛劑。這類藥物的止痛效果較麻醉性止痛劑弱，但不具成癮性且不會產生呼吸抑制作用。

麻醉性鎮痛劑包含鴉片生物鹼及合成類鴉片化合物，鴉片止痛劑（opiate analgesics）可解除深度的疼痛，其作用方式是透過細胞膜受體來執行，以降低大腦皮質對疼痛的感受性。鴉片係由罌粟植物未成熟果實的分泌乳汁乾燥而成，除了主成分嗎啡外，尚有使平滑肌鬆弛的罌粟鹼（papaverine）。除了作用於腦部及脊椎外，胃腸及泌尿的神經系統中亦有鴉片受體存在，能與內生性腦啡或麻醉性鎮痛劑結合而有鎮痛作用。

疼痛評估工具

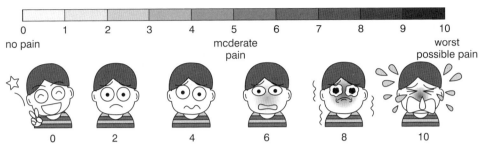

數字等級量表（numerical ration scale，NRS）：0為「不痛」，10為「極度疼痛」，4為「可接受的痛」，請病人說出或勾選出一個數字代表疼痛的程度。

臉部表情量表（happy face & sad face scale）：六種臉部表情由笑臉（不痛）到哭臉（極度疼痛）。

急性疼痛與慢性疼痛的比較

項目	急性疼痛	慢性疼痛
發生的原因	較為明顯，常因組織損傷炎症反應。	並非固定單一病因。
發生的特性	因組織損傷急劇產生。	漸進發生或急劇產生。
持續的時間	小於6個月（有學者認為小於3或1個月）。	持續或間歇反覆出現持續超過6個月。
疼痛的部位	局限於組織受傷區。	可能局限也可能擴散
疼痛的強度	和組織損傷的程度有關。	輕微到嚴重不等。
行為表現	較明顯，如表情扭曲、出現保護的行為。	較不明顯。
伴隨的生理反應	較明顯，如心跳加速、呼吸淺快、冒汗血壓上升、膚色蒼白、肌肉緊繃、瞳孔變大。較不明顯、	較不明顯。
衍生的心理反應	焦慮、恐懼、害怕。	焦慮、憂鬱、沮喪。
舉例	手術後傷口的疼痛。	癌症的疼痛或關節炎的疼痛。

世界衛生組織的三階段止痛

疼痛程度

嚴重疼痛
疼痛分數
7～10分
Strong Opioids ± Non-Opioids
強效法非類±其他藥物
例如：Durogesic，Morphine

中度疼痛
疼痛分數
4～6分
Weak Opioids ± Non-Opioids
弱效嗎啡類±其他藥物
例如：Codeine，Tramadol

輕度疼痛
疼痛分數
1～3分
Non-Opioids ± 非嗎啡類製劑
例如：Acetaminophen，NSAIDs

4-4 非類固醇抗炎解熱止痛劑

（一）解熱性止痛劑作用機轉

解熱性止痛劑作用機轉為抑制環氧化酶（cyclooxygenase），降低前列腺素（PG）和 thromboxame 的合成。

前列腺素（prostaglandins，PGs）為體內組織分泌的一種自泌素（autacoid），是脂肪酸的衍生物，由細胞膜內磷酸脂質所含之花生酸（arachidonic acid）經環氧化酶（cyclooxygenase）及脂氧酶（lipoxygenase）作用會生成下列前列腺素相關化合物。

環氧化酶可分為 COX-1 及 COX-2 兩種。大部分抗炎藥物缺乏選擇性，對兩種環氧化酶均有抑制作用，雖具鎮痛、抗炎藥效，但是由於抑制前列腺素而使胃黏液分泌降低失去保護作用，對胃腸刺激大，極易引起胃腸不適、疼痛及潰瘍之副作用，為此類藥物一大缺點，故常與制酸劑併服以減少副作用。近年研發具有選擇性之 COX-2 抑制劑之抗炎藥，可避免由於抑制 COX-1 引起的胃腸副作用，例如 celecoxib，病患若有氣喘等過敏體質應避免使用本類藥物。

非類固醇抗炎解熱止痛劑的作用：

1. **止痛作用（analgesic action）**：NSAIDs 可在中樞系統及周邊產生止痛作用，對周邊的作用占較重的分量。藥理作用來自抑制發炎組織前列腺素的合成，因此可降低發炎媒介物（histamine、bradykinin）所造成的疼痛。以上的止痛作用與抗發炎作用有關聯性。
2. **抗發炎作用（anti-inflammatory action）**：因抑制發炎組織前列腺素的合成，可用於風溼性關節炎的病患，但藥效比類固醇藥物弱。
3. **抗高燒效應（antipyretic effect）**：NSAIDs 不會影響正常人的體溫。當外來物（細菌、微生物）入侵人體後，所產生的熱原會影響下視丘的體溫調控中心，使體溫升高。此發燒反應與前列腺素的增加有關，因此 NSAIDs 會抑制前列腺素的合成與釋放，而防止升溫作用。
4. **抑制血小板凝集**：NSAIDs 會抑制 thromboxame A2 的形成，而延長流血時間、增加出血。

（二）非類固醇抗炎解熱止痛劑

1. **salicylate 類**：acetylsalicylic acid（Aspirin®）用於疼痛、抗炎、發燒、風溼性關節炎、川崎氏症的輸注治療及心肌梗塞的預防。
2. **抗發炎劑**：indomethacin、sulindac、ibuprofen、naproxen、fenoprofen、piroxicam、diclofenac、flurbiprofen、ketoprofen。
3. **解熱鎮痛劑**：acetaminophen（paracetamol，Panadol®，Scanol®）並非屬於前列腺素抑制劑，故無抗炎作用，其作用原理與前述藥物不同，可能阻斷腦視丘的痛覺，凡無法服用阿斯匹靈等水楊酸類製劑者可用本藥。這類的藥物還有 phenylbutazone，及其類似藥品 oxyphenbutazone，但這兩個藥物衛生署已公告禁用。
4. **COX-2 類**：如 celecoxib，為選擇性 COX-2 抑制劑之抗炎藥物，無胃腸潰瘍、出血及腎毒性之副作用。這類的藥物還有 etodolac、etoricoxib、meloxicam、nabumetone、rofecoxib（Vioxx®，已下架）。

止痛之方法及其使用之藥物

止痛之方法	使用之藥物
降低傷害感受體的感度	解熱鎮痛劑、局部麻醉劑
阻斷感覺神經之痛覺信息的傳導	局部麻醉劑
抑制脊椎內痛覺的信息傳導	麻醉性止痛劑
抑制疼痛的感覺	麻醉性止痛劑、全身麻醉劑
紓解疼痛的憂慮	抗憂鬱劑

acetaminophen 與 acetylsalicylic acid（Aspirin®）之差異

種類	acetaminophen	acetylsalicylic acid
作用點	中樞（腦視丘）	周邊
來源	合成	天然
肝毒性	可能導致	不會
引起消化道出血	不會	會
抗發炎及抗血小板凝集作用	無	有
解毒劑	N-acetyl cystein	無
影響尿酸排泄	不會	會

非類固醇抗炎解熱止痛劑副作用

副作用	說明
胃腸道效應	刺激化學接受器而引起噁心、嘔吐；刺激胃部黏膜及增加胃酸分泌而引發潰瘍、胃出血。NSAIDs 所導致胃腸道的傷害是因為前列腺素受到抑制的結果。
呼吸中樞效應	在治療劑量內，可刺激呼吸中樞使換氣速率增加，導致二氧化碳的濃度減少而造成呼吸性鹼中毒。
腎毒性	前列腺素 PGE1 和 PGI2 是分別由腎髓質和腎絲球所合成的強力血管舒張劑，並且與腎臟血流的控制，以及鹽和水的排泄作用相關。

非類固醇抗炎解熱止痛劑作用機轉

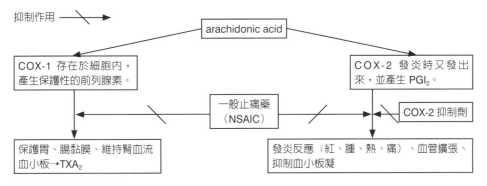

4-5 麻醉性鎮痛劑

（一）麻醉性鎮痛劑作用機轉

麻醉性鎮痛劑作用方式是透過細胞膜受體來執行，以降低大腦皮質對疼痛的感受性。

1. 鴉片受體與內生性鴉片胜肽

(1) 鴉片受體（opioid receptor）：在體內可分為 μ、κ、δ 三種。

(2) 內生性鴉片胜肽（opioid peptides）：有 enkephalins、endorphins、dynorphins 三種，能與鴉片受體結合，而有止痛效果。

2. 麻醉性鎮痛劑作用

(1) 止痛作用：類嗎啡藥品能抑制疼痛刺激的傳導、轉移和降低疼痛的感受性。

(2) 鎮咳作用（cough suppression）：抑制腦幹的咳嗽反射。

(3) 止瀉作用：延遲胃排空、增強腸平滑肌收縮力、降低腸道的前進運動。

3. 麻醉性鎮痛劑副作用

(1) 抑制呼吸：鴉片止痛劑最嚴重的副作用是抑制呼吸，也是藥物服用過量而造成死亡的原因。作用機轉為降低腦幹 chemo recptors 對二氧化碳的敏感度而導致呼吸速率變慢。

(2) 鎮靜作用（sedation）：老年人較容易產生鎮靜安眠反應，當與其他安眠鎮靜藥共同使用時，可提高鴉片止痛劑的鎮靜效果。

(3) 欣快感（euphoria）或不安：一般人服用嗎啡後，除了止痛外可產生欣快感，但有些病人會產生不安狀態。

(4) 噁心、嘔吐：刺激腦幹化學激發區（chemoreceptor trigger zone）。

(5) 縮瞳反應（miosis）：瞳孔縮小成針狀，稱之 pin-point pupil，可作為診斷類鴉片藥品中毒的依據，此反應不產生耐受性（tolerance）。

(6) 便秘：此副作用造成鴉片止痛劑的困擾，亦不產生耐受性（tolerance）。

(7) **耐受性（tolerance）、生理依賴性（physical dependence）、禁斷（abstinence）反應**

（二）麻醉性鎮痛劑

1. 鴉片生物鹼：嗎啡（morphine）由鴉片分離及精製而來，是許多麻醉鎮痛劑的製造原料，其止痛作用為透過抑制 substance P 及其他興奮性神經物質的釋放，用於癌症及其他劇疼的鎮痛劑、鎮咳及腹瀉之治療。可待因（codeine）鎮痛作用較嗎啡弱，主要為鎮咳。海洛英（heroin）藥效比嗎啡約強兩倍，經靜脈注射後被代謝成 6-acetylmorphine 和 morphine，海洛英可很快穿越血管障壁，所以會比嗎啡產生更快更強烈的欣快感。

2. 半合成鎮痛劑：ethylmorphine 鎮咳比 codeine 強，但止痛比 morphine 弱。其他還有 hydromorphone、hydrocodone、oxomorphone、oxycodone。

3. 合成鎮痛劑：pentazocine（Sosegon®，速賜康）止痛效果比嗎啡弱，曾發生藥物濫用，藥效介於 morphine 與 codeine 之間，是一種作用在 κ 受體的作用劑，卻是 μ 受體部分作用劑（partial agonist）或是弱的拮抗劑，屬於混合性的作用劑和拮抗劑，副作用較 morphine 小，較不會造成依賴性，但會造成耐受性，也會產生幻覺。其他還有 methadone、propoxyphene、levorphanol、meperidine（pethidine）、fentanyl（phentanyl）。

4. 兼具麻醉性鎮痛及拮抗藥物：除了能與 κ-鴉片受體結合而有鎮痛作用，另兼具拮抗 μ-鴉片受體之作用，可抑制麻醉鎮痛劑與其受體結合，故有鎮痛藥效及拮抗兩種作用並存，如 nalorphine、ievallorphan。

5. 麻醉性鎮痛拮抗劑：此類藥物可直接與鴉片受體結合，而防止麻醉鎮痛劑與受體結合，故有鎮痛拮抗作用，臨床上作為麻醉性鎮痛劑過量中毒引起之呼吸抑制的解毒劑，如 naloxone。

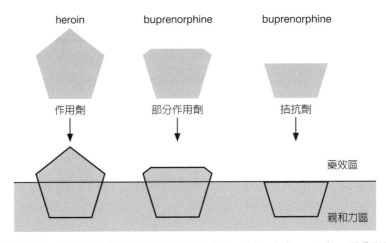

藥物與鴉片受體結合，是否產生作用或阻斷（拮抗）作用，作用劑（heroin）、部分作用劑（buprenorphine）及拮抗劑（naloxone）。

麻醉性止痛劑及非麻醉性止痛劑的比較

項目	麻醉性止痛劑	非麻醉性止痛劑
代表藥物	morphine	aspirin
鎮痛	增加痛閾、藥效強，治內臟痛	抑制前列腺素形成，作用較弱
呼吸抑制	會	不會
成癮性	會	不會
戒斷症狀	明顯	不會
用途	主要是鎮痛，麻醉前給藥	鎮痛、解熱、抗炎、促尿酸排泄（抗痛風）

麻醉性止痛劑

這些化合物的結構很相似，作用卻大不同。

4-6 酒精類

（一）乙醇

乙醇（酒精）不是中樞神經興奮劑，而是一種鎮靜安眠藥。乙醇沒有多少醫療用途，但卻是廣被濫用的娛樂性藥物，可造成嚴重的醫療和社會經濟的問題。其他具有毒理重要性的醇類爲甲醇和乙二醇（ethylene glycol）。

喝下酒精後，它很快且大部分被吸收，並分布到全身的組織。乙醇透過兩種酵素被代謝爲醋酸，此兩種酵素爲醇脫氫酶（alcohol dehydrogenase）和醛脫氫酶（aldehyde dehydrogenase）。

醇脫氫酶先把乙醇氧化成乙醛，此反應需要NAD（nicotinamide-adenine dinucleotide）當輔酶；由於細胞內 NAD 的含量有限，亦即每小時代謝 7～10 公克乙醇；乙醛很快地被醛脫氫酶代謝爲醋酸。乙醇的代謝主要在肝臟進行，有一部分在腸道進行，在腸道的代謝，女性要比男性低。

醛脫氫酶可被 disulfiram 以及一些其他的藥物，如抗黴菌劑（metronidazole）、口服抗糖尿病藥，以及一些頭孢菌素（cepharosporins，抗生素）抑制。臨床上 disulfiram 作爲戒酒的藥物，因爲醛脫氫酶被此藥抑制後，乙醛會在體內累積；而乙醛會令酗酒者嘗到噁心、嘔吐、頭痛、低血壓等副作用，使他們不敢再繼續喝酒。

（二）乙醇藥理作用

1. **中樞神經系統**：乙醇爲中樞神經抑制劑，可產生鎮靜、中樞抑制作用，可使判斷力受損、口齒不清楚，以及運動失調等。濃度高可導致知覺喪失、麻醉、昏迷，甚至致命的呼吸和心血管抑制。乙醇與鎮靜安眠藥、抗精神病藥，以及三環抗憂鬱藥合用，可增加對中樞的抑制作用。

2. **其他器官**：乙醇即使在很低的濃度，也可抑制心臟的功能；它會使血管平滑肌鬆弛，導致血管擴張，有時也會伴隨著明顯的體溫下降。乙醇可增強口服降血糖藥物（sulfonylureas）的降血糖作用，也可增加 Aspirin® 的抗血小板作用。

（三）其他醇類

1. **甲醇（methanol）**：甲醇中毒的症狀可能包括視覺功能損傷、腸胃不適、呼吸短促、知覺喪失，以及昏迷。代謝乙醇的兩種酵素也參與甲醇的代謝，甲醇首先被代謝成甲醛，之後再被代謝成甲酸，導致嚴重的酸中毒、視網膜傷害，以及眼盲。甲醇中毒的病人，若盡快靜脈注射乙醇則可延緩甲醛的形成，因爲乙醇和醇脫氫酶的親合力要比甲醇高，可競爭性地抑制甲醇的氧化。

2. **乙二醇（ethylene glycol）**：乙二醇的中毒可因工業上暴露於乙二醇，經呼吸道吸入或皮膚吸收而產生，也可以因喝下含乙二醇的抗冷凍產品而引起。中毒的症狀包括嚴重的酸中毒，以及腎傷害；後者是因爲乙二醇被代謝成草酸所致。迅速給病人乙醇可能延緩或阻止草酸的形成，因爲乙醇可與乙二醇競爭醇脫氫酸。

另外醇脫氫酶也可被 fomepizole 抑制，此藥爲甲醇和乙二醇中毒的解藥。fomepizole則是一種孤兒藥。

乙醇的代謝過程

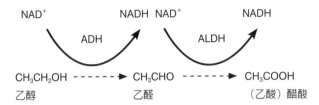

$$NAD^+ \xrightarrow{\text{ADH}} NADH \quad NAD^+ \xrightarrow{\text{ALDH}} NADH$$

$$\underset{\text{乙醇}}{CH_3CH_2OH} \dashrightarrow \underset{\text{乙醛}}{CH_3CHO} \dashrightarrow \underset{\text{（乙酸）醋酸}}{CH_3COOH}$$

四種醇的代謝過程

二甘醇 → 代謝 → HEAA

乙二醇 → 代謝 → 草酸

乙醇 → 代謝 → → 代謝 → 乙酸

甲醇 → 代謝 → → 代謝 → 甲酸

乙醇的副作用

器官或系統	副作用
耐藥性和依賴性	耐藥性主要是來自中樞神經系統對乙醇的適應，但一部分可能是乙醇代謝的增加所致。戒斷的症狀包括失眠、震顫、焦慮，嚴重時會出現酒狂，以及有生命危險的癲癇發作。
肝臟	引起脂肪的累積，加上營養不夠，導致肝功能逐漸喪失，且伴隨著肝炎以及肝硬化。
腸胃系統	引起腸胃刺激、發炎、出血。
中樞神經系統	周邊神經病變為最常見的神經異常。
內分泌系統	包括男乳女性化、睪丸萎縮，以及體內鹽的滯留（水腫、高血壓）。
心血管系統	過度喝酒可增加高血壓、貧血以及心肌梗塞的發生率。
胎兒酒精症候群	懷孕時酗酒可能導致胎兒畸形發育，包括低智能、發育不良、小頭畸形，以及臉中央部分發育不良等症狀。

4-7 失眠症

（一）失眠

失眠（insomnia）係指無法入睡或入睡不久又清醒，無法完成自然睡眠，許多人偶爾有失眠的情形，可能由於暫時性焦慮或疾病帶來的不適，精神上引起之焦慮及憂鬱亦可形成長期的失眠，一旦常有失眠的發生，會產生倦怠、嗜睡、血壓增高等症狀而嚴重影響正常作息。

失眠乃主觀感覺睡眠品質不好或睡不夠，進而影響白天之功能。失眠可能是入睡困難（超過 30 分鐘才能入睡），或睡眠維持有困難（淺眠、易醒、早醒），而導致白天容易疲倦及注意力不集中，至無法從事複雜的工作。失眠也容易發生車禍、憂鬱、酒精濫用，甚至增加死亡率。65 歲以上老人有一半以上有睡眠問題，失眠雖然很普遍，但只有 5% 成年患者求醫。

（二）睡眠

正常睡眠分兩期，快速動眼期（REM，占 25%）及非快速動眼期（non-REM，占 75%）。快速動眼期與夢境有關，若突然停止服用安眠藥，易導致快速動眼期反彈，病人會感覺整夜都在生動可怕的夢境中。非快速動眼期分成淺睡期（占 50%，第一、二睡階）及深睡期（占 25%，第三、四睡階；慢波期），深睡期不足則睡眠品質不佳。一般正常人每個晚上約有 4～6 個睡眠週期。

根據國際睡眠疾病分類（International Classification of Sleep Disorders），共有 84 種睡眠疾病，分成四大類：

1. 異睡症（dyssomnia）：睡眠質、量、入睡時間之混亂（含失眠或睡眠過多）。

2. 類睡症（parasomnia）：睡眠時有異常行為，發生在深睡期（慢波期），醒後無記憶。

3. 因內科或精神科疾病引起之睡眠障礙

4. 其他

另外，失眠也可因症狀持續時間分類：

1. 短暫（transient）失眠：約 2～3 天，起因於急性壓力或日輪律改變（時差或換工作）。

2. 短期（short-term）失眠：約 3 週，工作、家庭生活持續之壓力。

3. 長期或慢性（long-term or chronic）失眠：通常因精神疾病、內科疾病或藥物及酒精濫用引起。

（三）治療失眠之原則

先正確評估失眠原因。一般而言，短暫失眠在急性壓力解除後即消失，良好睡眠衛生最重要，不得已可服用 2～3 天短效安眠；短期失眠應鼓勵良好睡眠習慣，可以看情形給予 7～10 天之安眠藥；慢性失眠需先排除可能之精神科問題，若認知或行為治療無效，對大部分病人而言，可以間斷給予小於 3 週之安眠藥，以防耐藥性或依賴發生。

失眠的類型

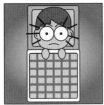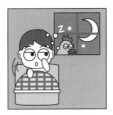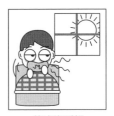

不易入睡　　　　半夜醒來睡不著　　　　天未亮就醒來　　　　整夜沒睡好

易造成失眠的藥物

anticholinergic agents	medroxyprogesterone
β-adrenergic agonists	methyldopa
β-adrenergic antagonists	methylphenidate
caffeine	monoamine oxidase inhibitors
clonidine	nicotine
contraceptives（口服）	phenylephrine
corticosteroids	phenytoin
daunorubicin	pseudoephedrine
dextroamphetamine	quinidine
ephedra（麻黃）	SSRIs
ginseng	St. John's wort
interferon-α	theophylline
levodopa	thyroid preparations
leuprolide	

各種年齡層睡眠之分期

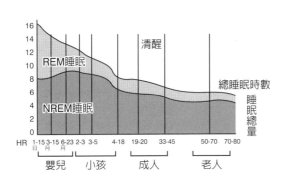

睡眠期

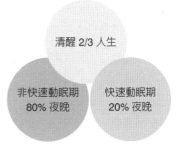

4-8 鎮靜安眠劑

（一）鎮靜安眠劑概述

低劑量鎮靜安眠劑具有解除緊張或焦慮之效，高劑量則具有安眠作用。

鎮靜安眠劑服藥須知：

1. 請勿自行減藥、加藥或停藥。
2. 請勿自行合用其他鎮靜劑或喝酒，因會加強其副作用。
3. 使用安眠藥後，通常一段時間後就可改善失眠的症狀，但若自行忽然停藥，較容易發生緊張、著急、嘴乾、盜汗、發抖、震顫、噁心、失眠等戒斷情形。
4. 服藥後於夜晚勿驟然起床，以免未完全清醒而跌倒。
5. 假若有下列任何情況，請告知醫師：腎臟或肝臟疾病、呼吸困難、肌肉疼痛（如重症肌無力）、懷孕。

鎮靜安眠劑可分為以下幾類：

1. 苯二氮平類藥物（benzodiazepines）。
2. 巴比妥類藥物（barbiturates）。
3. 抗組織胺藥物（antihistamine drugs）：多數之藥物具有嗜睡藥效，臨床常用於兒童及年長者的失眠。
4. 抗憂鬱劑（antidepressants）：對患有憂鬱症引起之失眠，可用本類藥物治療，例如 amitriptyline。

（二）鎮靜安眠劑

1. 苯二氮平類藥物：

如 nitrazepam、flurazepam、triazolam（Halcion®）、estazolam（Eurodin®）、midazolam、lormetazepam。flunitrazepam（Rohypnol®）藥物濫用時俗稱 FM2，所謂強姦藥，常被作為作奸犯科的工具；flumazenil 為苯二氮平類藥物之拮抗劑，用為全身麻醉之甦醒劑及苯二氮平類藥物過量中毒之急救。

2. 巴比妥類藥物：

Phenobarbital 為藥效超過 6 小時之長效安眠藥；amobarbital 為藥效 3～6 小時之中間效期安眠藥；secobarbital 為藥效不到 3 小時之短效安眠藥；thiopental、methohexital 等作用迅速，屬超短效巴比妥，於全身麻醉劑使用。

3. 其他：

chloral hydrate、glutethimide、zolpidem 均透過和 GABA/benzodiazepine 受體的結合，主要當做安眠藥；zopiclone 作用與苯二氮平類藥物相似，營造正常的睡眠；chlormethiazole 用於鎮靜及戒酒之治療；褪黑激素（melatonin）為人體大腦松果體分泌之激素，用於飛行時差及失眠之治療。

失眠的併發症

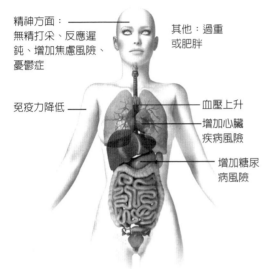

精神方面：
無精打采、反應遲
鈍、增加焦慮風險、
憂鬱症

其他：過重
或肥胖

免疫力降低

血壓上升

增加心臟
疾病風險

增加糖尿
病風險

[本圖為自CAN STOCK合法下載授權使用]

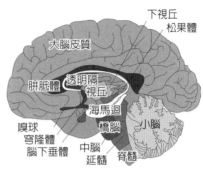

下視丘
松果體

大腦皮質

胼胝體

透明隔

視丘

嗅球

穹隆體

腦下垂體

海馬迴

橋腦

小腦

中腦

延髓

脊髓

褪黑激素（melatonin）是腦部「松果體」
所分泌的一種激素。光線經過視網膜神經
細胞傳至下視丘，再經交感神經而傳至松
果體，抑制褪黑激素的分泌。反之，黑暗
則可促使褪黑激素的分泌。
[本圖為自CAN STOCK合法下載授權使用]

鎮靜安眠劑之開始作用時間及半衰期比較

藥物	開始作用時間（分鐘）	半衰期（小時）
短效 benzodiazepines 　Triazolam	15～30	2～4
中效 benzodiazepines 　Alprazolam 　Estazolam 　Lorazepam 　Oxazepam 　Temazepam	15～60 30～60 45～60 45～60	12～15 10～24 10～20 3～20 8～20
長效 benzodiazepines 　Clonazepam 　Diazepam 　Flurazepam	30～60 15～30 30～60	18～80 20～80 24～100
其他 　Zolpidem 　Zopiclone	7～27 15～30	2.5 3.5～6.5
Antidepressants 　Trazodone	30～60	5～9

4-9 **精神疾病**

（一）**精神疾病分類**

　　精神指心理活動，它包括感覺、思維、情感、意志、行為和語言等基本過程，精神失常是一類由多種原因引起的精神活動障礙的疾病。

　　精神疾病可以簡單分成嚴重精神疾病、輕型精神疾病以及兒童青少年好發精神疾病幾類。嚴重精神疾病包括精神分裂症（schizophrenia）、憂鬱症（depression）、躁鬱症（manic-depressive）；輕型精神疾病包括輕鬱症、焦慮症（anexiety）、強迫症、畏懼症、心身症、恐慌症等；兒童青少年好發精神疾病問題則有自閉症、過動症、行為規範障礙及情緒障礙。造成精神異常的原因有外在因素刺激、遺傳基因及腦部受傷或神經傳遞物質的改變等。

　　根據世界衛生組織統計，目前全球約有 4 億人患有心理或精神疾病，預測未來二十年內，包括憂鬱症、早發性癡呆以及智力退化性的心理及精神疾病，將成為導致人類失能的第二大成因，將僅次於心血管疾病。因此，若能對心理及精神治療藥物有更深入的認識，將有助於提升患者生活的品質。

精神異常的簡單分類：
1. **智能不足／低於正常智能**
2. **精神官能症（neuroses）：**
   (1) 焦慮狀態（anxiety states）：可用抗焦慮藥物。
   (2) 歇斯底里（hysteria）。
   (3) 反應性抑鬱症（reactive depression）：可用抗抑鬱藥物。
   (4) 強迫型精神官能症（obsessional neurosis）。
3. **人格異常（abnormal personalities）**
4. **精神病（psychoses）：**功能性精神病（functional psychoses），此類疾病到目前為止沒有證據顯示有中樞神經系統（CNS）損傷，包括狂躁型抑鬱性精神病（manic depressive psychosis），可用鋰鹽藥物，精神分裂症（schizophrenia），可用抗精神病藥物。官能性精神病（organic psychoses），這類精神病通常與身體的疾病有關。

　　世界衛生組織估計全世界至少有 1 億 2,000 多萬名憂鬱症病患，預計到 2020 年，憂鬱症將晉身成為醫療經濟負擔的前三名內，且成為引致失能的第二大疾病，世界衛生組織相信憂鬱症已成為公共衛生上的重大議題。

（二）**精神疾病治療**

　　傳統的抗精神病劑（haloperidol，chlorpromazine）主要是作用在 D_2 接受器，產生阻斷作用。D_2 接受器在 meso-limbic、meso-cortical tracts 的阻斷作用，可以解釋其抗精神病作用，也可以解釋錐體外症狀（extra-pyramidal side effects or syndrome，EPS）的產生。研究顯示，錐體外症狀是 nigrostriatal tract 的 dopaminergic blockade 造成。

　　近三十年來的精神醫學潮流中，精神病的治療是以藥物為主，特別是症狀明顯影響生活的病人，必須使用藥物才能獲得改善。一般人有一些錯誤的觀念，認為病人吃的是鎮靜劑，只是將症狀壓下去而已，只能治標，治本則需要解開病人的心結才行。不過如前所述，只有當病人服用藥物而不再受奇怪的想法影響後，他才有能力和現實接觸，醫護人員也才能和他討論其他適應上的問題，即一般人所謂的「心結」。因此藥物治療對精神病而言是首先要考慮的，其次再配合心理及環境的治療。

憂鬱症的盛行率

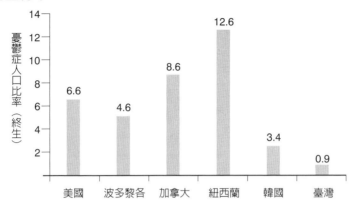

精神分裂症的相對盛行率

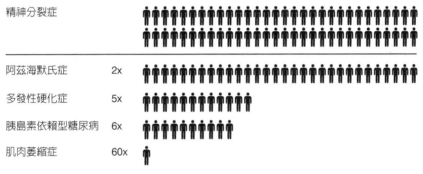

與其他疾病比起來，精神分裂症的罹患人數其實多得多。

引起高泌乳激素血症的藥物

藥物類別		藥物名稱
抗精神病藥（antipsychotics）	typical	haloperidol、chloromazine、thioridazine、thiothixene
	atypical	risperidone、amisulpride、molindone、zotepine、paliperidone
抗憂鬱藥（antidepressants）	tricyclics	amitriptyline、desipramine、clomipramine、amoxapine
	SSRI	sertraline、fluoxetine、paroxetine
	MAO-I	pargyline、clorgyline
其他精神藥物	buspirone、alprazolam	

以傳統的抗精神病藥或稱為第一代抗精神病藥造成高泌乳激素血症最為常見，症狀包括月經週期異常、乳漏症、性功能障礙、男性女乳症、骨密度降低及乳癌等。

4-10 抗精神病藥物

（一）抗精神病藥物作用機轉

抗精神病藥物係屬作用於中樞神經藥物之一部分，本類藥物廣義地應用於精神病、精神官能症、癲癇及巴金森氏症等相關慢性疾病的治療、改善及預防。

抗精神病藥物（精神安定劑）可以有效地控制精神疾病的很多症狀。例如精神分裂症，精神分裂症是指具有特別心理表現的症侯群，這些症狀包括思考失常、行為錯亂、情感退縮、幻覺和幻想。

大多數的抗精神病藥物都是多巴胺受體的拮抗劑，而多巴胺作用劑（如安非他命、左旋多巴）則可加重精神分裂；此表示精神病可能與含多巴胺的中邊緣徑路或中皮質徑路的活性增加有關。典型較早期的精神安定劑作用在D_2受體；非典型以及較新的藥則為D_4和$5HT_2$受體的拮抗劑，它們較不會引起外錐體效應。

除了與心情和情緒穩定有關的邊緣系統含多巴胺受體外，在中樞神經系統還有幾個部位（徑路）含多巴胺受體；精神安定劑與這些受體作用，就是這些藥物副作用的主要來源。

大腦中的一個很重要含多巴胺受體的部位為基底神經節的紋狀體，抗精神病藥物可阻斷此處的多巴胺受體，而引起嚴重的運動障礙病症（又稱為外錐體症狀），這些症狀包括巴金森氏症（必須以抗膽鹼性藥物治療）、肌張力障礙性反應（可能要以抗膽鹼性藥物治療）、靜坐不能（坐立不安），以及可能引起不可逆性的遲發性運動困難。

（二）抗精神病藥物副作用

1. 外錐體症狀（extrapyramidal syndromes）：可用抗巴金森氏症藥物治療之。
   (1) 類似巴金森氏症之症狀，如僵硬、休息時手顫抖及行動困難。
   (2) 靜坐不能（akathisia）。
   (3) 急性肌肉張力不良（acutc dystonia）。
   (4) 延遲性運動困難（tardive dyskinesia）：連續性服藥造成舌頭、臉部、頸部收縮及痙攣，有時手腳亦會發生。

2. 低血壓

3. 肝毒性：長期服用造成膽汁分泌困難。

4. 皮膚過敏：蕁麻疹、接觸性皮膚炎及光敏感。

（三）抗精神病藥物

印度蛇木之鹼生物（reserpine）常與利尿劑併用作為降壓劑，阻斷儲存小泡（vesicle）攝入 NE 的能力，進而耗盡 NE 的量（影響神經傳遞物質回收）。鋰鹽（lithium carbonate）由腸道快速吸收，其治療指數很低，因此必須定時監控血液中鋰的濃度，用於狂躁症、躁鬱症及偏頭神經痛的治療。

其他還有chlorpromazine、promazine、thioridazine、levomepromazine、triflupromazine、prochlorperazine、perphenazine、trifluoperazine、pipotiazine、fluphenazine、acetophenazine 等等。

抗精神病藥物副作用之比較

藥　名	抗膽鹼副作用	EPS	低血壓	催乳激素上升	QT波延長	鎮靜	體重增加
aripiprazole	+/-	+/-	+/-	+/-	+/-	+/-	+/-
olanzapine	+	+/-	+/-	+/-	+/-	+	+++
quetiapine	++	+/-	++	+/-	+/-	++	++
risperidone	+/-	+	+	++	+/-	+	++
ziprasidone	+/-	+/-	+/-	+/-	+	+/-	+/-
clozapine	+++	+/-	+++	+/-	+	+++	+++
haloperidol	+/-	+++	+	++	+	+	+
zotepine	++	+/-	--	--	+/-	+	+
amisulpride	+/-	+	++	--	+/-	+/-	+++

抗精神病藥物的作用機轉

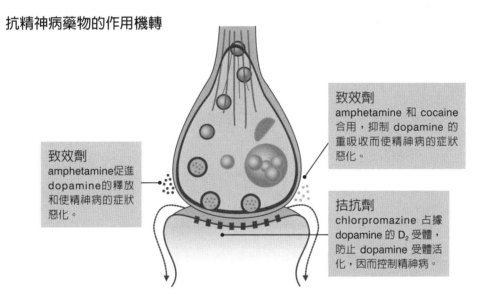

致效劑
amphetamine促進dopamine的釋放和使精神病的症狀惡化。

致效劑
amphetamine 和 cocaine 合用，抑制 dopamine 的重吸收而使精神病的症狀惡化。

拮抗劑
chlorpromazine 占據 dopamine 的 D$_2$ 受體，防止 dopamine 受體活化，因而控制精神病。

非典型抗精神病用藥受體與其相關副作用

受體活性	副作用
拮抗 5-HT$_{2C}$ 受體	體重增加、糖尿病
致效 5-HT$_{1A}$ 受體	體重增加
致效組織胺 H$_1$ 受體	體重增加、糖尿病、鎮靜、嗜睡
拮抗多巴胺 D$_2$ 受體	錐體外症狀、體重增加
拮抗膽鹼性 M$_1$ 受體	嘴乾、視力模糊、便秘
拮抗膽鹼性 M$_3$ 受體	糖尿病

4-11 抗焦慮藥物

（一）焦慮

壓力若過量而易引起焦慮及恐懼，稱為焦慮症（anxiety）。由於大腦傳遞物質受到干擾，而緊張或憂慮會增強大腦活動而刺激交感神經系統，故常有緊張、發抖、心悸、發汗、呼吸急促、胃腸不適、失眠及頭痛等症狀發生。

抗焦慮藥物雖可減輕病人不安情緒、焦慮及緊張等症狀，但是無法消除病因。

這些藥物藉著對中樞神經產生鎮靜作用而達到解除焦慮的效果。臨床上，這些藥物除了當做焦慮解除劑外，另外也當做鎮靜安眠藥。不論是巴比妥鹽類或是 benzodiazepines，作用的機制為增加中樞神經系統 γ-胺基丁酸（GABA）性神經元的傳導。因為 γ-胺基丁酸為抑制性的傳訊物質，所以這些藥物的作用為降低中樞神經元的興奮性。

（二）抗焦慮藥物

1. **苯二氮平類藥物：**從 1960 年初期引進第一個苯二氮平類藥物到臨床後，它們很快地取代巴比妥鹽類成為焦慮解除劑和鎮靜安眠藥。在 γ-胺基丁酸（GABA）的存在下，苯二氮平類藥物增加氯離子管道開放的頻率，因而增強 γ-胺基丁酸的抑制作用。如 chlordiazepoxide、diazepam、oxazepam、lorazepam、halazepam、alprazolam。此類藥物作用如下：

   (1) 鎮靜作用：對焦慮有解除的效果，但通常伴隨著精神運動功能的抑制，因此最好不要開車或操作重機械。

   (2) 催眠作用：具有催眠和延長睡眠時間的作用。高劑量可減少快速眼睛運動睡眠（REM sleep）的時間；長期使用後戒斷反而會增加 REM 睡眠。

   (3) 麻醉作用：在高劑量下，知覺記憶會喪失，反射被抑制。midazolam 常當做靜脈麻醉的誘導。

   (4) 抗痙攣作用：高劑量可抑制癲癇的發作，但也因此伴隨著顯著的鎮靜作用；不過，clonazepam 有選擇性的抗痙攣作用。

   (5) 肌肉鬆弛作用：高劑量可導致骨骼肌的鬆弛。鎮靜劑量的 diazepam 對特殊的僵直狀態，如大腦性癱瘓（cerebral palsy）有效。

   (6) 耐藥性和依賴性：長期使用，抗痙攣的效果會降低，但對解除焦慮和催眠的作用則沒有什麼改變。心理和生理的依賴性皆會產生，戒斷症狀的輕重要看使用的藥，長效藥的戒斷症狀較輕，短效藥的症狀則較嚴重，症狀一般與巴比妥鹽類相似。

2. **非苯二氮平類藥物：**如 meprobamate、buspirone。buspirone 為新的專一性焦慮解除劑，對中樞幾無抑制作用，是 $5HT_{1A}$ 的部分作用劑，需要服藥二個星期後，才產生解除焦慮的作用，它也不會引起依賴性。

焦慮症的原因

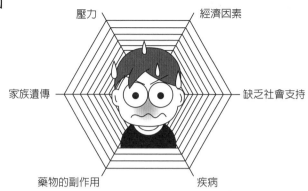

焦慮症的生理反應

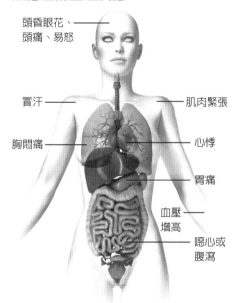

[本圖為自CAN STOCK合法下載授權使用]

benzodiazepine 的作用機轉

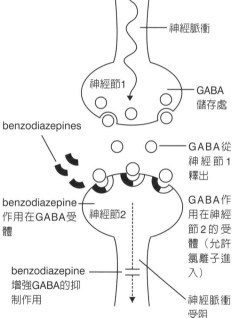

可能誘導焦慮產生的藥物

藥物	種類
中樞神經抑制劑	sedatives、barbiturates、ethanol、narcotic agonists
中樞神經興奮劑	albuterol、amphetamine、cocaine、isoproterenol、methlphenidate、caffeine、ephedrine、pseudoephedrine、anticholinergic、digitalis、dopamine、isoniazid、lidocaine、antipsychotics、nicotinic acid、selective serotonin reuptake inhibitor antidepressants、steroids、theophylline

4-12 抗憂鬱藥物

（一）憂鬱症

憂鬱症（depression）是指過度的憂鬱，伴隨有失望、嗜睡、罪惡感、冷漠、無衝勁的感受，常有失眠、便秘、食慾不振、失去性慾及陽萎等症狀，有時病人常有輕生念頭。憂鬱症可能由於外在因素刺激所引發。

躁狂（mania）和憂鬱的狀態可在同一病人身上交替出現，為主要的精神病之一，另外一種為精神分裂症。躁狂和憂鬱交替的形式有多種，但通常憂鬱的時間要比躁狂的時間長。

憂鬱症係大腦正腎上腺素（NE）或血清素（5-HT）神經傳遞物質減少所致，故抗憂鬱劑均具有增加腦中興奮性傳遞物質的功用，進而產生療效。

（二）抗憂鬱藥物

抗憂鬱藥物之藥效產生十分緩慢，初次服藥後的 10～14 天才會開始發生藥效，要6～8 週時才能達到完全之療效。本類藥物不可與燕麥、麥片或向日葵子等高纖維食物共服，會妨礙胃腸對藥物的吸收，造成血中濃度下降而失效；也要避免與單胺氧化酶抑制劑併用，以防發生嚴重之高血壓。

1. **三環抗憂鬱藥**：imipramine 用於憂鬱症、兒童尿床、貪食之治療。desipramine、nortriptyline 為 imipramine 之活性代謝物。其他如 amitriptyline、clomipramine、lofepramine、doxepin、maprotiline、mianserin。

2. **單胺氧化酶抑制劑**：作用機制為抑制單胺氧化酶（MAO，monoamine oxidase），最嚴重的副作用為單胺氧化酶抑制劑和一些食物的交互作用。乾酪（cheese）、酒、醃肉、菜和其他的食品中含酪胺（tyramine），它可增加血壓，酪胺通常被肝臟的單胺氧化酶分解。若病人接受單胺氧化酶抑制劑，同時食用含酪胺的食物，則血壓會上升得很厲害，可能導致腦出血。單胺氧化酶抑制劑也會與其他擬交感神經作用劑作用引起前述的高血壓危機、體溫過高和癲癇（中樞神經興奮）。isocarboxazid、phenelzine、moclobemide 等選擇性的 MAOA 之抑制劑，副作用較少。

3. **血清素再吸收抑制劑**：百憂解（fluoxetine，Prozac®），選擇性地抑制血清素（serotonin）的再回收，但是對正腎上腺素的再回收並無作用。此類藥物的最大優點為副作用較少，本類藥物應避免與單胺氧化酶抑制劑併用，以防發生嚴重之高血壓。

小博士解說

百憂解（fluoxetine，Prozac®）、sertraline、paroxetine、fluvoxamine、trazodone，會選擇性地抑制腦中 serotonin 的回收，並促進 serotonin 前驅物 5-hydroxytryptophan 所引起的行為改變作用。

憂鬱症的情緒症狀

 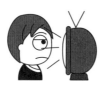 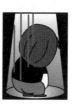 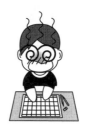 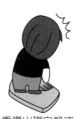

情緒低落、容易　　對平常喜歡的事　　過度自責或　　　思考力、注意力降　　重複出現自殺或
哭泣或易怒　　　　提不起興趣　　　無價值感　　　低或無法做決定　　死亡的念頭

憂鬱症的身體症狀

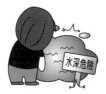

食慾或體重顯著　　每天疲累或無活力　可察覺的躁動或　　經常失眠或過度
改變　　　　　　　　　　　　　　　動作遲滯　　　　睡眠

憂鬱症的疼痛症狀

  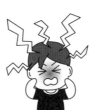 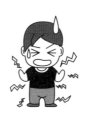 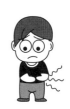

背痛　　　　頸部或肩膀痠痛　　　頭痛　　　　四肢疼痛　　　腸胃不適

國內 SSRI 之藥物動力學比較

Drug	Fluoxetine	Paroxetine	Sertraline	Fluvoxamine
生體可用率	72〜90%	50〜90%	80〜95%	94%
半衰期	2〜3days	24h	26h	15.6h
衛生署核准適應症	抑鬱症 暴食症 強迫症	抑鬱症治療及預防 強迫症之治療 恐慌症治療及預防 社交畏懼症之治療	抑鬱症 強迫症 恐慌症	情緒性症狀（持續性情緒低落、精神功能傷害及精神異常）
建議劑量	10〜80 mg/day	10〜50 mg/day	50〜200 mg/day	50〜300 mg/day

4-13 巴金森氏症治療藥物

（一）巴金森氏症

巴金森氏症（Parkinson's disease，Parkinsonism）又名震顫癱瘓，1817 年由巴金森氏（James Parkinson）首先提出而以其命名。

主要病因是基底核中的黑質所含的多巴胺（dopamine）神經元產生退化；當超過80% 的神經元退化後，症狀就會明顯出現。巴金森氏症是一種運動的疾病，其特徵為僵直、震顫和運動不良。症狀會持續進行，若無適當治療，可能導致無法行動或殘障。

大部分的患者都是在中年以後才開始發生症狀，慢慢覺得行動愈來愈困難。此種疾病有四個主要症狀，即僵硬、運動徐緩、震顫及姿態異常。

隨著黑質神經元的逐漸退化，紋狀體多巴胺的分泌日趨減少；但紋狀體內膽鹼性神經元的活性相對增加，因此巴金森氏症的治療不是增加紋狀內多巴胺的活性，就是降低乙醯膽鹼的活性。

抗巴金森氏症藥物可增加巴金森氏症病患者中樞神經之多巴胺（dopamine）含量，進而恢復多巴胺神經的活性，改善其症狀達到治療效果。巴金森氏症不能以多巴胺作替補治療，因為它無法穿過血腦障壁。多巴胺的前驅物左旋多巴（levodopa）可以穿過血腦障壁，在腦部代謝成多巴胺，因此可以用來治療巴金森氏症。

巴金森氏症的治療為緩解療法，目的為解除症狀並維持病人的自主性與活動力。藥物治療是藉抑制 acetylcholine 或增強 dopamine 的作用而矯正中樞神經傳遞素的不平衡。

（二）抗巴金森氏症藥物

1. 多巴胺受體作用劑：

多巴胺受體作用劑可直接活化多巴胺受體而達到增加多巴胺性傳導的目的。levodopa 是 dopamine 的前驅物，吸收進入腦中轉變成為多巴胺而發生藥效。其他的藥物如 carbidopa 與 levodopa 合劑、benserazide 與 levodopa合劑、promocriptine、pergolide 等都是多巴胺受體致效劑。amantadine 能增加多巴胺的合成，或促進釋放，或抑制回收。

2. 單胺氧化酶抑制劑：

selegiline 可降低腦內多巴胺的代謝，增加腦內多巴胺的濃度。

3. 膽鹼素拮抗劑（muscarinic blocking agents）：

阻斷毒蕈素性受體而降低紋狀體內膽鹼性神經元的活性。此類藥物如 benztropine 或 trihexyphenidyl 可改善巴金森氏症病患的震顫和僵直，但對運動不良沒有效果。它們主要作為輔藥，也可減少抗精神病藥導致的可逆性外錐體症狀。其他的藥物還有 trihexyphenidyl、biperiden、benztropine。

4. COMT抑制劑： tolcapone、entacapone抑制腦內catechol-O-methyl transferase（COMT），以阻礙levodopa被分解；增加並延長dopamine的數量和效用。

巴金森氏症精神症狀的病理因素

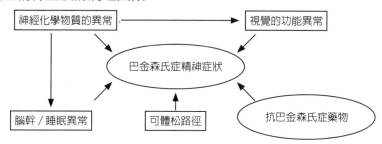

巴金森氏症

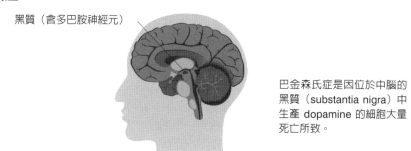

黑質（含多巴胺神經元）

巴金森氏症是因位於中腦的
黑質（substantia nigra）中
生產 dopamine 的細胞大量
死亡所致。

[本圖為自CAN STOCK合法下載授權使用]

影響 dopamine 之巴金森氏病治療藥物

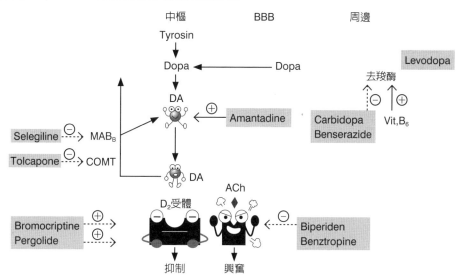

4-14 抗癲癇藥物

（一）癲癇

　　癲癇（seizure）發作的原因是腦神經元異常、過度放電，可明顯在腦電波（EEG）圖看到。發作常常伴隨著知覺的喪失或擾亂，此外，也可能牽涉到身體的運動，以及自主神經、感覺或精神方面的現象。

　　痙攣（convulsion）為發作時身體所產生的運動。癲癇（epilepsies）為慢性中樞神經疾病，神經元呈現自發性的放電現象。癲癇持續狀態（status epilepticus）為連續或快速重複發作的現象，且知覺沒有完全恢復。

　　癲癇發作可分為兩類：

1. **全身性發作（generalized seizures）**：又分為大發作（grand mal）與小發作（petit mal），大發作為最常見的發作，症狀包括強直性僵直，伴有大量的軀體反射；小發作（petit mal）特徵為短暫注意力的喪失。知覺的改變通常不超過 10 秒鐘，正在進行的有意識性活動會突然停止，肌肉抽搐和姿勢的控制能力並未消失。癲癇主要發生在小孩，有極少病例會持續到成年期，但大約 50% 的小孩病患以後會發展成大發作。

2. **部分（局部）性發作（partial 或 focal seizure）**：只造成一個肢體的陣攣反射。病變可以是產傷、產後外傷、腫瘤、梗塞等。

（二）抗癲癇藥物

　　癲癇藥物的劑量依個人症狀而定，劑量過多易影響大腦功能而有記憶力降低、分心及嗜睡等副作用；劑量不足時則容易發作。一般由低劑量開始給藥，視其效果及副作用再漸進加量，通常需耗時數週。

　　本類藥物常有促進肝臟代謝的作用，如有併用其他藥物，會發生藥物的交互作用。

　　長期使用巴比妥鹽會引起耐藥性（tolerance），其機制為藥物動力學的改變，也就是長期使用可增加微粒體細胞色素 P450 的活性，而增加巴比妥鹽的代謝。

　　巴比妥鹽類和其他的鎮靜安眠藥對中樞的抑制有相加的作用，它也與含酒精的飲料、抗組織胺類、抗精神病藥物、類鴉片鎮痛劑，以及三環抗憂鬱藥對中樞的抑制有相加的作用。

　　phenobarbital 增強 GABA 的抑制作用，用於大發作及短暫發作癲癇的治療。phenytoin、carbamazepine 為鈉管道的阻斷劑，用於大發作、短暫發作癲癇的治療，另可治心律不整。trimethadione、phensuximide、ethosuximide 用於小發作癲癇的治療。valproic acid 為抑制電位控制的鈉管道，可導致神經元的過度去極化，因而降低神經元的興奮性，在高濃度它可抑制 GABA 的代謝，增加腦內 GABA 的濃度。clonazepam、diazepam 為苯二氮平類藥物，用於癲癇之治療。clorazepate 為苯二氮平類藥物，用於癲癇治療之輔助劑。

癲癇發作的種類

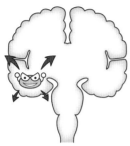
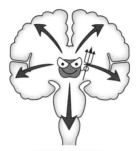
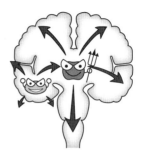

部分發作　　　　　　原發性全身發作　　　　　部分發作合併繼發性全身發作

癲癇發作的原因

原因	神經性原因	精神性原因
說明	頭部受傷 腦腫瘤 中風 偏頭痛 腦部病變（如多發性硬化症、阿茲海默症） 運動困難（如巴金森氏症）	巨大壓力 恐怖攻擊 情感創傷 智力受損 換氣過度症候群 歇斯底里症
原因	心血管原因	其他原因
說明	異常心臟節律 心輸出異常 血壓驟降 血管阻塞 心臟瓣膜疾病 高血壓	高燒 電解質及荷爾蒙改變 酒精及藥物濫用 睡眠障礙 感染 中毒 糖尿病 藥物併發症 出生時的缺陷 低血糖 未知因素

腦電波圖

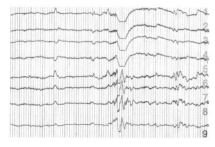

腦電波圖（EEG，electroencephalogram）在臨床上的應用其實已經非常廣泛，它具有經濟、安全、方便的特性。可以用於篩檢病患，以及昏迷、中風、癲癇、腦炎和其他腦疾病病人的追蹤檢查。EEG測量大腦皮質的電流，大腦皮質的電流是發生在細胞外的電流，是由細胞群與其他細胞群之間的電位差所形成的。
[本圖為自CAN STOCK合法下載授權使用]

4-15 抗痛風藥物

（一）痛風

痛風（goat）是一種因嘌呤（purine，俗稱普林）代謝障礙，體內尿酸生成過多，或尿酸排泄受阻，使尿酸累積而引起的疾病，屬於關節炎的一種，又稱代謝性關節炎。由於尿酸在人體血液中的濃度過高，在軟組織如關節膜或肌腱裡形成針狀結晶，導致身體免疫系統過度反應而造成炎症。女性一般在 50 歲之前不會發生痛風，因為雌激素對尿酸的形成有抑制作用。

一般發作部位為大姆趾關節、踝關節、膝關節等，長期痛風患者有可能發作於手指關節，急性痛風發作部位會出現紅、腫、熱、劇烈疼痛，一般多在子夜發作，可使人從睡眠中驚醒。痛風初期，發作多見於下肢。

血液尿酸標準值在男性為 3.5～8.2 mg/dL，女性為 3.0～7.0mg/dL。尿酸主要由嘌呤代謝分解而來，而嘌呤的來源又可分為兩部分，一是來自食物，一是來自體內的自行合成，在蛋白質攝取過多時，合成也會增加。痛風患者主要是靠藥物來幫助尿酸的排泄或抑制尿酸的生成，低嘌呤飲食為輔助療法。

（二）痛風治療

1. 飲食控制：
一般飲食控制在痛風治療中所扮演的角色並不是非常重要，飲食控制大約能使血中尿酸值降低約 1～2 mg/dL，若要降低血中尿酸值應該服用藥物。

2. 藥物治療：
無症狀高尿酸血症是不需藥物治療的，若只有血中尿酸值上升而無痛風症狀時，也不需服用藥物，應先找出原因並從改變飲食習慣做起。急性痛風則常使用秋水仙素（colchicine）和非類固醇消炎藥物，必要時才用口服或注射皮質類固醇。慢性痛風時，除使用非類固醇消炎藥物外，常合併使用降尿酸藥物。

3. 生活習慣：
每天喝 3～4 公升的水，能幫助尿酸的排泄。避免喝酒，因為酒精在體內代謝後會影響尿酸排泄。

（三）抗痛風藥物

xanthine oxidase，是將 hypoxanthine 轉變為 xanthine 再轉變為尿酸的酵素，allopurinol 與它的代謝物 oxipurinol（alloxanthine）兩者都會抑制 xanthine oxidase，而減少體內尿酸的合成。colchicine 可抑制白血球移行，減少白血球製造乳酸而使尿酸沉積減少，干擾 kinin 形成，減少沉積結晶引起的發炎反應，並減少吞噬作用。probenecid 是促進尿酸排泄及阻斷腎小管再吸收的藥品，它抑制尿酸鹽自腎小管再吸收，增加尿酸的排泄及降低血中尿酸值。其他的藥物還有 sulfinpyrazone、benzbromarone。

febuxostat（Feburic®）為近幾年上市的降尿酸藥物，也屬於黃嘌呤氧化酶選擇性抑制劑（xanthine oxidase inhibitor），可抑制尿酸合成，進而降低血清尿酸濃度。

痛風藥物的作用機轉

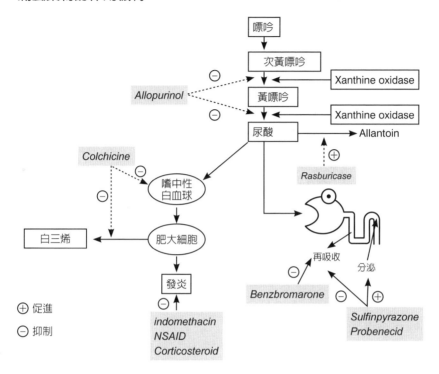

與高尿酸血症有關之疾病

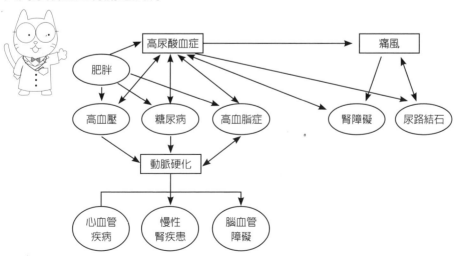

4-16 抗偏頭痛藥物

（一）頭痛、偏頭痛

頭痛主要分為功能性及器官性頭痛，功能性頭痛通常不會致死，而器官性頭痛主要是由於本身潛在的疾病所引起的繼發性頭痛，若忽略而不處理，可能會造成永久性傷害，甚至致命。

偏頭痛、緊張型頭痛、叢集性頭痛屬於功能性頭痛，這三種頭痛較困擾病患。

偏頭痛（migraine）是一種極易復發的頭痛病症，通常於頭部單邊發作，由於腦血管收縮及擴張的改變，除頭疼症狀外，會有噁心嘔吐，對嗅覺、味覺、聽覺及視覺的過敏，故有閃光、麻木的感覺，常因情緒激動、緊張或失眠而發生。

當三叉神經受到刺激時，神經傳遞物質釋出，繼而導致腦血管擴張、發炎物質的產生。所以目前認為偏頭痛的病理生理學機轉，至少應包括神經傳導、腦血管及 5-HT 活性的改變。

約三分之二的偏頭痛病患在發作前會有「前驅症狀」，尤其以視覺先兆（如閃光、視野時黑時白）最常見，其原因可能是提供枕葉營養的動脈收縮，使營養供應不足所致。先兆大約在頭痛前 30 分鐘至 1 小時出現，持續約 5～10 分鐘。當疼痛達到頂點時，常會伴隨噁心、嘔吐或食慾不振。使用血管收縮的食物或藥品可緩解症狀，如咖啡、茶及麥角鹼（ergo alkaloid）。

（二）抗偏頭痛藥物

從 1883 年開始使用麥角鹼製劑治療偏頭痛，到 1943 年才又有合成的 dihydroergotamine 出現，但由於這類藥品的副作用及使用禁忌較多，造成使用上有許多限制存在。

triptans 類藥品之特性在於它較為選擇性的作用在 $5-HT_{1B}$ 或 $5-HT_{1D}$ 受體，而這兩種接受體目前被認為與偏頭痛的致病機轉具有較大的相關性，因其有較高的選擇性，所以不會影響到 $5-HT_{1A}$、$5-HT_{2A}$、$5-HT_{2C}$、adrenergic 及 dopaminergic 接受體，並可對頸動脈的動靜脈接合處產生選擇性血管收縮作用，增加血流速度而不影響其他血管。

1. **預防偏頭痛的藥物：**methysergide 為麥角鹼的半合成衍生物，具有對腦部組織血清素有強力的阻斷作用。pizotifen 具抗組織胺作用，有強力血清素阻斷藥效。
2. **治療偏頭痛的藥物：**ergotamine 為麥角鹼的主要成分，具有腦血管平滑收縮的作用。dihydroergotamine 為麥角鹼的半合成衍生物，對偏頭痛之治療作用比前者 ergotamine 為弱。sumatriptan 屬於 $5-HT_{1D}$ agonist，對腦部組織有類似血清素的作用，可收縮腦血管。zolmitriptan 為與 sumatriptan 類似之藥物，有類似血清素的作用。

常見的功能性頭痛特性

項目	偏頭痛	緊張型頭痛	叢集性頭痛
發生率	不常見	常見	罕見
性別	女性>男性（3：1）	女性>男性	男性>>女性（6：1）
家族史	時常有（75～95%）	時常有	罕見
有發作的預感	通常有	無	無
有視覺先兆	有前兆之偏頭痛常伴有視覺先兆	無	無
疼痛部位	單側或雙側	雙側、枕骨、額部	單側、額顳骨、眼眶周圍
疼痛型態	搏動的	酸痛、僵硬、緊繃、壓榨感	鑽動感
疼痛程度	中至重度	輕至中度	重度
疼痛持續時間	4～24 小時	數小時至數天	30～90 分鐘
發作頻次	差異大，通常每月發作數次	差異大，通常每月發作數次	發作週期時每天均會發作
伴隨症狀	噁心、嘔吐、怕光、怕吵	偶爾會有噁心	流鼻水、同側有鼻塞現象、眼瞼下垂、流眼淚
刺激因子	多種	壓力、疲倦	酒精、睡眠品質不佳
藥物治療	NSAIDs、Serotonin 拮抗劑、麥角鹼、β-blocker、鎮靜劑	NSAIDs、鎮靜劑、抗憂鬱劑	麥角鹼、β-blocker、鈣離子阻斷劑、類固醇、鋰鹽

誘發偏頭痛的因子

因子	說明
食物成分	巧克力、酒精、發酵／醃漬食物（啤酒、優格、泡菜）、酵母菌、硝酸鹽（如醃漬肉類）、咖啡因、人造甜味劑、含酪胺（tyramine）成分（乳酪、熱狗、培根肉）、穀氨酸鈉（monosodium glutamate，味精）
環境因子	睡眠不足、抽菸、亮光／閃光、飲食不當（造成低血糖）、情緒激動（如生氣、焦慮）、氣候改變、強烈氣味（如香水）、壓力
荷爾蒙改變	月經週期、口服避孕藥、荷爾蒙補充治療、懷孕
運動或疲勞	不固定／沒運動、眼睛疲勞、頭部受傷

頭痛的原因

痛風、腎臟病、尿毒症、發燒、便秘

神經衰弱（頭部像被揪緊的感覺）

貧血、歇斯底里、癲癇、腦腫瘤

偏頭痛（頭部左邊或右邊）

中暑、腦震盪、髓膜炎

胃病、飲酒過度

鼻病、鼻竇炎

眼疾、蛀牙神經痛

視覺障礙、髓膜炎、腦內膿瘍、腦腫瘤、頸部肩膀痠痛、脊椎疾病

眼疾（眼睛疲勞、虹彩炎、青光眼）

牙痛、神經痛、鼻竇炎

4-17 失智症治療藥物

（一）老人失智症

老人失智症（俗稱老人痴呆症）至今仍被多數人誤以爲無藥可醫，呈現失智病症的老人中，近 10% 的病因與病況是可以治癒的；另有 35% 是由腦中風所引致的血管性失智症，也可經治療而遏止惡化或改善病情；其餘約 55% 的阿茲海默氏症雖會不斷惡化，仍然是可以醫療的，尤其是在早期或中期更見療效。

老年失智症的主要症狀爲認知功能退化，有些患者會出現精神行爲障礙症狀。記憶力障礙是老年期失智症最早出現的症狀，在較輕度的失智症發生時，僅有立即記憶及最近記憶之損傷，病患常忘記日常事物，需經別人提醒數次才能記住。

根據研究，70% 以上的失智症患者合併有行爲與心理症狀，這些症狀包括躁動不安、神情呆滯、妄想、幻覺、憂鬱、焦慮不安等等，有時還會出現攻擊性行爲。

失智症依照病因又可分爲阿茲海默氏症、血管性失智症、路易氏體失智症、額顳葉型失智症，以及其他大腦非退化性病變或全身性疾病所導致的失智症。其中又以阿茲海默氏症爲最常見，其特性爲兩種以上認知障礙，並無意識的障礙，主要的致病機轉可能是因腦部類澱粉斑的堆積導致腦神經細胞被破壞或有神經纖維糾纏的現象。

老年失智症的治療，可分爲藥物治療及家族支持治療。在藥物治療方面，因老年失智症爲不可逆性疾病，目前沒有任何特效藥物可完全改善其大腦功能、恢復智能。在抗失智症藥物方面，以乙醯膽鹼抑制劑爲主，它是一種認知促進藥物，目前上市的藥物有愛憶欣、憶思能及利憶靈等，這類藥物只能減緩失智症退化速度，療效也只有輕、中等程度的改善效果，一般而言，8～12 週就能有反應效果。

（二）失智症治療藥物

1. 膽鹼酯酶抑制劑類的藥物：

包括愛憶欣（donepezil）、憶思能（rivastigmine）、利憶靈（galantamine），其常見的副作用爲胃腸道之症狀，如噁心、嘔吐、腹瀉等。爲避免副作用的發生，基本上該類藥物會從低劑量開始服用，等可以耐受後，再緩慢增加劑量。

2. NMDA 受體拮抗劑：

可以阻斷神經傳導物質 glutamate 對神經的毒性作用，避免神經受損；這類藥物有威智（memantine），其用於中度或中重度阿茲海默氏症的治療，腎功能不良的病人需要做劑量的調整。

3. 其他：

促進腦部血液循環的藥品，如銀杏萃取物（*Gingo biloba* extract）、nicergoline（Sermion®）、piracetam（Nootropil®）等，以及抗氧化劑（如維生素E）。

全球及臺灣失智症人數

全球		
失智症患者	→	2430萬人
新增病例	→	480萬人／年（平均不到7秒增1人）
年照護成本	→	3150億美元（11兆新臺幣）

國際失智症協會 2009 年報告。

臺灣		
失智症患者	→	15萬人
新增病例	→	5800人／年
		（平均每天增16人）

臺灣失智症協會民國98年12月推估。

失智症常見的症狀

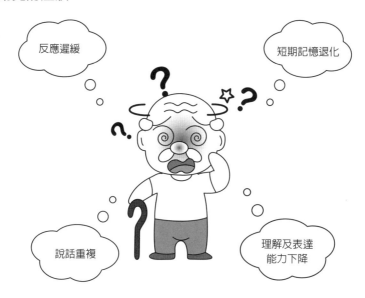

反應遲緩

短期記憶退化

說話重複

理解及表達能力下降

阿茲海默症之治療發展史

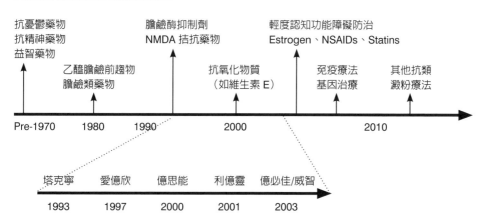

4-18 腦代謝改善劑

（一）腦血管疾病

　　腦中風患者經醫師確定診斷為腦梗塞或腦出血性的中風後，在治療藥物的選用上，會隨著不同的診斷及治療的方式而有所不同。若是腦梗塞，常會以抗血栓藥物，配合改善腦血管循環代謝劑（brain metabolism strengthener）來治療，希望能夠控制疾病與預防再次中風。

　　ginkgo、piracetam、pentoxifylline 等三種藥物均有明確的藥理作用報告，證明可以改善腦血管循環及促進腦部代謝功能，屬於療效相同的腦血管循環代謝改善劑。

　　ginkgo 對血管失智症，piracetam 對中風引起的失語症，pentoxifylline 對改善中風者的皮質功能有幫助，可強化中風後的腦部功能。

　　治療腦中風迄今仍無有效的方法，血栓溶解劑僅能用於發生急症時的緊急處置，降低腦組織的傷害；腦血管循環代謝改善劑只能改善症狀，無法恢復已受損的腦組織。回顧現有的臨床研究文獻，尚無足夠證據證明它們對腦中風具有明顯療效。

（二）腦代謝改善劑

1. dihydroergotoxine mesylate：

屬於麥角生物鹼，可以改善腦血流並縮短腦循環所需的時間。另外，其類似多巴胺（dopamine-like）活性的特性可降低多巴胺的代謝，這與其在臨床上可以改善老化症狀有關。

2. flunarizine：

為一種選擇性鈣離子通道阻斷劑（selective calcium channel antagonist），但與一般的鈣離子阻斷劑有些不同，有抑制血管平滑肌收縮（antivasoconstrictor）的作用，加上其可保護紅血球免於因鈣離子的過分負荷而造成細胞膜的可塑性變差進而降低血液黏滯性。

3. ginkgo biloba：

萃取自銀杏葉的製劑，有效成分 ginkgoflavon 及 ginkgolide 可幫助血小板的活化及凝集，增加血管通透性、穩定細胞膜、減低血液黏滯性、增加周邊及腦血流的循環，另有抗氧化，增加抗氧化的活性及清除自由基的作用，能保護腦神經細胞對抗氧化壓力，並且降低神經細胞的受損。

4. piracetam：

被視為一種抑制劑的藥物，具改善受損腦部醣類代謝及神經細胞的功能，可增加腦中氧的利用，減低缺氧或缺血時所造成的神經毒性，以及增加腦血流流量，有助於改善學習能力、記憶力和加強認知能力。

5. pentoxifylline：

可以降低血液黏滯性，增加腦血流量，對皮質性中風有療效。

大腦血管分布圖

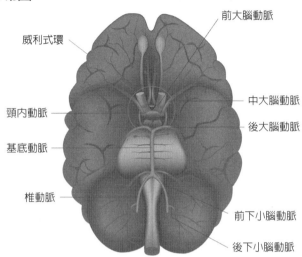

威利式環
前大腦動脈
頸內動脈
中大腦動脈
後大腦動脈
基底動脈
椎動脈
前下小腦動脈
後下小腦動脈

血液藉由兩對血管供給整個腦部的需要，分別為頸內動脈（internal carotid arteries）、椎動脈（vertebral arteries），右側與左側椎動脈在腦部的底側匯合形成一條基底動脈（basilar artery），基底動脈在腦部底側與頸內動脈在一個環狀血管交會一同參與腦部血液的供給，這個環狀血管叫做威利環（circle of Willis），威利環提供了一個安全機制，若是其中一條動脈阻塞了，威利環還是可以「不減威力」地為腦部供給血液。[本圖為自CAN STOCK合法下載授權使用]

銀杏

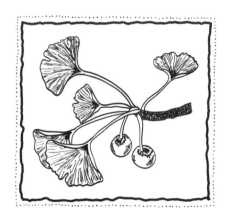

銀杏（ginkgo biloba）是 2 億多年前就存活至今的活化石，原產於中國，在 18 世紀被帶至歐洲。銀杏葉的主要功能是促進全身血液循環（包括腦部血管和末稍血管循環）及當抗氧化劑。血管除了輸送血液外，還輸送氧和養分至全身各組織器官，因而銀杏葉對血管的作用可以增加新陳代謝的效率、調節神經傳導因子，及增加腦部的含氧量。[本圖為自CAN STOCK合法下載授權使用]

4-19 肥胖症治療藥物

（一）肥胖症

在美國，每年死於肥胖所引起的疾病人口不下 30 萬人，因此減重已經不僅僅爲了愛美更是爲了健康。「萬疾肥爲首，百病胖爲先」，肥胖會導致許多疾病的發生，因此是需要被重視且有待積極解決的問題。

肥胖定義爲，脂肪細胞變大或數目變多而使體脂肪增加。男性體脂肪率大於 25%、女性體脂肪率大於 30% 則稱爲肥胖；嚴重肥胖定義爲男性體脂肪率大於 35%，女性體脂肪率大於 40%。

肥胖症的治療一般使用食慾抑制劑，其缺點如下：

1. 病人過度依賴藥物而忽略正確飲食習慣和適度運動的重要。
2. 中樞作用食慾抑制劑常有藥物依賴及濫用的危險。
3. 長期使用食慾抑制劑，體重減少的速率會愈來愈慢，5〜6 個月就瘦不下去了。
4. 停藥後體重就逐漸回升。

（二）肥胖症治療藥物

1. 中樞神經抑制劑（抑制食慾）：

刺激 norepinephrine 的釋放，如 phentermine、diethylpropine、PPA等，但此類藥品目前皆屬禁用藥品。抑制 norepinephrine 及 serotonin 的再吸收，如諾美婷（sibutramine），此類藥品目前也屬禁用藥品，sibutramine在體內具有抑制神經傳導物質，如正腎上腺（norephnepine）血清素（serotonin）及少量 dopamine 的再吸收，因此這些神經傳導物質在腦部的濃度大大提高，進而抑制食慾。

2. 脂解酶抑制劑（干擾營養素的吸收，抑制油脂吸收）：

羅氏鮮（orlistat，xenical）是一種脂肪酵素（lipase）抑制劑，抑制脂肪在小腸分解吸收，以達減肥效用，其作用機轉爲當人體攝取脂肪類的食物到達小腸時，人體內的 lipase 將脂肪分成脂肪酸及單酸甘油酯，會與微膠粒結合成乳糜微粒，然後以此一型態進入小腸上皮細胞，再擴散入細胞內，隨著血液循環到肝臟，因 xenical 的結構與三酸甘油酯相似，故可在小腸和三酸甘油酯競爭 lipase，干擾 lipase 消化脂肪，xenical 可有效干擾 lipase 分解脂肪，但只能阻止 30% 的脂肪吸收量，這 30% 的脂肪會由糞便排除至體外。

3. Rimonabant：

是一種 cannabinoid-1（CB1）受體拮抗劑，這類 CB1 受體選擇性拮抗劑的安全與效益評估標準門檻提高，且因爲對中樞神經的不良反應，已相繼宣布終止該類減肥藥物的開發。

4. 沛麗婷（lorcaserin）：

選擇性活化血清素5-HT2c受體，進而活化位在下視丘腦室周圍神經核的食慾抑制中樞，達到抑制食慾的效果。

5. liraglutide：

爲結構修飾的GLP-1作用劑，原用於糖尿病治療，藉由抑制食慾及延長胃排空達到減重效果。

肥胖與體重過重的診斷標準

分類	腰圍（男＜90，女＜80公分）	腰圍（男≧90，女≧80公分）
過瘦（BMI＜18.5）	危險性低	危險性中間
正常（18.5≦BMI＜23）	危險性中間	危險性增加
超重（23≦BMI＜27）	危險性增加	危險性中度增加
肥胖一級（27≦BMI＜30）	危險性中度增加	危險性高度增加
肥胖二級（30≦BMI＜35）	危險性高度增加	危險性嚴重增加
肥胖三級（BMI≧35）	危險性高度增加	危險性嚴重增加

身體質量指數（BMI）公式：BMI＝體重（公斤）／身高^2（公尺^2）

BMI單位：公斤/公尺^2

十大死因

順位	死亡原因	致病因子
1	惡性腫瘤	飲食、病毒、**肥胖**、各種汙染
2	腦血管疾病	飲食、**肥胖**、高血壓、糖尿病、高血脂
3	心臟疾病	飲食、**肥胖**、高血壓、高血脂
4	糖尿病	飲食、**肥胖**
5	事故傷害	喝酒、不戴安全帽
6	慢性肝病及肝硬化	藥物、**肥胖**、肝炎病毒、酒精
7	肺炎	感染性疾病
8	腎炎及腎病變	農藥、重金屬、藥物
9	自殺	久病厭世、感情因素
10	高血壓性疾病	飲食、**肥胖**、高血脂

肥胖會導致生活品質下降，甚至使生命大受威脅

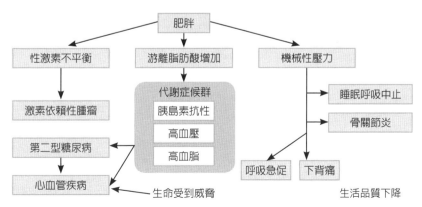

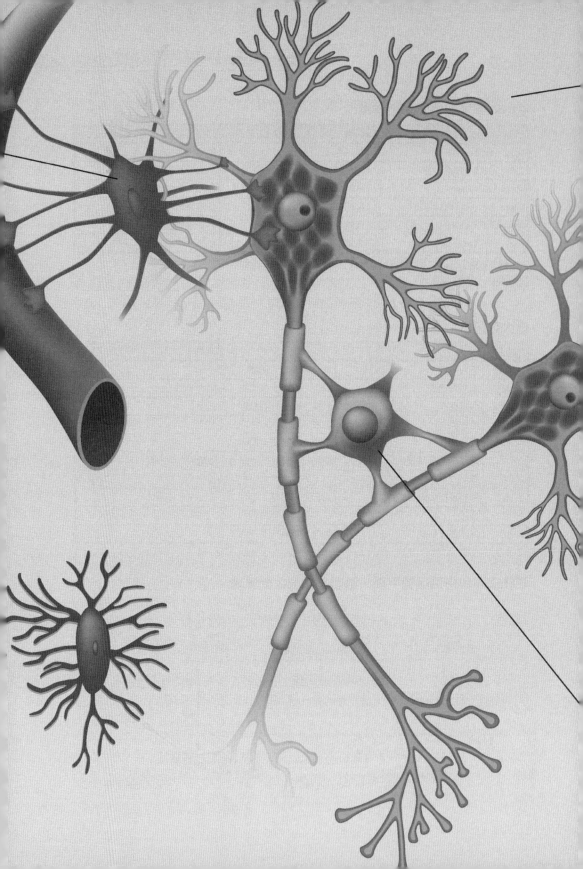

第5章
影響心臟血管系統的藥物

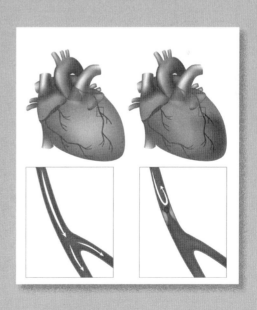

5-1 心臟血管系統概述

（一）心臟

心臟血管系統的功能是將血液輸送到身體的每一部分，藉由這液體之媒介，將氧氣送到各組織，並且將細胞的廢棄物（包括代謝所生的二氧化碳）移除。

血液循環的驅動力量是來自心臟的幫浦功能，基於心臟房室有規律的收縮、放鬆週期。心臟約拳頭大小，重約 300 公克，主要是由肌肉和瓣膜組成。體循環的血液循環方向爲左心室→動脈→微血管→靜脈→右心房。

交感神經（sympathetic nerve）和副交感神經（parasympathetic nerve）皆分布於心房，心室僅有交感神經的分布。

交感神經興奮時（如運動、壓力），末梢釋出的正腎上腺素（norepinephrine）將會加速心跳和增加心肌的收縮力；但副交感神經興奮時，末梢釋出的乙醯膽鹼（acetylcholine）將會減慢心跳。

正常的心跳率爲 70～80 次 / 分鐘，優秀的運動員可呈現較低的安靜心跳率。

心輸出量（cardiac output，CO）爲心跳率與心搏量（stroke volume）的乘積，表示功能上心臟血管系統對運動刺激的因應能力，其中心搏量爲心臟每次收縮時所泵出的血液量。

安靜時，年輕男性的心輸出量約爲 5 公升 / 分鐘，運動訓練與否並未有顯著的影響。

運動時的心跳變快和心肌收縮力變強（心搏量增加），乃交感神經興奮的結果，可導致心輸出量增加四倍以上，運動訓練對心輸出量有顯著的影響。

（二）血管

血流所經的血管系統是一個複雜的分支公用車道，當中最小的解剖分段是微血管。在微血管床的水平，管內的血和外在的間質組織進行大量的交換。淋巴系統則是體內的另一個血管系統，它如同微血管在組織中出發進而匯成大管路，使得組織液回到血液循環的靜脈系統。

某些器官的血管設計很特別。肺臟循環（即流經肺臟之血液）是血液充氧及氣體廢物交換的地方。因爲心臟的作用需要高代謝活動力，它亦需要相當的血流，其乃由心臟外表的冠狀動脈供應，這個循環系統是以特別調節的方法來達到符合它氧氣輸送的代謝需要，腦部的血液循環亦是。

特別重要的，是維持血流以及一個相當不穿透性的腦－血障壁來阻止大分子的交換。由身體其他循環器官看來，心臟血管系統是一個相當複雜的液體動態網路。它的血流以及靜水壓力之分布調節相當好。這系統的防衛機轉則是和其調節行爲密切相關。

動脈血管分布有交感神經，運動時骨骼肌動脈的反應爲擴張（β－接受器），內臟動脈的反應爲收縮（α－接受器），此種反應的差異性有利於血液的重新分布（redistribution）。靜脈血管亦受交感和副交感神經的管制。

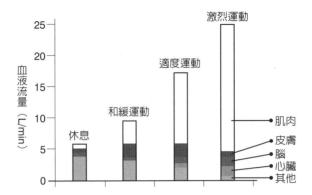

人體在安靜時，體內的器官如腦、心臟、肝臟、腎臟及骨骼肌的血流量都有基本的分配量，運動時由於心跳率增快，伴隨著全身血流速度增加，因而使不同組織的血流量發生改變。為了讓身體持續處於運動狀態，負責移動肢體的骨骼肌，在維持肌肉能量代謝功能正常的前提下，運動肌肉群的血流量會大量上升，加速補充肌肉組織收縮產生力量所須之能量。

冠心病解剖圖

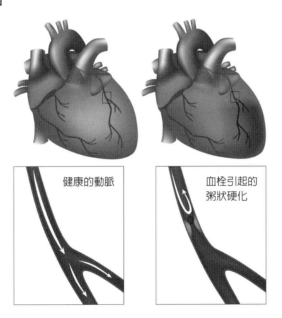

粥狀硬化是動脈內壁有膽固醇的聚集而引起黃色的粥狀變化，包括局部有脂質和複合糖類積聚、出血和血栓形成、纖維組織增生，引起硬化的現象稱為動脈硬化。冠狀動脈粥狀硬化會造成供應心肌血液不足，產生心肌缺氧、損傷和梗塞問題。[本圖為自CAN STOCK合法下載授權使用]

5-2 心臟病

（一）心臟病的原因

心臟病乃指心臟本身及鄰近心臟主要大血管之病變。根據衛生署發表的民國 68 年臺灣地區的調查統計報告，心臟病仍高據十大死因之第四位，若再加上與心臟病有密切關係的心臟血管系疾病及其併發症，如腦中風症（高據十大死因之首位）及高血壓症（十大死因的第六位），心臟病對國民健康影響之鉅可見一斑。

許多原因均可造成心臟病，但總結起來不外八大類：先天性心臟病、風溼性心臟病、缺血性心臟病、高血壓性心臟病、甲狀腺性心臟病、貧血及營養不良性心臟病、感染性心臟病，及精神心理症引起之機能性心臟病。現代的社會，生活緊張，營養過度，加上由於醫藥保健的進步，人類的平均壽命均大幅度延長，所以心臟病的類型愈趨向於缺血性心臟病、高血壓性心臟病及精神心理症引起的機能性心臟病。

（二）心臟病的種類

1. 冠心病：由脂質沉積於動脈壁而引起的冠狀動脈粥狀硬化。

2. 缺血性心臟病：心臟供血不足引起的疾病。

3. 心血管病：包括高血壓、糖尿病、高膽固醇等影響心血管功能的疾病。

4. 肺性心臟病：一種因肺部疾病或胸壁畸形而導致的右心衰竭的疾病。

5. 遺傳性或先天性心臟病：遺傳導致的先天性心臟結構或功能異常。

（三）心臟病的症狀

心臟病最常見的症狀就是疲倦。當心臟出了毛病時，流向全身的血液不足，因而導致身體代謝的廢物如乳酸等，無法由血液排走，留積在全身肌肉中，刺激神經纖維的末端，而造成疲倦的感覺。

許多種類的心臟病都會出現疼痛的症狀，特別是冠狀動脈性心臟病發作時，有時嚴重到令病人有末日將臨的感覺。疼痛的原因可能是由於流到心臟肌肉的血液量不足，也可能是心包發炎，但是胸痛也可能是由於肺臟或其他毛病引起的。典型的冠狀動脈性心臟病的胸痛稱為心絞痛。

心臟有毛病時，常會出現呼吸短促或粗重，此乃因心臟壓擠血液的力量減少，肺臟血液無法運出，以致留積在肺臟血管中，壓擠到肺臟空腔的緣故。

診斷心臟病的檢查，除了根據身材、體型與外觀、皮膚顏色、呼吸速度及面部表情，可看到初步的心臟病跡象外，再加上把脈，檢查手臂、下肢以及身體末稍的血液循環，測量血壓，檢查眼底及心臟視診、觸診及聽診，已可以鑑別大部分心臟的毛病了。當然百分之百的準確診斷，還得靠各項特別的檢查，包括 X 光檢查、一般心臟血管造影術、冠狀動脈造影術、心導管術、心電圖術、心音圖術、超音心圖術或回聲心圖術，此外血液之生化檢查，包括膽固醇及脂蛋白，有時也會對病情的發展有更準確的診斷。

冠心病的徵狀

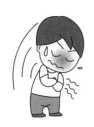 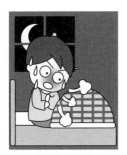 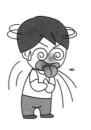 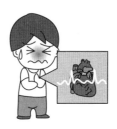

心絞痛　　　　氣促、出汗　　　　頭暈、作嘔　　　心律失常、心悸

護心守則

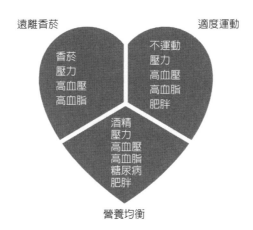

遠離香菸　　　　　　　　適度運動

香菸
壓力
高血壓
高血脂

不運動
壓力
高血壓
高血脂
肥胖

酒精
壓力
高血壓
高血脂
糖尿病
肥胖

營養均衡

cyclic AMP

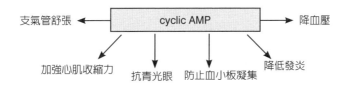

支氣管舒張 ← cyclic AMP → 降血壓

加強心肌收縮力　　抗青光眼　　防止血小板凝集　　降低發炎

強心作用經由刺激心肌 β-受體或抑制磷酸二酯酶（phosphodiesterase）來增加心肌 c AMP，加強心收縮力並增進心輸出量，c AMP（cyclic AMP）除了加強心收縮力，還具有其他作用。

5-3 抗心律不整藥物

（一）心律不整

正常人心跳的律動，是由右心房的竇房結（SA node）來負責節律，傳導經由房室結（AV node）、希氏束（His bundle），把電刺激經由心房傳到心室，最後引發心臟肌肉一致性收縮，以維持正常的血壓，供給身體所需之血液。當心臟電氣傳導系統出現問題，會引起各種不正常或不規則的心跳出現，而引起心悸、心律不整等問題。

心律不整可分為快速心律、慢性心律及不規則早期收縮三大類。心律不整的症狀，病人可以是全無症狀，或是感覺心悸、心跳加快，或是感覺不規則的心跳、心悸。正常人是不應感覺到心臟之跳動，心臟跳動之感覺稱為心悸。嚴重之心律不整時，可引發病人休克、暈厥昏倒，甚至猝死。心律不整的診斷，最簡單例行檢查即是心電圖檢查。

心律不整病患的心電圖與正常人不同，觀察 P、Q、R、S、T 波的變化可以區分不同的心律不整症狀，一般心律不整的心電圖有 P-R 波段延長、QRS 波變寬及 Q-T 波段延長的現象。

（二）抗心律不整藥物

一般而言，抗心律不整藥物本身也可能誘發新的心律不整，因此需依照抗心律不整藥物之類型及病患合併之心臟病，選擇最適當之抗心律不整藥物，同時考慮藥物之副作用。

抗心律不整藥物（antiarrhythmic agents）主要有四大類：鈉離子通道阻斷劑、腎上腺素性乙型交感神經抑制劑、鉀離子拮抗劑及鈣離子拮抗劑。

1. **鈉離子通道阻斷劑**：lidocaine（Xylocaine®）抑制鈉離子流入心臟組織而降低作用電位（action potential）升高速度，同時也會降低蒲金氏纖維（Purkinje fibers）的有效不反應期，在治療濃度下會降低心肌自發性，而心肌興奮性與細胞膜反應稍降低或不改變。lidocaine 可提高心室纖維顫動的閾值，對自主神經的作用極微，多用於急性心室性心律不整與致命性心律不整，特別是急性心肌梗塞引起的心室性心律不整。procainamide 可抑制心肌興奮並減慢心房、心室的傳導速率，除非有心肌損傷，否則一般不會影響心臟收縮力與心輸出量。其他如 disopyramide、flecainide、mexiletine、quinidine、tocainide、porpafenone。

2. **腎上腺素性乙型交感神經抑制劑**：如 propranolol、atenolol、acebutolol、metoprolol、esmolol。

3. **鉀離子拮抗劑**：amiodarone 可延長心房及心室動作電位間期，降低竇房結速率及房室傳導，延長心房、房室結及心室的不反應期。

4. **鈣離子拮抗劑**：如 verapamil。

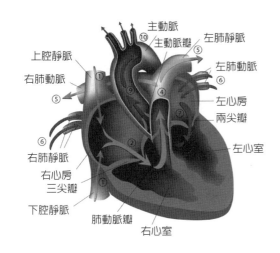

心臟可以區分為左心房、左心室與右心房、右心室，心臟的收縮便是由右心房上竇房結（SA node）產生每分鐘大約 60 次的微小電脈衝訊所控制。右心房接受上下腔靜脈的含氧量低的靜脈血。心臟收縮泵出右心室中的血液後舒張，會造成右心室（左心房和左心室一樣）負壓，使得右心房的血液通過三尖瓣流入右心室。這些血液在心臟收縮的時候被射到肺動脈，進入肺循環。肺動脈瓣會防止血液倒流。在肺進行過氣體交換後，含氧量高的血液會順著肺靜脈流到左心房，然後經過二尖瓣流入左心室。左心室內的血液會在心臟收縮時被射到主動脈，進入體循環。[本圖為自CAN STOCK合法下載授權使用]

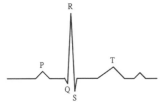

所謂心搏的一個週期，便是由竇房結發出電脈衝以漸進波的方式傳遞至左右心房，造成左右心房的收縮（心電圖記錄中 P 部分），電脈衝傳達房室結（AV node）後約停滯約 1/10 秒（P 與Q 中的平坦部分），這 1/10 秒是為了讓血液充分流至心室，接著電脈衝便藉由傳遞纖維將電脈衝傳遞（Q 部分）至左右心室造成左右心室收縮（R 部分），在一連串的電活動之後心臟暫時靜止，心室等待再極化以恢復帶負電狀態（T 部分）完成一次心搏。

正常心肌傳導和收縮順序與心電圖的關係

心電圖	正常心肌傳導和收縮順序
P波	由竇房結（SA node）傳至心房，引起心房收縮。
P-R間段	由房室結（AV node），經希氏束及蒲金氏纖維（Purkinje fibers）傳至心室。
QRS波	心室收縮。
T波	心室處於恢復期。

抗心律不整藥物（Vaughan Williams）分類表

分類	作用	藥物
I	Sodium channel blockade	
Ia	Prolong repolarization	Quinidine、procainamide、disopyramide
Ib	Shorten repolarization	Lidocaine、mexiletine、tocainide、phenytoin
Ic	Little effect on repolarization	Encainide、flecainide、propafenone、moricizine（?）
II	Sympatholysis: beta blocker	Propanolol、esmolol、acebutolol
III	Prolong repolarization	Ibutilide、dofetilide、sotalol、amiodarone、bretylium
IV	Ca channel blocker	Verapamil、diltiazem、bepridil、nifedipine
其他		Adenosine、digitalis、magnesium

5-4 強心劑

（一）充血性心衰竭

充血性心衰竭（congestive heart failure，CHF）是一種病理生理狀態，因爲心臟幫浦搏出血液的速度無法達到身體進行代謝的需求量，導致病患容易疲倦、呼吸短促、漸漸活動力受限。

要改善充血性心衰竭病患的臨床症狀，必須提高心輸出量或是減輕心臟工作的負擔。對於 CHF 病患，應建議其臥床休息，盡量不做超過體能負荷的活動，平時可使用彈性襪，幫助下肢血液回流，減輕水腫症狀。因 CHF 會引起體內代償性的鈉、水滯留，所以必須限制病人飲食中對鈉的攝取，避免食用含鹽分過多的食物，烹調時減低食鹽用量。

（二）強心劑

1. 毛地黃強心劑：

強心配糖體（digitalis glycosides）主要由毛地黃、海蔥、夾竹桃、毒毛旋花或蟾蜍等抽取，紫花毛地黃之葉經乾燥研磨成粉末，至今仍在使用。

毛地黃類強心配糖體，如長葉毛地黃甘（digoxin）、毛地黃毒甘（digitoxin）都是臨床常用的藥物，其作用機轉是抑制心肌細胞膜上的 Na^+/K^+-ATPase，阻斷 Na^+- 幫浦（sodium pump）將 Na^+ 送出細胞，同時向細胞內運送 K^+ 的動作，因此逐漸提高心肌細胞內 Na^+ 的濃度。

此類強心配糖體的另一藥理作用爲降低心跳速率，其作用經由直接降低心肌細胞的靜止電位與延長動作電位，並間接作用在自主神經，增加迷走神經對心臟的刺激與減少交感神經活性，降低竇性節律，臨床用於心房纖維顫動（atrial fibrillation）、心房撲動（atrial flutter）與陣發性心搏過速（paroxysmal tachycardia）等心律不整的問題。

digoxin 副作用的發生十分常見，因爲治療血中濃度狹窄，中毒反應也時常發生。使用本類藥物的病患本身心臟功能即有問題，也可能同時服用利尿劑而有低血鉀，所以一般發生的副作用中，最重要的是心臟方面的毒性，過量的 digoxin 會引起與其使用適應症相似的心律不整，使得中毒與疾病的變化難以分辨。

2. 腎上腺素性作用劑：

主要的用藥爲 dopamine 與 dobutamine。

3. 磷酸二酯酶抑制劑：

本類藥物如 amrinone、milrinone 與 enoximone 等，多半短期使用在對於 digitalis、diuretic 或 vasodilator 無效的病患。其作用機轉與前幾類都不相同，amrinone 使用後可增加心肌收縮力，減少全身血管阻力，造成心跳少許增快，血壓上升也不明顯，且與 digoxin 併用有加成效果。milrinone 的作用與 amrinone 相似，但藥效較強，副作用較少。

4. 其他：Ivabradine（Corlanor®）是屬於竇房結調節劑。valsartan/sacubitril (Entresto®)，valsartan可阻斷angiotensin接受器，而sacubitril爲neprilysin（腦啡肽酶）抑制劑。

digoxin、digitoxin 及 ouabain 三種藥物的比較

藥物	口服吸收率	半衰期（小時）	排除器官
digoxin	75%	40	腎臟
digitoxin	＞90%	160	肝臟
ouabain	0%	20	腎臟

毛地黃類強心配糖體（digitalis）之作用機轉

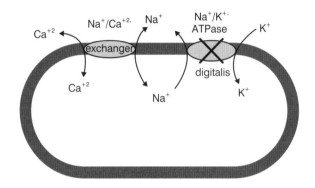

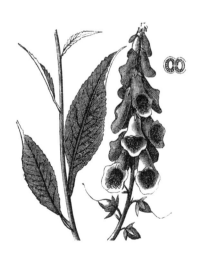

毛地黃為重要的強心藥，可興奮心肌，增強心肌的收縮力。
[本圖為自CAN STOCK合法下載授權使用]

5-5 抗心絞痛藥物

（一）心絞痛

心絞痛（angina pectoria）是因心肌缺血或缺氧所引起之前胸陣發性疼痛，常發生於冠狀動脈硬化狹窄之病人，故又稱狹心症。

冠狀血管擴張能有效解除心絞痛，所以抗心絞痛藥又稱冠狀血管擴張藥（coronary vasodilators）。主要是因為供給心肌的血管冠狀動脈發生了粥狀硬化的現象，也就是脂肪附著在血管壁上，使得管腔變小，以至於血流不足以供給心肌所需，最後導致心肌缺氧的現象。

心絞痛的症狀一開始會呈現胸口絞痛及灼熱感，且持續擴散至口、頸、手臂，少部分呈現胃部不適、嘔吐、盜汗、呼吸困難，甚至感到頭昏眼花。

（二）治療心絞痛的藥物

1. 腎上腺素性乙型阻斷劑：

腎上腺素性乙型阻斷劑和鈣離子通道阻斷劑併用時，可能會使腎上腺素性乙型阻斷劑的副作用出現的機率增加。腎上腺素性乙型阻斷劑可能會使血糖值下降，並且掩蓋住一些低血糖的症狀，因此，要留意病人是否是糖尿病患者且正在服用降血糖藥物。這類藥物有 propranolol 阻斷 β_1 受體，可降低心肌收縮力及速率，減少心臟工作量及耗氧量，常與硝酸鹽類併用，抗心絞痛效果良好，且可減少硝酸鹽的副作用，如抑制 NTG 造成之反射性心跳過速。有氣喘、眼內壓增加、糖尿病患者則用選擇性 β_1 受體阻斷劑 atenolol、metoprolol，或具 ISA 之 β 受體阻斷劑 pindolol。

2. 鈣離子拮抗劑：

這類藥物有 nifedipine、nicardipine、felodipine、amlodipine。

3. 硝酸鹽類：

長效的硝酸鹽類（long-acting nitrates），可以每天使用，以預防和治療心絞痛。目前，長效的硝酸鹽類有錠劑、經由皮膚吸收的貼片或藥膏等劑型。其他的 nitrates 類藥物，被稱為速效的硝酸鹽類（fast-acting nitrates）的，可以用來舒解急性心絞痛發作時所致的疼痛。目前，速效的硝酸鹽類有舌下錠劑或噴霧劑等劑型。這類藥物有 nitroglycerin（glyceryl trinitrate，NTG，三硝基甘油）、amyl nitrite、isosorbide dinitrate。

小博士解說

硝酸鹽類可鬆弛血管平滑肌，如冠狀血管及周邊血管（包含動脈及靜脈），與下列因素有關：

1. 擴張冠狀動脈血管，血流增加，使血液分布至缺血區域的心肌，增加心肌的供氧量。
2. 周邊血管擴張，減少靜脈回流到心臟的血量，舒緩心室舒張容積及壓力，減輕心臟前負荷。
3. 擴張小動脈，使全身血壓降底，減少心臟收縮時的阻力，故降低心臟後負荷。

心絞痛病因及病理機制

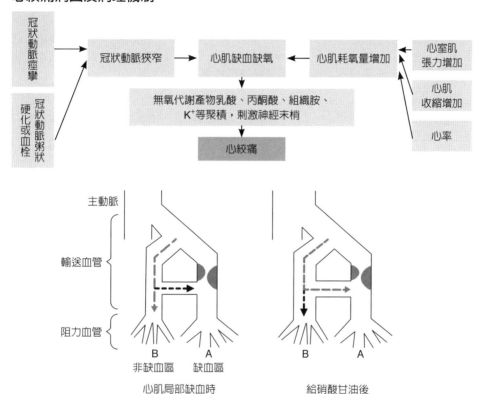

心肌局部缺血時　　　　　給硝酸甘油後

心絞痛與心肌梗塞的比較

項目	穩定型心絞痛	不穩定型心絞痛	心肌梗塞
痛的位置	胸骨下方或左前胸廓	如穩定型（但痛的程度增加）	胸廓中心劍突下、上腹部
痛的傳導	左上臂、頸、下巴以下、腹部以上	相同	相同
痛的性質	痛的感覺因人而不同，如鈍、悶、燒灼、窒息、針刺、刀割	鈍或重擊感合併壓迫或擠壓感	如不穩定型但更嚴重
痛的時間	小於 20 分鐘	小於 20 分鐘（比穩定型長）	20 分鐘以上
其他症狀	通常無	呼吸困難、心律不整	蒼白、冒冷汗、嘔吐、噁心、呼吸困難、心律不整
加重因素	從事費力活動（如運動、大餐後）、疲勞、情緒壓力、冷天	休息狀態亦可發生	通常無
緩解因素	休息或舌下含片	舌下含片、不易止痛	舌下含片無效

5-6 高血壓

高血壓（hypertension）為常見疾病，相關之血管疾病（含腦中風、心血管疾病、糖尿病及腎臟病等）為全球致死率及罹病率最高的疾病。血管疾病為可預防及治療的疾病，可惜目前全球高血壓的自知率、治療率及控制率皆不太理想。

（一）血壓

血壓是血流衝擊血管壁引起的一種壓力，心臟收縮時，所測得血管壁所承受的壓力稱為收縮壓，心臟舒張時，所測得血管壁所承受的壓力稱為舒張壓。

高於 90% 的病患是原發性（本態性）高血壓，影響其血壓調控機轉的原因不明，可能與遺傳有關係。

（二）高血壓病症

高血壓是國人常見的疾病之一，也是引發腦中風的主要因素，由於高血壓會促使血管病變，減少血流量，導致腦細胞缺氧，而有頭暈、頭痛等症狀產生，如果放任不管，最後就可能造成中風及腦出血死亡。此外，高血壓也會使心臟必須用更大力把血液打到全身，造成心臟缺氧，引發心絞痛、心肌梗塞等，最後演變成心臟衰竭。至於腎臟也會因為缺血壞死，身體裡的代謝廢物無法排除體外，造成尿毒症。

單純由高血壓本身所導致的死亡率不高，但其所造成的腦中風、心臟病則是分居臺灣地區十大死因第二名、三名，對於國人健康影響甚鉅，不可不注意。

（三）高血壓防治

根據流行病學研究，鈉的攝取量與高血壓罹患率成正比，也就是說鈉量攝取過多時，高血壓的罹患率相對地提高，而肥胖也是造成高血壓的因素之一，因此鈉量的限制及理想體重的維持是預防高血壓的重點。

盡量減少精神壓力，有充分睡眠、適當運動、限制菸酒。良好的生活習慣，對治療高血壓有一定的裨益。

治療高血壓的目的，是經由將患者的血壓持續性地維持在目標值之內，以求降低患者日後心血管疾病及腎臟疾病的罹病率及死亡率。臨床上在評估治療的起始及療效方面，主要還是以觀察收縮壓的變化為主。

（四）高血壓藥物選擇考量

1. 先前不愉快的經驗（Previous experience)：副作用是順從度不佳的最重要原因。
2. 危險因子（Risk factors）：避免加重其他疾病的風險。
3. 器官傷害（Organ damage）：優先選用不傷器官的藥物。
4. 禁忌症（Contraindication）：避免使用有禁忌症的藥物。
5. 醫師的判斷（Expert）：依狀況做最適當的選擇
6. 費用（Expense）：評估成本效益。
7. 藥物的服用（Delivery）跟順從性。

高血壓可能形成的原因

疾病	藥物相關所引起	
	不適當的藥物劑量	不適當的合併藥物治療
慢性腎疾病 呼吸暫停性睡眠 腎血管疾病 親鉻細胞瘤 主動脈狹窄 甲狀腺或副甲狀腺疾病 Cushing's syndrome	NSAIDs 甘草、可嚼食之菸草類 Cocaine、amphetamine Cyclosporin、tacrolimus	中藥或保健食品含麻黃、苦橙 sympathomimetics Adrenal steroids erythropoietin

調整生活型態與降血壓的關係

生活型態改善	建議	收縮壓降低範圍
減重	維持正常體重。 （BMI 18.5～24.9 kg/m^2）	5～20 mmHg/10kg
DASH 飲食計畫	飲食富含蔬果及低脂食品，減少高油脂及甜食的攝取。	8～14 mmHg
降低鈉攝取量	每天少於 2.4g 鈉或是 6g 食鹽。	2～8 mmHg
運動	每天至少 30 分鐘的有氧運動。	4～9 mmHg
限制酒精攝取	男性每日小於 2 份，女性或體重較輕者小於1份酒精量。 （1 份＝30 ml 酒精，約為 720ml 啤酒或 90ml 威士忌）	2～4 mmHg

高血壓的分類與定義（根據門診測量的血壓）
──2015臺灣高血壓治療準則

分期（stage）	收縮壓（mmHg）		舒張壓（mmHg）
正常	＜120	且	＜80
高血壓前期	120-139	或	80-89
第一期高血壓	140-159	或	90-99
第二期高血壓	160-179	或	100-109
第三期高血壓	≧180	或	≧110
孤立型收縮性高血壓	≧140	且	＜90

5-7 抗高血壓藥物

（一）藥物治療原則

第一線降壓藥包括利尿劑、腎上腺素性乙型（β-受體）阻斷劑、鈣離子拮抗劑、血管收縮素轉化酶抑制劑、血管收縮素受體阻斷劑。第二線降壓藥包括血管擴張劑、中樞交感神經抑制劑、鉀離子通道阻斷劑、選擇性腎上腺素性甲型。

輕度到中度高血壓以單一藥劑來控制（一種利尿劑或β-受體阻斷劑）；若失敗，結合兩種（例如利尿劑配合β-受體阻斷劑，利尿劑配合 ACE 抑制劑）；需要的話，可再加上第三種藥物，如α-受體阻斷劑、血管擴張劑。

（二）抗高血壓的藥物

1. **利尿劑**：使周邊血管阻力降低。
2. **中樞交感神經抑制劑**：如 methyldopa、clonidine。
3. **腎上腺素性乙型阻斷劑**：首先減少心輸出量而產生降血壓的效果，如果繼續服用，心輸出量會回復正常，但周邊血管阻力會降低而使血壓下降。如 propranolol、timolol、pindolol。
4. **血管收縮素轉化酶（angiotensin converting enzyme，ACE）抑制劑**：血管收縮素轉化酶抑制劑（ACEIs）抑制血管收縮素轉化酶，使第一血管收縮素（angiotensin I）不能轉換成第二血管收縮素（angiotensin II），後者是很強的血管收縮物質，並且會刺激腎上腺皮質分泌 aldosterone，引起鈉和水分滯留。此外 ACEIs 還能降低患者的周邊血管組力、肺部血管阻力與前負荷（preload），並改善心輸出量和運動耐受力。這類藥物有 captopril、enalapril、lisinopril、benazepril。
5. **血管收縮素受體阻斷劑（losartan）**：並非抑制血管收縮素轉化酶，而是直接阻斷第二血管收縮素（angiotensin II）受體，抑制第二血管收縮素與其受體的結合，故有血管擴張降壓作用。另有 candesartan、irbesarian、telmisartan。
6. **鈣離子拮抗劑**：鈣離子拮抗劑阻止鈣離子向細胞內移動而抑制了心肌與血管平滑肌的收縮，也抑制了心肌的自主性與傳導速度。臨床的作用有舒張冠狀動脈和周邊動脈及小動脈，減弱心肌收縮力及延緩房室竇傳導，鈣離子拮抗劑並不會改變血中鈣離子濃度。這類藥物有 nifedipine、diltiazem、amlodipine。
7. **血管擴張劑**：直接作用在血管平滑肌上，使血管擴張而降低血壓。但會造成心臟的反射性刺激，因而增加心收縮力、心跳速率及耗氧量，也會增加腎素的濃度，引起鈉水滯留。可藉著與β阻斷劑（平衡反射性心跳加速）及利尿劑（降低鈉滯留）之併用，來改善這些不良作用。如 minoxidil、sodium nitroprusside、diazoxide、cinnarizine。
8. **選擇性腎上腺素性甲型（α_1）阻斷劑**：可同時擴張動脈與靜脈，減輕心臟的前負載與後負載，增加心輸出與改善肺部充血，長期使用會產生對藥效的耐受性。如 doxazosin、prazosin、terazosin。

血管收縮素對血壓的影響及降壓藥

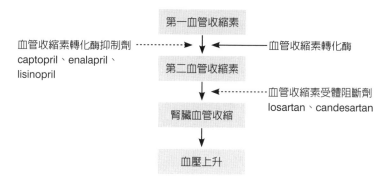

不同高血壓併發症的建議使用藥物

	建議使用藥物					
併發症	利尿劑	乙型交感神經阻斷劑	ACE抑制劑	血管收縮素受體阻斷劑	鈣離子拮抗劑	醛類脂醇拮抗劑
心臟衰竭	◆	◆	◆	◆		◆
心肌梗塞後		◆	◆			◆
高冠心症風險	◆	◆	◆		◆	
糖尿病	◆	◆	◆	◆	◆	
慢性腎臟疾病		◆	◆	◆		
防止再次中風	◆		◆			

各種抗高血壓藥物的作用機轉

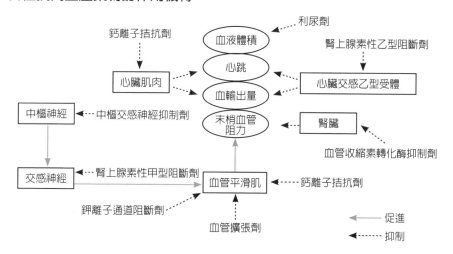

5-8 高血脂

（一）高血脂概述

高血脂（hyperlipidemia）與冠狀動脈心臟疾病及血管粥狀硬化（atherosclerosis）之形成有密切關係。血脂中脂質之成分主要為三酸甘油酯（triglyceride，TG）及膽固醇（cholesterol），而血脂之來源可經由內生性及外生性途徑。

控制體內血脂過高之方法，首先可從飲食方面來著手，攝取低油脂及低膽固醇食物，另一方面可用藥劑來抑制血脂之合成和促進血脂之代謝作用，以加速油脂及膽固醇排出體外。

（二）血中脂蛋白的種類

1. **乳糜滴**：食物脂肪由小腸吸收經淋巴系統進入血液，形成乳糜滴，是脂蛋白中密度最小的。85～95% 的重量為三酸甘油酯，3～6% 為膽固醇。乳糜滴經血中脂蛋白酶的分解，釋出部分游離脂肪酸後進入肝臟，與膽固醇結合形成極低密度脂蛋白（VLDL），再次進入血液後，釋出部分脂肪酸，依序轉成中密度脂蛋白（IDL）、低密度脂蛋白（LDL）及高密度脂蛋白（DHL）。
2. **極低密度脂蛋白（VLDL，very low-density lipoprotein）**：含 50～60% 之三酸甘油脂以及 20～30% 之膽固醇。
3. **低密度脂蛋白（LDL，low-density lipoprotein）**：含 10% 之三酸甘油酯及 50～60% 之膽固醇。
4. **高密度脂蛋白（DHL，high-density lipoprotein）**：約含 50% 之蛋白質、25% 磷脂質及 20% 膽固醇。

控制血中總膽固醇之含量低於 200mg/dL，其中低密度脂蛋白的膽固醇應低於 130mg/dL，而高密度脂蛋白的膽固醇應高於 35mg/dL。

（三）高血脂蛋白症

高血脂蛋白症以第Ⅱ、Ⅳ型最常見，第Ⅲ、Ⅴ型較不常見，第Ⅰ型則很少見。

1. **第Ⅰ型**：主要是乳糜小滴增加，即血中三酸甘油酯升高。
2. **第Ⅱ型**：第Ⅱa型以低密度脂蛋白濃度上升為其特徵，即血中膽固醇升高，與動脈粥狀硬化之關係最密切；第Ⅱb型以極低密度脂蛋白濃度上升為其特徵，LDL亦上升，故血中 TG 及膽固醇上升。
3. **第Ⅲ型**：不正常的中等密度脂蛋白增高，亦是 TG 及膽固醇的濃度升高。
4. **第Ⅳ型**：以極低密度脂蛋白濃度上升為多，即 TG 升高。
5. **第Ⅴ型**：極低密度脂蛋白（VLDL）及乳糜小滴濃度均會上升，造成 TG 的上升。

2017年新版血脂治療指引血中膽固醇控制標準。

(1)糖尿病：低密度膽固醇 < 100 mg/dL。(2)缺血性腦中風或暫時性腦部缺氧：低密度膽固醇 < 100 mg/dL。(3)急性冠心症候群與穩定冠狀動脈疾病：低密度膽固醇 < 70 mg/dL。(4)糖尿病+心血管疾病：低密度膽固醇 < 70 mg/dL。(5)糖尿病+急性冠心症：低密度膽固醇 < 55 mg/dL，可以考慮。(6)慢性腎臟病（Stage 3a-5，腎絲球過濾率 < 60 mL/min/1.73m^2）：低密度膽固醇 > 100 mg/dL時，開始治療。(7)家族性高膽固醇血症：(a)小孩：< 135 mg/dL；(b)成人：< 100 mg/dL；(c)有心血管疾病：< 70 mg/dL。

美國心臟學會建議的四項飲食指標

飲食指標	說明
整體健康飲食型態	飲食多樣化，著重攝取水果、蔬菜、豆類、穀類、低脂或脫脂奶類、魚類、家禽、瘦肉。
健康體重	飲食攝取量與熱量消耗達到平衡、必要時減去多餘體重。
控制血脂質	限制高飽和脂肪和高膽固醇的食物，利用蔬菜、魚類、豆類、堅果的不飽和脂肪替代飽和脂肪。
達到或維持正常血壓	限制鈉鹽和酒精，維持理想體重，增加蔬菜、水果、低脂或脫脂奶類攝取。

動脈粥狀硬化

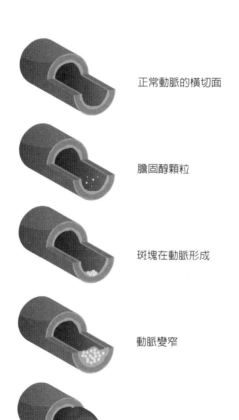

正常動脈的橫切面

膽固醇顆粒

斑塊在動脈形成

動脈變窄

變窄的動脈因血栓而受阻

動脈粥狀硬化是因血液中膽固醇在動脈內壁形成脂肪沉積（凝塊斑），造成動脈變窄，久而久之便導致阻塞。膽固醇為構成細胞膜與各種荷爾蒙等的材料，為不可或缺的物質。由肝臟運送到末稍細胞的膽固醇稱為 LDL，可回收多餘的膽固醇到肝臟者稱為 HDL。LDL 會進入血管內皮，一旦被氧化而變性，體內之巨噬細胞便會吞掉變性的 LDL，變成泡沫細胞，而囤積於血管壁。然後，逐漸累積形成膽固醇硬塊，使血管變得狹窄，這就成為粥狀動脈硬化。[本圖為自CAN STOCK合法下載授權使用]

5-9 抗高血脂藥物

（一）降低脂肪之藥物

脂蛋白依組成及密度之不同可分為乳糜微粒（chylomicron）、VLDL、LDL、HDL四類。降血脂藥品之目標是減少油脂及膽固醇之製造、加速油脂及膽固醇之排除、加速血中脂蛋白之分解、抑制脂蛋白之合成。

（二）降血脂藥物

降血脂藥物主要可分為四大類：膽固醇排除促進劑、膽固醇生成抑制劑、低密度脂蛋白降低劑及其他降血脂藥物。

1. 膽固醇排除促進劑：

膽汁中的膽酸可促進油脂食物及膽固醇的吸收，如口服難吸收的樹脂類藥物，會與膽酸結合而排出體外，可藉此抑制食物膽固醇及脂肪的吸收，同時加速體內膽固醇分解為膽酸而排除，讓血中膽固醇及低密度脂蛋白可因而降低，具有降血脂的藥效。這類藥物有 colestipol，此與 cholestyramine 相似為高分子聚合體，具有陽離子交換樹脂作用。cholestyramine 為陰離子交換樹脂，能與膽酸結合而增加膽酸的排泄，所以可降低體內膽固醇之濃度，並且代償性地增加 LDL 受體之數目。

2. 膽固醇生成抑制劑：

體內膽固醇之形成於肝臟，靠 HMG CoA 還原酶的催化而成，如能抑制 HMG CoA 還原酶時，則可降低膽固醇的生成。這類藥物有lovastatin，此為由天然真菌分離之降血脂成分，於體內代謝而具 HMG CoA 還原酶抑制的效能。其他如 pravastatin、simvastatin、fluvastatin、atorvastatin、rosuvastatin。

3. 低密度脂蛋白降低劑：

這類藥物有gemfibrozil，為 clofibrate 類似物。dextrothyroxine 為甲狀腺激素，由於促進肝中膽固醇的分解成為膽酸，故有降低血中膽固醇及低密度脂蛋白之效。probucol 可增加周邊組織 apoprotein E（ApoE）之合成，以促進膽固醇和 LDL 從周邊移向肝臟，而增加膽固醇在肝臟之代謝及排泄。clofibrate 為 fibric acid 衍生物，增強組織脂蛋白脂解酶（lipoprotein lipase）之活性，促進乳糜微粒及 VLDL中的三酸甘油酯之水解，降低肝臟合成 VLDL，亦增加 HDL 之合成及 LDL 受體之活性。菸鹼酸（nicotinic acid）可抑制 VLDL 之釋放，另藉由刺激周邊組織之 lipoprotein lipase，而產生脂肪分解作用，降低血中及肝臟脂肪酸之濃度，亦可降低 HDL 之代謝作用，增加血中 HDL 的濃度。其他如 alufibrate、fenofibrate、bezafibrate、niceritrol。

4. 膽固醇吸收抑制劑：

選擇性抑制膽固醇以及相關植物固醇在腸胃道的吸收，如ezetimibe。

5. 其他：

sitosterol（β-sitosterol，麥胚脂醇），取自麥胚，為植物性之類固醇，可抑制腸道對膽固醇之吸收。orlistat（Xenical®）為腸胃道之脂酶（lipase）抑制劑，可阻止脂質的消化分解而減少食物中油脂的吸收。

statins 類相關的藥物交互作用

藥物	交互作用的藥物	注意事項
Atorvastatin	cyclosporine、erythromycin、fibrate, clarithromycin、niacin、azole 類抗黴菌藥、HIV protease inhibitor	增加肌病變之危險
Atorvastatin	digoxin	使 digoxin 血中濃度↑
Fluvastatin	rifampin	fluvastatin 之生體可用率↓50%
Lovastatin		
Simvastatin	itraconazole、ketoconazole、erythromycin、clarithromycin、HIV protease inhibitor、nefazodone、fibrate、niacin	避免同時使用
Lovastatin		
Rosuvastatin		
Simvastatin	cyclosporine	simvastatin 劑量每天不可超過 10 毫克，lovastatin 劑量每天不可超過 20 毫克，使 cyclosporine 血中濃度增加
Simvastatin	amiodarone、verapamil	每日劑量不可超過 20 毫克
Fluvastatin		
Lovastatin		
Rosuvastatin		
Simvastatin	coumarin	需監測凝血時間
INR 增加		
Pravastatin	fibrate、niacin、erythromycin	避免同時使用
Rosuvastatin	含鋁鎂之制酸劑	rosuvastatin 給藥後 2 小時再給制酸劑

代謝性症候群危險因子與評估標準

危險因子	評估標準
腹圍肥胖	男性＞102 cm
	女性＞88 cm
三酸甘油脂	≧150 mg/dL
高密度脂蛋白	男性＜40 mg/dL
	女性＜50 mg/dL
血壓	≧130/≧85 mmHg
空腹血糖	≧110 mg/dL

statins 類膽固醇抑制劑（HMG-CoA Reductase）抑制膽固醇合成作用機轉

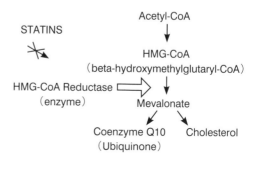

5-10 末梢血管擴張藥物

（一）末梢血管擴張藥物的真相

因為血管的痙攣導致身體某個部位無法得到血液供應，典型是發生在肢體末端，常是因為溫度降低時所發生的身體反應。

血管擴張劑能夠直接平滑肌鬆弛，或間接干擾交感神經傳導作用於循環系統的血管，增加血流量，雖然這些藥物能夠顯著增強四肢和身體器官的血流，但是，它們對於緩解缺血性和末梢血管疾病的作用相當有限。

一般而言，血流減少是由於血管痙攣（如雷諾氏症）或阻塞引起的（如脂肪斑塊沉澱於血管壁上），雖然直接作用的末梢血管擴張劑，用來治療血管痙攣的疾病，比用來治療血管阻塞性的疾病來得順利，但是目前沒有證據顯示，這二種類型的疾病，利用任何直接作用的末梢血管擴張劑來治療能獲得顯著的效果。

雷諾氏症是有些人，特別是年輕女性，一到天氣轉涼的時候，就會手腳指及鼻尖疼痛，而且手或腳浸在涼水中時也會感覺到刺痛、麻木，最後還會變色，先變白、再轉為藍色，如果長期暴露在寒冷中，他們的手、腳指尖將永久呈皺紋狀。這些病患只有四肢會受低溫影響，身體其他部位卻仍能保持溫暖，這是小動脈受了寒引起痙攣的結果。

有許多報告指出用於干擾血管之交感神經傳導的藥物，能夠減輕某些雷諾氏症病症的持續性血管痙攣，可是很少有報告說，能獲得完全的緩解。至於那些間接作用的藥物，通常都不用來治療末梢血管的疾病，因為它們有很多副作用，目前使用的末梢血管擴張劑，治療末梢血管疾病所獲的療效都尚難判定。

（二）末梢血管擴張藥物

菸鹼酸（nicotinic acid）直接作用於血管平滑肌，使血管擴張。nicametate citrate 促進組織對氧的利用率，持續性擴張末梢血管，具有纖維素溶解作用，擴張末稍血管，增加血液流量。tocopheryl nicotinate 可促進微小循環系統活化作用，血管強化作用，改善毛細血管的透過性過高，血小板凝集抑制作用。其他還有 inositol hexanicotinate、xanthinol nicotinate。

cyclandelate 直接作用於血管平滑肌使之鬆弛，對交感神經無明顯的興奮或阻斷作用。papaverine 鴉片之非鎮痛生物鹼，直接作用於血管平滑肌之血管擴張劑。其他還有 aescin、bamethan、bencyclane、buflomedil、銀杏葉萃取物（ginkgo biloba extract）、ethaverine、kallidinogenase、nicergoline。

各種血管的血壓、黏度及總面積

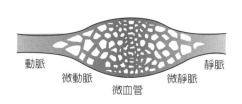

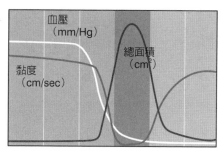

深層靜脈栓塞形成過程

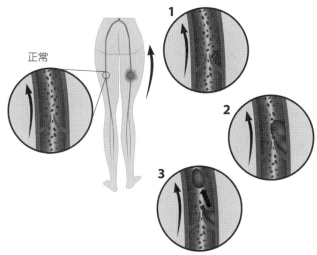

靜脈是血管的一種，它的功能是讓血液回流到心臟，為了保持血液的回流至心臟，周邊靜脈內具有瓣膜。如果靜脈內血液回流發生問題或流動緩慢，易使血液鬱積形成血栓。深層靜脈栓塞好發於下肢，是一種常見局部性疾病，有併發肺栓塞致死的危險性，近年來受人口老化、癌症、手術影響有病例增加趨勢。[本圖為自CAN STOCK合法下載授權使用]

正常、擴張及收縮血管之比較

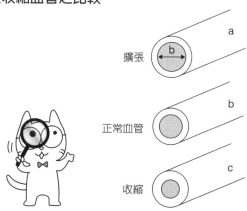

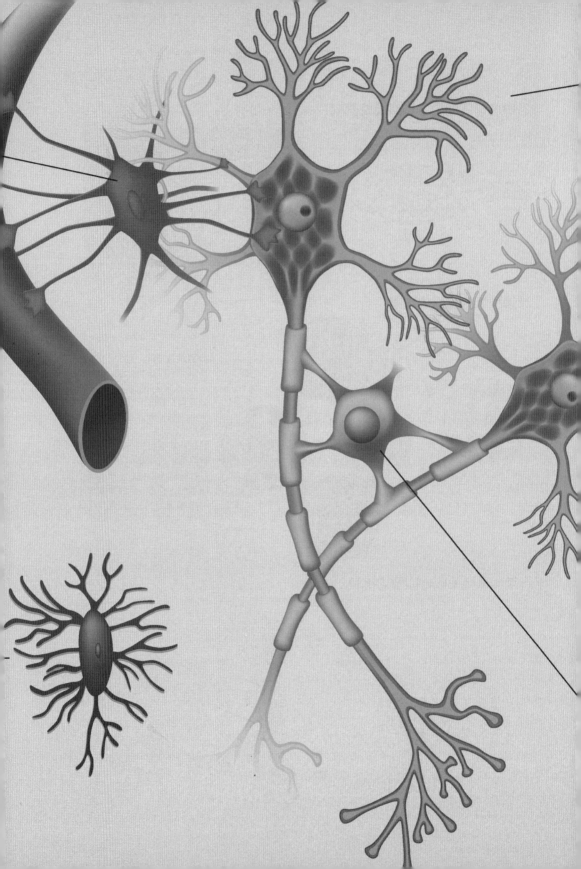

第6章
影響泌尿系統的藥物

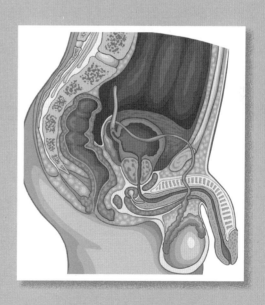

6-1 泌尿系統概述

　　人體的泌尿系統是由四個器官所組成的，包括腎臟、輸尿管、膀胱及尿道。其中腎臟是最主要的泌尿器官，人體有一對腎臟，負責尿液的製造，腎臟的位置約在腹腔後方靠近腰部的地方。

（一）腎臟

　　腎臟是由大約 100 萬個過濾單位所組成的，這種過濾單位稱為腎元，每個腎元由一團微血管網（腎絲球）及一條迂迴彎曲的小管（腎小管）所組成，當血液由腎動脈帶入至腎臟後，腎動脈分支成許許多多的微血管，連同腎小管的末端（鮑氏囊）構成腎絲球。

　　腎小管可分成數個不同的區段，各區段的結構和功能各異，如近端腎小管（proximal tubule）、亨利氏環（loop of Henle）、遠端腎小管（distal convoluted tubule）、集尿管。

　　血液中的水分、電解質、養分及廢物等會被過濾出形成原始的尿液，但是大部分的水分、電解質及養分，則會透過腎小管的再吸收作用，重新進入到血液循環中。而被過濾出的水分、電解質及廢物（如尿素）則形成真正的尿液，尿液會經由集尿管的收集送至輸尿管，人體一天中腎臟約製造 1,500 毫升左右的尿液。

（二）輸尿管、膀胱、尿道

　　輸尿管總長約 20～25 公分，會產生規律性的蠕動，將尿液不斷送到膀胱儲存起來。膀胱是一個由肌肉所形成的器官，呈中空囊狀，可以儲存尿液，充滿尿液的膀胱約可儲存約 500 毫升的尿液，當膀胱有尿液時便會刺激神經系統產生尿意（想要尿尿的感覺），這時膀胱與尿道之間的括約肌會鬆弛，尿液便從尿道排出，而男性的尿道比女生來得長，也因為如此，男性罹患泌尿道發炎的機率比女性來得低。當腎臟失去功能，導致無法將身體廢物排出體外時，這就是所謂的尿毒症，當尿毒症發生時，便需要經由血液透析或是腹膜透析（也稱洗腎）的方式將廢物排出。

（三）泌尿系統的神經支配

　　有三個神經支配系統提供尿道與膀胱的自主神經和體神經的支配。 一個是胸椎與腰椎（T_{10}-L_1）的交感神經系統下腹神經（hypogastric nerve），一個是薦椎（S_{2-4}）的副交感神經系統骨盆神經（pelvic nerve），與體神經系統的陰部神經（pudendal nerve）。下腹神經具有運動與感覺的神經纖維，它緣自於 T_{10}-L_1 脊髓灰質的中間外側區間。

　　有多種受體與膀胱有關，如腎上腺激素導性受體（Adrenergic receptors）、膽鹼性受體（cholinergic receptors）。腎上腺激素導性受體調控根據對循環荷爾蒙與神經傳導物質（如 adrenaline 與 noradrenaline）的反應，它可再分類為 α 與 β 受體。

人體的腎臟剖面解剖圖

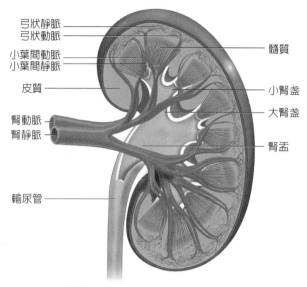

弓狀靜脈
弓狀動脈
小葉間動脈
小葉間靜脈
皮質
腎動脈
腎靜脈
輸尿管

髓質
小腎盞
大腎盞
腎盂

[本圖為自CAN STOCK合法下載授權使用]

腎小管各區段的結構和功能

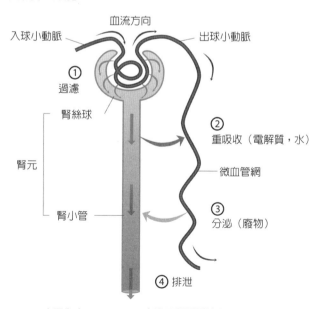

血流方向
入球小動脈　　　　　　　　出球小動脈
① 過濾
腎絲球
② 重吸收（電解質，水）
腎元
微血管網
腎小管
③ 分泌（廢物）
④ 排泄

[本圖為自CAN STOCK合法下載授權使用]

6-2 利尿劑

（一）利尿劑概述

利尿劑的作用主要是在腎臟上，抑制電解質的再吸收。因電解質的排泄增加能促進水分的排泄，進而增加排尿量。利尿劑在臨床應用，主要是治療水腫、水滯留、高血壓和心臟衰竭等。

過度服用利尿劑減肥或消腫，除了會增加體內水分及鹽分的排除，造成鈉、鉀、鈣及鎂離子等重要的電解質流失，導致身體虛弱及無力外，長期過度服用更會造成腎結石併發症。

（二）利尿劑的種類

1. **滲透性利尿劑：**

   本類藥品不易被代謝，經由腎小球濾過後，不易被腎小管再吸收，故存在腎小管內而增加管內滲透壓，為維持等壓性引起水分滯留而達利尿效果。用於大腦水腫、急性腎衰竭的尿少現象，副作用為低血鈉、心臟衰竭。代表的藥物如 mannitol、urea。

2. **碳酸酐酶抑制劑：**

   在近端腎小管處抑制碳酸酐酶，導致 H^+ 與 HCO_3^- 的產生減少，使 H^+ 與 Na^+ 交換降低，因此減少鈉離子的再吸收，而增加水分的排除。但是促進 HCO_3^- 的排出容易引起代謝性酸中毒。此類藥品常用於青光眼、癲癇的治療，及鹼化尿液，副作用為代謝性酸中毒、嗜睡、疲倦。代表的藥物如acetazolamide、methazolamide、dichlorphenamide。

3. **thiazide利尿劑：**

   本類藥品為臨床廣泛使用之利尿劑，用於治療輕、中度心臟衰竭及高血壓。在遠端腎小管的前段，thiazide 阻斷 Na^+/Cl^-（cotransport） 共同運輸，而抑制 NaCl 的再吸收作用，因此增加水分的排除。常用於治療高血壓、水腫、高血鈣症，副作用為低血鉀症、高尿酸血症、高血脂、高血糖症。代表的藥物如 hydrochlorothiazide、benzylhydrochlorothiazide、hydorflumethiazide。

4. **高效能利尿劑：**

   抑制亨利氏環上行支 $Na^+/K^+/2Cl^-$ 的共同運輸，引起大量的尿液排除，為高效能利尿劑，另可增加腎血流。用於治療心臟衰竭引起之急性肺水腫，對腎衰竭之病人亦有效，可降低腦內壓，副作用為低電解質症，特別是低血鉀、高尿酸血症、耳聾。代表的藥物如 furosemide、ethacrynic acid、bumetanide。

5. **保鉀利尿劑：**

   一般利尿劑常引起鉀離子流失之低血鉀症，而產生其他併發症，所以服用利尿劑時，可併用保鉀利尿劑以增加療效及減輕副作用，但需注意血鉀量。本類藥品作用在遠端腎小管，用於治療肝硬化或腎衰竭引起之水腫、代謝性鹼中毒，副作用為高血鉀症、低血鈉症、性激素失調。代表的藥物如spironolactone、triamterene、amiloride。

腎小管各區段的結構和功能

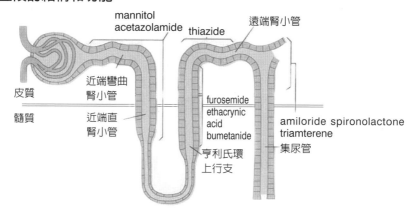

利尿劑對鈉、鉀、鈣離子及尿量的影響

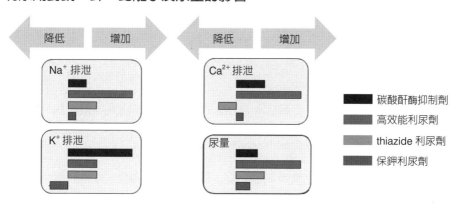

furosemide 作用機轉

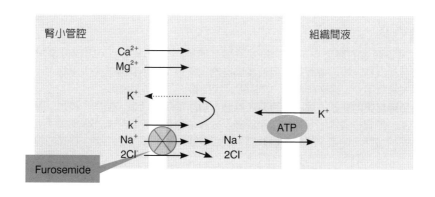

6-3 泌尿系統防腐藥物

（一）泌尿系統感染

泌尿系統感染通常以革蘭氏陰性菌感染居多，如大腸桿菌、變形桿菌、綠膿桿菌，女性因尿道較男性短，容易引起膀胱炎及尿道炎，造成局部發炎及疼痛，如不治療易引發腎臟炎。

排尿灼熱感、排尿疼痛、尿急、頻尿、尿液混濁甚至帶血，以上這些是急性膀胱尿道炎的典型症狀。據統計，約有 1/4 的女性，至少在一生中會患膀胱炎 1 次。泌尿系統感染，除了以上最常見的膀胱尿道炎之外，尚有腎盂腎炎，腎膿瘍；而在男性還可能發生在前列腺炎及副睪炎。

泌尿系統受到細菌感染引起發炎的反應，在健康的膀胱中，尿液是無菌的。感染的原因，最主要是因病菌經尿道口逆行而上侵入腎臟、輸尿管、膀胱、攝護腺和尿道而引起發炎反應；其次是身體其他部位的感染，經由血液或淋巴系統，再侵犯到泌尿道，或是泌尿道附近器官的感染直接再侵犯到泌尿系統。

如果病患本身有結石、攝護腺肥大、神經性膀胱、先天性泌尿道異常或糖尿病等病變，會使得尿路感染的發生更容易。

（二）泌尿系統防腐劑

泌尿系統防腐劑係用於腎臟、膀胱、尿道等細菌感染之治療及預防復發，臨床常用的泌尿系統防腐劑有下列幾種：

1. 抗生素：四環黴素用於急性膀胱炎之治療。青黴菌素、頭孢菌素及胺基配醣體抗生素用於腎臟感染之治療。

2. 磺胺藥：如 cotrimoxazole、sulfisoxazole。

3. quinolones抗菌劑：

　　(1) 第一代 quinolones 抗菌劑：此為強的、廣效的抗菌藥物，早期的藥只限用於某些革蘭氏陰性菌感染，如治療尿道感染的 nalidixic acid 和 cinoxacin。新一代的 quinolones，增強了抗菌的範圍，可抑制細菌的 DNA gyrase 而達到制菌的作用。

　　(2) 第二代 quinolones 抗菌劑：有 norfloxacin、ciprofloxacin 和 ofloxacin 等。

小博士 解說

泌尿道感染發生的原因：不良的衛生習慣（如憋尿、飲水量少、如廁後擦拭方向錯誤）；好發於女性，因尿道較短，且位置與肛門口接近，特別容易感染大腸桿菌；其他如先天性膀胱發育不全、慢性病患者、長期導尿管留置、下半身癱瘓等。

泌尿道感染常見的症狀：解小便時有灼熱感、解尿疼痛、急尿、頻尿、夜尿，甚至小便混濁或血尿；持續性發燒、發冷；下腹部痛及後腰部酸痛；嬰幼兒常出現哭鬧不安現象。如果有發冷、發熱、頭暈、想吐等症狀時，表示腎臟可能已經受到感染，必須立刻接受治療。

泌尿道感染的原因

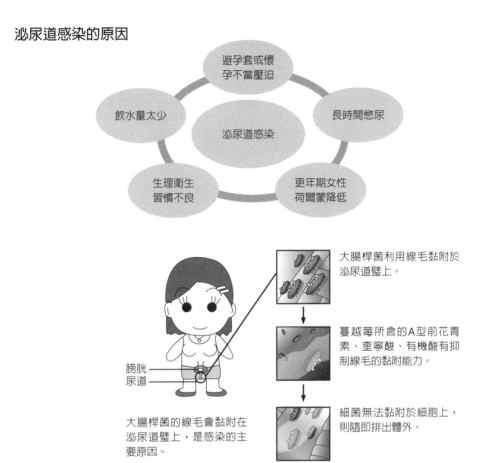

大腸桿菌利用線毛黏附於泌尿道壁上。

蔓越莓所含的A型前花青素、奎寧酸、有機酸有抑制線毛的黏附能力。

細菌無法黏附於細胞上，則隨即排出體外。

大腸桿菌的線毛會黏附在泌尿道壁上，是感染的主要原因。

女性泌尿道、生殖道及肛門相對解剖圖

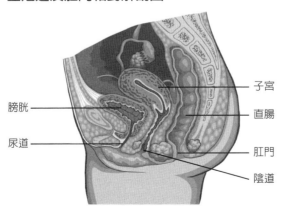

6-4 勃起障礙治療藥物

（一）勃起障礙

40 歲以上的男性有 17.7% 患有勃起功能障礙，若再依不同的年齡群來分組，則發現 40～49 歲組有 8.2%，50～59 歲組有 17.9%，60～69 歲組有 27.2%，70 歲以上有 34.4% 患有勃起功能障礙，可見勃起功能障礙的發生率是隨著年齡的增加而升高。除了年齡因素以外，另外在同一研究中也發現，勃起功能障礙的發生率和一些慢性疾病也有著很密切的關係，其中糖尿病組有 36.1%，高血壓組有 28.3%，心血管疾病組有 23.3%，攝護腺肥大組有 22.0%，憂鬱症組有 25.8% 患有勃起功能障礙。

勃起功能障礙（Erectile Dysfunction，ED），俗稱陽萎，勃起功能障礙的診斷主要是靠病患的主訴，因此如果病患不能獲得陰莖十分的勃起，同時不能獲得滿足的性生活時，即以勃起障礙來判斷而加以治療。

通常勃起障礙分為心因性的勃起障礙及器質性的勃起障礙兩種。如果是心因性，可能是由於生活壓力引起；而器質性的勃起障礙主要是血管和末梢神經的病變所引起，如高血壓和糖尿病。

（二）勃起障礙治療藥物

勃起功能障礙的治療藥物共有三種：威而鋼（Viagra®，學名 sildenafil）、樂威壯（Levitrax®，學名 vardenafil）、犀利士（Cialis®，學名 tadalafil）。這三種都是屬於第五亞型磷酸雙酯酶（phosphodiesterase 5，PDE-5）抑制劑。

PDE-5 抑制劑的作用機轉為，當陰莖勃起的時候，在陰莖海綿體內會釋放一氧化氮（NO），然後 NO 會活化鳥嘌呤核 酸環化酶（guanylate cyclase，GC），受激化的 GC 則促使三磷酸鳥 酸（guanosine triphosphate，GTP）轉變成環磷酸鳥 酸（cyclic guanosine monophosphate，cGMP），GC 的酶轉變為 cGMP，使得 cGMP 含量上升，造成陰莖海綿體內的平滑肌舒張，使血液容易流入而引起陰莖勃起。但 PDE-5 這種酶會分解 cGMP，造成勃起消失，此時若使用 PDE-5 抑制劑，將有效地抑制 PDE-5，使得cGMP的含量維持一定的水平，繼續保持陰莖勃起。

PDE-5 抑制劑本來就有降壓作用，但降壓的藥理作用可說很弱，因此與普通的降壓藥物合併使用應沒有問題，絕對不能併用的藥物是狹心症的治療藥物硝基甘油錠（nitroglycerine）舌下錠，如果合併使用收縮壓會降得很低，心臟功能較差的人可能會發生致命的危險。

男性生殖及泌尿系統圖示

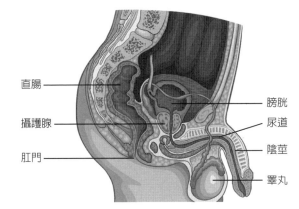

直腸

攝護腺

肛門

膀胱

尿道

陰莖

睪丸

[本圖為自CAN STOCK合法下載授權使用]

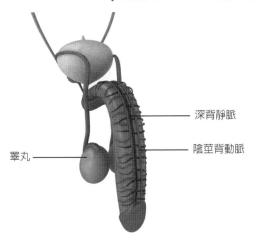

深背靜脈

陰莖背動脈

睪丸

陰莖靜脈系統在勃起功能中扮演十分重要的角色。當血液經由陰莖動脈流入陰莖海綿體，陰莖海綿體內充血後，如無法有效壓迫住陰莖靜脈系統，血液將很快流出陰莖海綿體，導致勃起功能障礙。[本圖為自CAN STOCK合法下載授權使用]

sildenafil 作用機轉

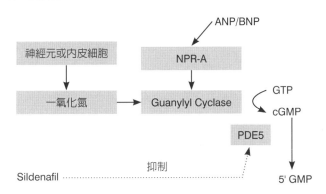

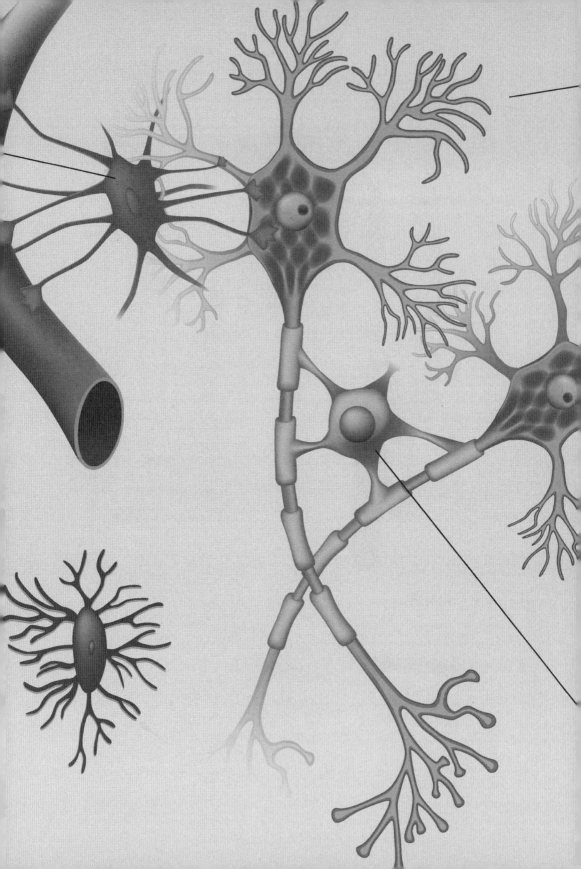

第 7 章
影響血液系統的藥物

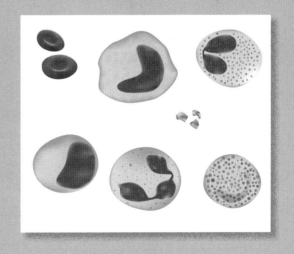

7-1 **血液系統概述**

（一）血液功能

血液的濃度高且黏稠，因此流速也較慢，溫度比體溫略高，約為 38℃，呈弱鹼性，pH 值在 7.35～7.45 之間。血液約占體重的 8%，成年男性血量約在 5～6 公升，成年女性則在 4～5 公升左右。

血液是液態的結締組織，具有三大功能：

1. **運輸功能：** 攜帶氣體、營養物、代謝廢物等物質，以幫助組織細胞進行新陳代謝，也具有運送荷爾蒙的作用。
2. **調節功能：** 能緩衝酸鹼值、調節體溫，並透過離子與蛋白質的溶解調節滲透壓。
3. **保護功能：** 血液中的血小板具有凝血功能，能避免大量失血，而血液中的白血球及抗體，則具有抵抗疾病侵襲的作用。

（二）血液組成

血液包括血漿及血球，血漿是富含溶解物質的水狀液體，約占總血量 55%，血球則占 45%，其中 99% 為紅血球，而白血球與血小板則不到總血量 1%。

血液會藉由心臟的壓縮作用，將氧氣和養分運送到身體的每個角落，並將二氧化碳帶出。血液會反映全身的內臟器官和組織的健康狀態，身體的某處有異常時，血液的成分就會受到影響。因此，血液檢查是了解全身健康狀態的基本檢查項目，特別是紅血球、白血球、血小板等的血液一般檢查，在健康檢查時更是一定要進行的項目。

將抽血所得的血液經過離心機分離後，分成上下兩層，上層黃色透明的部分稱為血清，下層暗紅色的部分稱為血球。血清中含有血清蛋白、球蛋白、各種荷爾蒙等，而血球則含有紅血球、白血球、血小板等。

紅血球具有將氧氣運送到全身的作用，白血球會抵禦對身體有害的細菌或異物，加強對疾病的抵抗力，血小板則具有止血的功能。

（三）血液異常時的疾病

1. **貧血：**

   男性的紅血球減少至 380 萬個以下，女性減少到 350 萬個以下時，稱為貧血。貧血時，臉部會變蒼白，出現手腳冰冷、心悸、呼吸困難、暈眩等情形，嚴重時還會發生心衰竭、休克等。

   貧血有下列三種可能因素：因出血或飲食中的鐵分不足引起的缺鐵性貧血；肝臟、脾臟腫大，或黃疸因缺乏葉素、維他命 B_{12} 等形成的惡性貧血；骨髓無法製造紅血球，紅血球被破壞而發生溶血的再生不良性貧血、溶血性貧血等。

2. **血小板數量減少：**

   正常的血小板數量為 15～45 萬/UL，血小板有黏著性，血管損傷出血後，會黏住該部分，變成血栓加以止血，因此，血小板數量減少或機能降低時，會容易出血，且不易止血。當血小板在 10 萬/UL 以下時，就會容易出血。特發性血小板減少性紫斑病會因不明原因的血小板減少，而從皮下、鼻子、牙齦出血。

血液的組成及其所含的成分

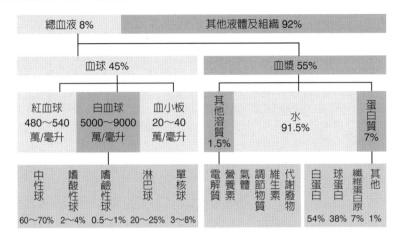

| 總血液 8% | 其他液體及組織 92% |

| 血球 45% | 血漿 55% |

| 紅血球 480～540 萬/毫升 | 白血球 5000～9000 萬/毫升 | 血小板 20～40 萬/毫升 | 其他溶質 1.5% | 水 91.5% | 蛋白質 7% |

| 中性球 60～70% | 嗜酸性球 2～4% | 嗜鹼性球 0.5～1% | 淋巴球 20～25% | 單核球 3～8% | 電解質 | 營養素 | 氣體 | 調節物質 | 維生素 | 代謝廢物 | 白蛋白 54% | 球蛋白 38% | 纖維蛋白原 7% | 其他 1% |

血球的形態

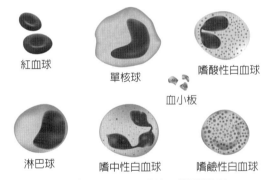

紅血球

單核球

嗜酸性白血球

血小板

淋巴球

嗜中性白血球

嗜鹼性白血球

[本圖為自CAN STOCK合法下載授權使用]

ABO 血型之抗體、抗原比較

血型	A組	B組	AB組	O組
紅血球 細胞型態	A	B	AB	O
抗體存在	B抗體	A抗體	無	A與B抗體
抗原存在	A抗原	B抗原	A與B抗原	無

7-2 抗凝血劑

（一）凝血的機轉

　　當血管受傷出血時，血管會立刻產生止血反應以停止出血現象。止血反應的步驟為：血管痙攣收縮、以減少血液流失；血小板吸附、形成暫時性栓塞；凝血作用、纖維蛋白（fibrin）之形成。凝血作用之過程需要一系列的酵素及凝血因子（factors I 至 XIII）。維生素 K（vitamin K）為脂溶性維生素，是一些凝血因子（II、VII、IX、X）活化時的必要輔助因子，因此缺乏時，凝血功能將會有異常現象。然而，當血管出現不正常凝血作用而造成栓塞時，則需要以抗凝血劑、血栓溶解劑和抗血小板凝集來延長凝血時間，以預防血栓形成及溶解已形成之血栓。

（二）抗凝血劑

　　抗凝血劑（anticoagulants）可分為抗凝血藥物、抗血小板藥物、血栓溶解藥物。

1. **抗凝血藥物（anticoagulants）：**

   可維持正常血液的流動而預防凝血的發生，不但可防止靜脈血栓的形成，而且也可防止已生成的血栓分裂成為流動性的栓塞，用於預防及治療不預期的凝血現象。

   肝素（heparin）先與抗凝血酶第三因子（antithrombin III）結合，進而加速凝血酶（thrombin）之去活性作用，而達成抗凝血作用。肝素也可與多種凝血因子（IIa、Xa、XIa、XIIa）結合，使之失去活性。

   維生素 K 拮抗劑，本類藥品為 coumarins，如 warfarin、dicoumarol，其化學結構與維生素 K 相似，作用機轉為拮抗維生素 K 依賴性凝血因子（II、VII、IX、X）之活性反應，臨床使用於預防及治療靜脈栓塞、肺栓塞、冠狀動脈阻塞之輔助劑。

2. **血栓溶解藥物（thrombolytic drugs）：**

   凝血塊係由纖維蛋白（fibrin）組成，可經胞漿素作用而溶解。因為胞漿素原活化素（plasminogen activator）可催化胞漿素原（plasminogen）變為胞漿素。凡具有胞漿素原活化作用的藥物，均可溶解血栓或凝血的效果。本類藥品包括 urokinase、streptokinase、anistreplase。

3. **抗血小板藥物（antiplatilet）：**

   當血管受傷時會刺激血小板之活化與凝集，進而形成血栓，所以抗血小板劑可作為治療血栓栓塞之藥品。本類藥物由於抑制環氧酶而阻止前列凝素（thromboxane A2）的形成，對硬化之血管有防止血小板凝集並具血管擴張的作用，故可預防血栓的發生。本類藥品包括 acetylsalicylic acid（Aspirin®）、dipyridamol、ticlopidine。

　　clopidogrel是一個前驅藥物（prodrug），其活性代謝物會選擇性抑制adenosine diphosphate（ADP）結合到血小板P2Y12受體，會抑制經由ADP媒介的GPIIb/IIIa複合體的活化作用，抑制血小板凝集。abciximab為單株抗體，結合至GPIIb/IIIa受體，阻斷血小板凝集。

血栓溶解劑之作用

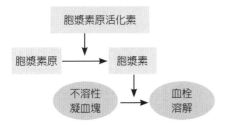

缺血性腦中風藥物治療

藥物	作用	藥物分類
Aspirin®	中風預防	抗血小板類藥物
clopidogrel	中風預防	抗血小板類藥物
dipyridamole	中風預防	抗血小板類藥物
heparin	中風預防	抗凝血類藥物
warfarin	中風預防	抗凝血類藥物

使用於心血管疾病之抗血小板藥物

藥物	適應症	作用機轉	吸收
aspirin	男性短暫性缺血性發作、預防心肌梗塞、預防心栓性栓塞症。	不可逆抑制 cyclooxygenase-1 和 2（cox-1 and 2）enzymes。	快速
dipyridamole	對於慢性狹心症之治療可能有效。	抑制 adenosine deaminase 和 phosphodiesterase 之活性。	快速，但變化大
clopidogrel	降低近期發生中風、心肌梗塞及周邊動脈血管疾病的粥狀動脈硬化病人之粥狀動脈硬化事件的發生。	活性代謝物不可逆的抑制血小板上 ADP 受體與 ADP 之結合。	良好
ticlopidine	適用於曾發生完成性栓塞型中風及有中風前兆且不適於使用 aspirin 之患者。	活性代謝物不可逆的抑制血小板上 ADP 受體與 ADP 之結合。	良好
abciximab	病患接受經皮管內冠狀動脈血管成形術（PTCA）、冠狀動脈粥狀硬化切除（DCA），或因急需放置血管支架、用於預防發生缺血性之心臟併發症時。	不可逆的與血小板 GP IIb/IIIa 受器結合，GP IIb/IIIa 受器抑制劑。	無
eptifibatide	預防不穩定心絞痛及非 Q 波心肌梗塞病人的惡化。經皮腔間冠狀動脈血管擴張術的輔助治療，以預防突發性動脈血管閉塞及相關的急性缺血併發症。	可逆的與血小板 GP IIb/IIIa 受器結合，GP IIb/IIIa 受器抑制劑。	無
tirofiban	可用於預防不穩定心絞痛病人或非 Q 波心肌梗塞病人發生缺血性心臟病發作，及用於預防患有冠狀動脈缺血症狀而須接受冠狀動脈成形術或冠狀動脈粥狀硬化切除的病人。	可逆的與血小板 GP IIb/IIIa 受器結合，GP IIb/IIIa 受器抑制劑。	無

7-3 凝血劑

（一）凝血機轉

當外傷或開刀血管受傷、血液疾病、潰瘍、腫瘤、先天缺乏某種凝血因子之血友病（hemophilia）或使用抗凝血劑過量等，均可造成全身性及局部性過度出血，這時候可用藥物來促進血管收縮而加速血液凝固、阻止血液外流或強化血管壁，此藥物通稱為凝血劑及止血劑（coagulants and hematostatic drugs）。

止血（hemostatis）主要過程有：血管痙攣→血小板吸附→活化凝血因子→纖維蛋白與血小板、紅血球結合成凝血塊凝固→傷口癒合時，血液中的胞漿素溶解並移走凝血。

止血可分為三階段：

1. 第一階段─活化凝血因子 X：
  (1) 內在途徑：依序為凝血因子 XII、XI、IX 的活化，內在途徑過程之速度相當慢。
  (2) 外在途徑：血管外組織釋放組織凝血激素，即凝血因子 III，可活化凝血因子 VII，提供一快速捷徑，使因子 X 活化成 Xa。

2. 第二階段─活化凝血因子 II：
  Xa、Va、Ca^{2+}、磷脂質共同活化凝血因子 II，即凝血酶原（prothrombin）形成凝血酶（IIa）。

3. 第三階段─活化凝血因子 I：
  凝血酶（IIa）可活化纖維蛋白原（I）轉變成纖維蛋白（Ia），IIa 亦可活化凝血因子 XIII 以加強血塊形成及促進血小板凝集塊。

（二）凝血劑

1. 凝血因子：
凝血酶（thrombin）是自人血或牛血分離之凝血成分，有促進凝血作用，用於微血管或小靜脈出血之止血劑。antihemophilic factor（factor VIII，AHF）是由人血分離精製之凝血因子，用於血友病出血之預防及治療。fibrinogen（factor I）是由人血分離之凝血因子。

2. 維生素 K 類藥物：
menadione（vitamin K_3）是化學合成之維生素 K，用於低凝血酶血症及出血之治療。phytonadione（Vitamin K_1）是人工合成的維生素類似物，其作用和活性類似天然的維生素 K，能促進肝臟合成具活性的第 II（prothrombin）、VII、IX、X 凝血因子。

3. 其他止血劑：
aminocaproic acid 經由抑制胞漿素原（plasminogen）的活化物質而抑制纖維蛋白分解，此外也有一些抗胞漿素（plasmin）活性。tranexamic acid 作用與 aminocaproic acid 類似，能競爭性地抑制胞漿素原的活化，在較高劑量下又能非競爭性地抑制胞漿素的作用。aprotinin 屬多肽類之蛋白酶物質，具有抗胞漿素之止血劑。

血栓溶解劑之作用

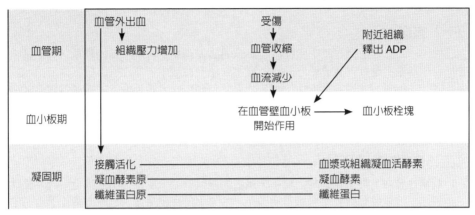

血液的止血與凝固是相當複雜的問題，止血即為身體內發生一連串的反應，使傷口停止流血的一種過程，止血的過程可簡單的分成三個步驟：

1. 血管期：血管收縮的作用。
2. 血小板期：血小板的附著與集合。
3. 凝固期：凝血因子的凝固作用。

直接凝血酶抑制劑

	lepirudin	bivalirudin	argatroban	dabigatran
給藥途徑	靜脈	靜脈	靜脈	口服
半衰期	1 小時	25 分	52 分	14～17 小時
分子量（D）	6980	1980	527	724
血漿蛋白結合	少量	無	54%	35%
排除	腎	酵素蛋白質水解 少部分腎	肝 少部分腎	腎（85%）
透析	是	是	少量	-
藥物監測	aPTT、ACT、ECT	ACT、aPTT	aPTT、ACT	ECT
影響 INR	是	是	是	無
與 HIT 抗體交叉反應	無	無	無	無
解毒劑	沒有	沒有	沒有	沒有

抗凝血劑是預防及治療血栓最關鍵的藥物之一，現有的抗凝血劑在使用上有諸多限制，因此積極發展新一代的藥物。新一代抗凝血劑具有選擇性地抑制單一特定的凝血因子，包括直接凝血酶抑制劑（direct thrombin inhibitors，DTIs）和凝血因子 Xa 抑制劑。

7-4 抗貧血藥物

（一）貧血

貧血（anemia）是指血液中血紅素（hemoglobin，Hb）含量不足的現象，而血紅素在紅血球細胞中是負責攜帶氧分子的。每 100 毫升血液中，男性的血紅素濃度應超過 14 公克（14g/dL），女性則應超過 12 公克（12g/dL），如果低於此標準就會有貧血現象，發生臉色蒼白、頭昏眼花、疲倦頭痛、視力模糊、呼吸困難等症狀。

缺乏紅血球生成要素常是引起貧血異常現象的原因，例如缺乏鐵會造成低色素貧血、缺乏葉酸及維生素 B_{12} 會造成巨紅血球母細胞性貧血。

（二）貧血的種類

1. **缺鐵性貧血**：最常見的貧血種類，鐵質的攝取量減少或慢性出血都會引起缺鐵性貧血，缺鐵性貧血要注意鐵質的補充，如果不是月經量太大，應即檢查是否有潛在性出血的可能性（尤其是消化道、痔瘡出血）。
2. **巨胚紅血球性貧血**：因攝取的食物中缺乏製造血紅素的葉酸和維生素 B_{12}。
3. **自體免疫性貧血**：常發生在有自體免疫性疾病之病人（如全身性紅斑性狼瘡），因在血液中產生的抗體會破壞紅血球，造成紅血球破裂而數目減少，發生血紅素量降低的情形而造成貧血。
4. **地中海型貧血**：先天性貧血症的一種，主因為生產血紅素的基因異常，導致紅血球變小、血紅素量降低而造成貧血。
5. **惡性貧血**：因胃黏膜之內在因子分泌不足，致使胃腸道吸收維生素 B_{12} 之機能減弱所引起。
6. **再生不良性貧血**：因患者的骨髓無法製造足夠的血球，引起的原因不明，像是苯、放射線、抗生性化學物質等都有可能是引發的原因。

（三）抗貧血藥物

1. **鐵製劑（Iron preparations）**：
   本類藥品包含 ferrous sulfate、ferrous gluconate、ferrous fumarate、iron dextran。用於口服治療時，為含亞鐵鹽之製劑才能由胃腸道吸收。鐵製劑不可與制酸劑、四環素、茶等併用，因容易形成沉澱而失效，服用鐵製劑易誘發便秘及腸胃道刺激等副作用。
2. **葉酸（folic acid）、維生素 B_{12}**：
   葉酸及維生素 B_{12} 是合成 DNA 所必需之成分，缺乏時會造成巨紅血球母細胞性貧血。葉酸缺乏症通常是因攝食不足造成，而一些藥劑如 phenytoin 也會減少葉酸之吸收。造成維生素 B_{12} 缺乏症除了因為飲食不足外，缺乏內在因子（intrinsic factor）也會導致維生素 B_{12} 吸收不良而造成惡性貧血。
3. **紅血球生成素（erythropoietin）**：
   紅血球生成素為一種醣蛋白，可與骨髓中之紅血球前驅細胞之受體結合，調節紅血球之增生分化及骨髓之分化。用於治療慢性腎衰竭病患及早產兒缺乏紅血球生成素所造成之貧血。

貧血的症狀

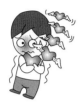 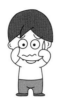 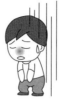 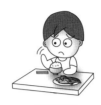 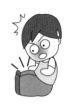

| 悸動 | 氣喘 | 顏面蒼白 | 疲勞感 | 食慾不振 | 下腿浮腫 |

缺鐵性貧血症與海洋性貧血症之臨床比較

貧血症	缺鐵性貧血症 （iron deficiency anemia，IDA）	海洋性貧血症（thalassemia）
致病機轉	鐵質攝取不足或留失過多。	血色素球蛋白基因之異常。
臨床特徵	Microcytic anemia MCV 之變化較大且隨著缺鐵程度增加而增大；血清 Fe 與 Ferritin 減少而 TIBC 或 UIBC 則增加。	Microcytic anemia MCV 常因著基因異常型態而呈不同的固定大小；血清 Fe 與 Ferritin 呈正常或增加。
家族篩檢	不需要。	需作家族之基因遺傳篩檢。
治療方式	補充鐵劑（口服或靜脈注射）。	無需治療或輸血治療或骨髓移植。

慢性疾病與相關的貧血症

潛在慢性疾病	致病機轉	臨床特徵	治療方式
內分泌功能低下（如 hypothyroidism、hypopituitarism、addison`s disease 等）	荷爾蒙（如 thyroxin、glucocorticoid）缺乏或不足，影響骨髓之造血功能。	輕或中等程度 normochromic normocytic貧血。	荷爾蒙補充
肝臟疾病引起的貧血症	血漿量之增加、造血功能的受抑制、紅血球壽命之減少。	輕或中等程度 normochromic normocytic到 macrocytic 貧血。	治療肝疾病或減少酒經之使用
慢性腎衰竭引起的貧血	腎臟紅血球生長激素（erythropoietin）分泌的缺乏或減少、血液中尿毒素的累積造成骨髓血液生成的減少。	不等程度的貧血 normochromic normocytic或 microcytic 貧血。	紅血球生長激素（erythropoietin）

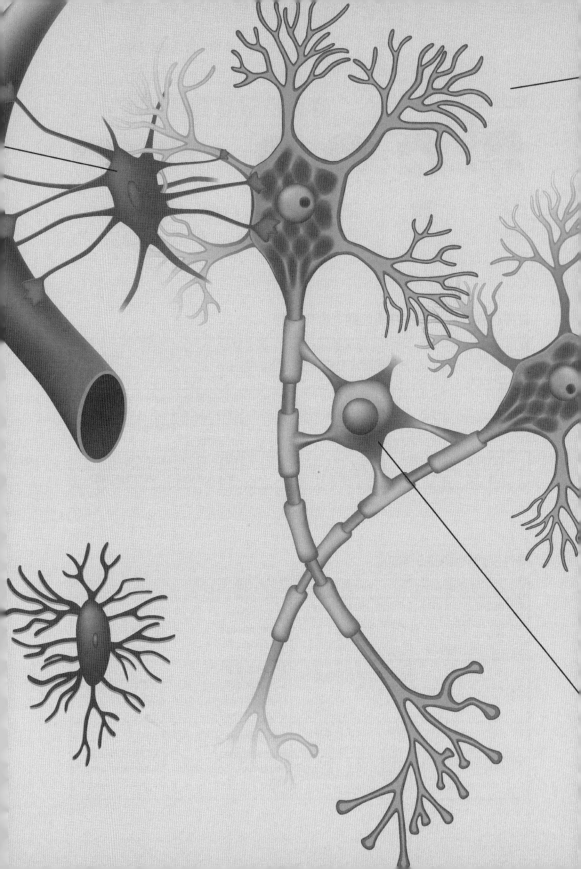

第8章
化學治療劑

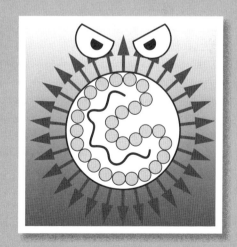

8-1 化學療法

（一）化學療法概述

雖然以藥物治療感染疾病可以追溯到很早的時代，但是藥物能對傳染物質產生直接和選擇性作用的概念，則要到邁進 20 世紀才由科學家提出。

19 世紀末 Ehrlich 研究染料在血液和動物體內的分布，發現不同的染料對不同的器官和細胞有不同的染色作用，發現甲烯藍除了可以染瘧疾（malaria）寄生蟲外，還具有微弱的抑制瘧疾寄生蟲的作用。

20 世紀初葉，Ehrlich 開始尋找對非洲錐蟲病（tryanosomiasis 或 sleeping sickness，昏睡病）寄生蟲比對宿主有較高親合力的合成化合物，他把此種選擇性的作用稱為「化學療法」，且定義為「藥物傷害侵入的有機體（organisms），但不影響宿主」的治療方法。他強調化療法為低分子量物質對侵入有機體的直接作用，與免疫療法中宿主對侵入之有機體產生大分子量蛋白質抗體有別。化學治療藥物的種類繁多，對抗的病原種類也不同。

（二）影響化學療法成效的因素

1. **宿主的免疫力**：人體處於正常健康狀態時，身體免疫系統可以防止病原感染，因為侵入病原早於繁殖前，就被免疫系統殺死，因而可免於發病。但人體若已被病原感染時，身體的免疫力會降低或遭破壞。
2. **重複感染**：長期服用廣效抗生素時，會破壞體內腸道、陰道或呼吸道內正常菌株的生態平衡，如白色念珠菌（*Candida albicans*）、葡萄球菌（*Staphylococcus*）、變形菌（*Proteus*）、假單胞菌（*Pseudomonas*）的過度增生造成的另類感染（即重複感染）。
3. **抗藥性**：長期使用化學治療藥物後，藥效會隨之降低，唯有劑量增加才有效，此種現象稱為抗藥性。
4. **抗菌強度**：高濃度者稱為殺菌劑，而低濃度者則為制菌劑。

（三）抗感染藥物

無可置疑，在疾病的治療方面，最重要的成就之一為抗細菌感染藥物的發明。從 1936 年磺胺類藥物（sulfonamides）和 1941 年青黴素（penicillins）開始在臨床使用後，因細菌感染導致的死亡率已大大地降低。

抗細菌治療最理想的情形是，使用的藥物能把細菌殺死，具有這種作用的藥物被稱為殺菌劑，如青黴素（penicillins）可抑制細胞壁的合成而產生殺菌作用。然而 Ehrlich 早就知道，抗細菌藥物只要能抑制細菌的生長與繁殖，宿主（人體）的免疫系統就可以把細菌消滅而達到治病的目的，如四環素的制菌作用為抑制細菌的蛋白質合成。

抗感染藥物包含抗生素和磺胺類等藥物。

感染病原與其化學治療藥物種類

感染病原	化學治療藥物種類
細菌感染	抗生素 磺胺藥物 消毒劑及防腐劑 抗結核病藥物
黴菌	抗黴菌藥物
病毒	抗病毒藥物
原蟲	抗原蟲藥物
寄生蟲	驅蟲劑
腫瘤或癌症	抗腫瘤藥物

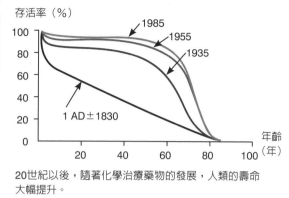

20世紀以後，隨著化學治療藥物的發展，人類的壽命大幅提升。

抗感染藥物的作用點

作用點	抗感染藥物的例子
細胞壁（cell wall）	青黴素（penicllins） 頭孢菌素（cepharosporins） carbapenems（imipenem + cilastatin；meropenem） monobactams（aztreonam） 萬古黴素（vancomycin）
細胞膜（cell membrane）	Nystatin
蛋白質合成（protein synthesis）	巨環內酯抗生素（macrolide antibiotics） clindamycin 四環黴素（tetracyclines） 氯黴素（chloramphenicol） 胺基配醣體類（aminoglycosides）
核糖核酸合成（RNA synthesis）	rifampin
去氧核糖核酸合成（DNA synthesis）	磺胺類（sulfonamides） trimethoprim quinolones

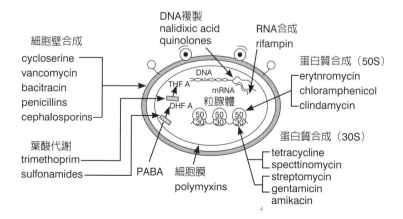

8-2 磺胺類藥物

（一）磺胺類藥物概述

細菌利用對胺基苯酸（p-aminobenzoic acid），經過二個磷的反應步驟，合成製造 DNA 所需的葉酸和四氫葉酸。磺胺類的藥物分子中，含有對胺基苯酸的結構，因此磺胺類藥物會和對胺基苯酸競爭第一步驟的合成酶（dihydropteroate synthetase），因而抑制細菌的葉酸合成，從而達到抑制細菌生長的作用。相對地，人體細胞可直接攝取食物中的葉酸，因此磺胺類藥物的作用是相當具有專一性的。

trimethoprim 的結構不像磺胺類藥物，但卻類似葉酸中 pteridine 的部分，具有抑制細菌二氫葉酸還原酶（dihydrofolate reductase）的作用。人體細胞二氫葉酸還原酶對 trimethoprim 的敏感度只有細菌的幾十萬分之一。

磺胺藥主要對革蘭氏陽性之葡萄球菌、肺炎或鏈球菌產生抑制作用，目前口服主要作為泌尿、呼吸道感染的治療，局部治療則作為燒傷治療、防止敗血病之發作。磺胺藥與抗生素有很大的差異。

（二）磺胺類藥物副作用

1. **過敏反應：** Stevens-Johnson 症候群。
2. **消化系統：** 常發生噁心、嘔吐、腹痛，可能出現黃膽。
3. **腎臟毒性：** 低溶解度，易產生結晶尿，需給予大量水或服用碳酸氫鈉（$NaHCO_3$）鹼化尿液增加溶解度，加速排泄。
4. **干擾造血機能：** 新生兒服用磺胺藥類藥物會產生核黃膽；磺胺類藥物為高氧化物，缺乏 G-6-PD 的病人服用則易產生溶血性貧血。

（三）磺胺類藥的種類

1. **短效性磺胺藥：** 為水溶性，吸收快、排泄也快。在尿中溶解度高，很少發生結晶沉澱或尿道結石，臨床上常用於治療尿道感染。如 sulfisoxazole、sulfadiazine。
2. **中等效性磺胺藥：** 如 sulfadiazine、sulfamethoxazole、co-trimoxazole。
3. **長效性磺胺藥：** 吸收快、排泄慢、毒性較大。如 sulfamethoxypyridazine、sulfadimethoxine、sulfamethoxydiazine。
4. **眼用磺胺藥：** sulfacetamide。
5. **腸道感染用磺胺藥：** 如 succinylsulfathiazole、phthalylsulfathiazole。
6. **治療燒傷用磺胺藥：** 如 mefenide、silver sulfadiazine。
   (1) **全身性感染之磺胺類藥物：** 如 sulfisoxazole、sulfamethoxazole、cotrimoxazole、Sulfasalazine。
   (2) **局部性感染之磺胺類藥物：** 如 sulfacetamide、mafenide 、silver sulfadiazine 、phthalylsulfathiazole。
   (3) **其他葉酸還原抑制劑：** 如 trimethoprim、pyrimethamine、methotrexate。

磺胺藥與青黴素作用之比較

性質	磺胺藥	青黴素
來源	化學合成品。	由活菌分泌之物質。
作用機轉	與 PABA 之結構類似，干擾細菌合成葉酸之過程。	阻礙細菌細胞壁的合成。
給藥途徑	口服有效，可由胃腸道吸收。	除耐酸性青黴素外其他不宜口服。
毒性	毒性高，易引起泌尿道結石。	毒性低，但易引起過敏性反應。

磺胺藥作用機轉

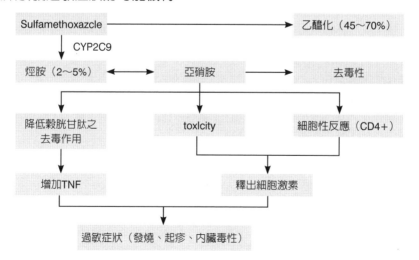

磺胺類引發過敏症狀的可能機轉

TNF：腫瘤壞死因子（tumor necrosis factor）

8-3 抗生素

（一）抗生素概述

　　抗生素的發現是醫療史上的一項重大突破，現今醫療使用它來對付因細菌感染而發生的疾病。抗生素（antibiotics）是細菌、黴菌及放線菌等微生物所分泌之化學物質，對其他微生物的成長繁殖有抑制或殺死的作用，主要是抑制細菌生長或殺死細菌，但是對於病毒、寄生蟲、黴菌或其他微生物是沒有用的。

　　現今使用之化學治療藥物多數來自天然抗生素經化學修飾之半合成品，統稱抗微生物製劑（antimicrobialagents），廣泛稱此類藥物為抗菌素。

　　青黴素是由 penicillium notatum 及 penicillium chrysogenum 等菌種分離出來的，最早由弗萊明（Fleming）於 1929 年發現，而於 1941 年開始臨床應用。

（二）抗生素使用原則

1. 抗生素之作用具有選擇性，故應先診斷清楚是何種微生物的感染後，才可在臨床上使用對抗此菌繁殖較適宜的抗生素。
2. 選擇正確的抗生素，應考慮抗菌範圍、抗藥性、藥物動力學上之因素、副作用或藥物交互作用。
3. 若劑量不足或血中的抗生素有效濃度過低，皆易產生抗藥性的菌種。
4. 合併使用兩種或多種抗生素時，應注意其劑量及藥物之間的關係。
5. 注意抗生素的毒性及排泄情形。
6. 不當使用抗生素包括以下原因：不當用藥、劑量不足、服藥時間間隔不當、藥物交互作用、服藥療程不足、重複用藥。

（三）抗藥性

　　在一個過度使用抗生素的地方，抗藥性細菌的比例便愈來愈高，抗生素也漸漸失去功用。抗藥性細菌的產生，也和人類不當使用抗生素有關。濫用抗生素藥物還會導致人體菌群失調和繼發感染，對人的聽力、肝臟、腎臟、骨髓等產生危害，更可能造成終身耳聾。

　　抗藥性的機制如下：

1. 細菌產生一種或多種酶來使抗生素分解或失去抗菌活性。
2. 細菌發生突變或產生某種酶，使抗生素作用位置的結構產生變化，細菌對藥物不敏感，抗菌藥物因而無法發揮作用。
3. 改變細胞膜的滲透性使抗菌藥物無法進入細胞內。
4. 細菌將進入細胞的抗生素排至胞外。

（四）抗生素的種類

　　抗生素可依其化學構造、抗菌範圍及抗菌機轉進行分類，下列抗生素依作用機轉及作用部位分為五大類：

1. 抑制細菌細胞壁合成。
2. 改變細菌細胞膜功能。
3. 干擾細菌蛋白質合成。
4. 阻斷細菌核酸合成及影響細菌細胞新陳代謝。

抗生素使用不當的常見情況

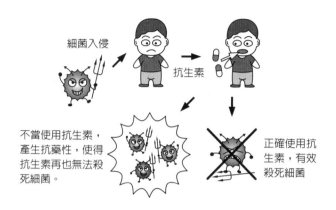

細菌入侵

抗生素

不當使用抗生素，產生抗藥性，使得抗生素再也無法殺死細菌。

正確使用抗生素，有效殺死細菌

1. 服藥期程不足：令所倖存的細菌開始產生抗藥性。
2. 用藥不當：誤用、濫用抗生素，促使細菌產生抗藥。
3. 重複用藥：細菌會慢慢學習改造自己以產生抗藥性。
4. 劑量不足：存活下來的細菌，為求生存就利用基因轉變等方法改造自己。
5. 藥物交互作用。

抗菌化學治療藥的發展歷史

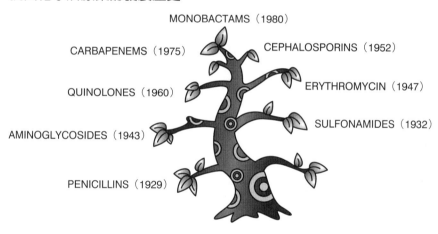

MONOBACTAMS（1980）

CARBAPENEMS（1975）

CEPHALOSPORINS（1952）

QUINOLONES（1960）

ERYTHROMYCIN（1947）

AMINOGLYCOSIDES（1943）

SULFONAMIDES（1932）

PENICILLINS（1929）

新一代的抗生素研發趨緩

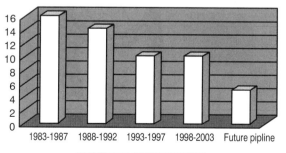

■美國 FDA 核准的抗菌藥物

8-4 青黴素抗生素

（一）青黴素概述

青黴素（penicillins）包括天然青黴素（如 penicillin G 及 penicillin V）及半合成衍生物。

細菌的細胞壁是由多醣類及胜肽聚醣（peptidoglycan）所構成的黏胜肽複合體，而青黴素競爭性抑制合成細胞壁所需之轉胜肽酶阻止黏胜肽的合成，讓使用細菌之細胞壁合成受阻。

青黴素對某些人會引起過敏反應（如低血壓休克），因此使用青黴素前應先詢問病人是否有青黴素過敏的病史，並先做青黴素皮膚試驗。青黴素並不能通過正常的腦膜而到達腦脊髓液內；但在急性腦膜炎或發燒時，青黴素則較易通過血腦屏障（BBB）而進入中樞系統。

probenecid（促尿酸排泄劑，治療痛風）因抑制青黴素經由腎小管分泌之排泄，有時被用來提高並延長青黴素的血漿濃度。

所有的青黴素都含有一個 β-lactam 環聯結到環的二級胺與其側鏈，後者的取代基決定個別青黴素主要的抗菌和藥理性質。青黴素可被 β-1actamases（penicillinases）和 amidases 分解而失去活性，所有含 β-lactam 環的抗生素，皆可透過抑制細胞壁的合成而達到殺菌的效果。

青黴素類與頭孢菌素類抗生素同屬乙內醯胺之構造，其較為嚴重的副作用為過敏反應，發生機率雖低，嚴重卻會導致急性過敏休克，稱為「青黴素休克」，造成氣管急促收縮而呼吸困難，如不立即施救易喪命。

（二）青黴素類的種類

1. **天然青黴素**：penicillin G（Pen G）、penicillin procaine，吸收慢而效期較長。
2. **半合成青黴素**：針對天然青黴素的缺點，修飾部分構造，並以天然青黴素為原料經化學合成所得，如 penicillin V、piperacillin、dicloxacillin、ampicillin、amoxicillin、ampicillin 與 dicloxacillin 合劑、carbenicillin。
   (1) **耐酶青黴素**：不受青黴素酶（penicillinases）破壞分解之青黴素，故對具抗藥性的細菌有效，如 dicloxacillin。
   (2) **耐酸青黴素**：酸性安定之青黴素，可口服不受胃酸破壞且腸道吸收較易，如 ampicillin、amoxicillin。
   (3) **廣效青黴素**：抗菌範圍比天然青黴素廣泛，如 carbenicillin、piperacillin。
3. **乙內醯胺酶抑制劑**：由鏈黴菌屬中分離出一種物質叫克拉維酸（clavulanic acid），可抑制葡萄球菌及革蘭氏陰性菌分泌之乙內醯胺酶的活性，保護青黴素分子免受分解破壞，但其本身抗菌很弱，故必須與青黴素製劑合用，如 amoxicillin 與 potassium clavulanate 合劑、ticarcillin、ampicillin 與 sulbactam 合劑。

其他 penicillins 的優點

藥物	優點
procaine penicillin（肌肉注射） benzathine penicillin G（肌肉注射）	從注射處慢慢釋放 Pen G。維持血中較長但較低的 Pen G 濃度（用於非常敏感但非致命的細菌感染，如咽炎和淋病）。
phenoxymethylpenicillin（Pen V）口服	對胃酸較穩定。
methicillin（注射） oxacillin cloxacillin（口服） dicloxacillin（口服） nafcillin	可抵抗產生 β-lactamase 的葡萄球菌的分解（即對這些球菌有療效）。
ampicillin amoxicillin（注射）	比 Pen G 較廣效，包括一些 G（－）細菌，如大陽桿菌（*E. coli*）、奇異變形菌（*Pr. Mirabilis*）、沙門氏桿菌屬（*Salmonellae*）和流行感冒桿菌（*H. influenzae*），這些藥物可被產生 β-1actamase 的細菌破壞。
carbenicillin indanylester（口服） ticarcillin（注射）	與上一類相同 + 綠膿桿菌（*Ps. aeruginosa*），這些藥物可被產生 β-1actamase 的細菌破壞。
mezlocillin（注射） piperacillin（注射）	比 Pen G 廣效，為 ampicillin 衍生物，對綠膿桿菌有效，這些藥物可被產生 β-1actamase 的細菌破壞。

殺菌劑（penicillin）和抑菌劑（tetracycline）比較

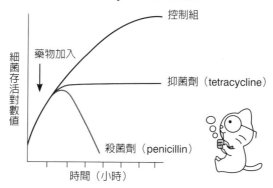

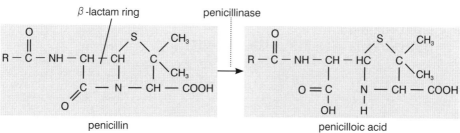

具有 β-lactam ring 的抗生素（penicillin）被 β-lactamase（penicillinase）破壞。

8-5 頭孢菌素抗生素

（一）頭孢菌素概述

在青黴素研究的初期，另外一類相似的 β-1actam 抗生素也被研發出來。1945 年分離出含 β-1actam 但與青黴素不同的物質，稱為 cepharosporin C。就如同青黴素，有成千的半合成的頭孢菌素被研發出來，頭孢菌素的作用機制與青黴素一樣。

頭孢菌素類（cepharosporins）抗生素可視為廣效抗生素，依抗菌的範圍而分類，其抗菌範圍與青黴素類中的 ampicillin 相仿。

（二）頭孢菌素的種類

1. 第一代頭孢菌素：

此為最早研發的化合物，對革蘭氏陽性菌（葡萄球菌、肺炎球菌和鏈球菌）有很強的活性，但對常見的革蘭氏陰性菌（大腸桿菌、克雷白氏桿菌和變形桿菌）只有中度的活性；這些物質對綠膿桿菌無效。此類藥的抗菌範圍與許多簡單的青黴素相似，因此可作為青黴素化療時的另類藥物。如 cephalexin（類似 ampicillin）和 cefadroxil（類似 amoxicillin）對一些革蘭氏陰性菌有效，而且可以口服；注射藥包括 cephalothin、cephapirin 和 cefazolin。

2. 第二代頭孢菌素：

比第一代的抗菌範圍廣，對革蘭氏陰性菌，如腸桿菌、克雷白氏桿菌屬以及變形桿菌屬的效果比第一代好，它們還對流行感冒桿菌有效，有些藥物對腦膜炎和淋病也有效。cefaclor 和 cefprozil 口服有效，但大部分的第二代頭孢菌素為注射用藥。臨床使用的一些半合成的藥物為 cefoxitin、cefmtaxole、cefotetan；最近一個較成功的藥物為 cefuroxime，它可以注射給藥，或以 cefuroxime axetil 口服，在血液內被酯酶分解為 cefuroxime。

3. 第三代頭孢菌素：

抗菌範圍比第一代、第二代廣，包括第一代和第二代無效的革蘭氏陰性菌，但對革蘭氏陽性菌的效果則較差，對革蘭氏陰性菌的活性較強，且對 β-1actamase 的抵抗性也較佳。第三代頭孢菌素包含 cefotaxime、ceftizoxime 和 ceftriaxone，這些藥對假單胞菌屬（pseudomonas）無效。不過有一些第三代的頭孢菌素對假單胞菌屬有效，如 ceftazidime、cefoperazone、cefepime 和 cefpirone 等。cefixime 也被歸類為第三代，口服有效；moxalactam 也歸類為第三代頭孢菌素，它的抗菌範圍廣，包括綠膿桿菌（pseudomonas aeruginosa）。

4. 第四代的頭孢菌素：

抗菌範圍類似第三代，但對 β-1actamase 較具抵抗性，如 cefepime。

細菌抗藥性基因的來源及傳播

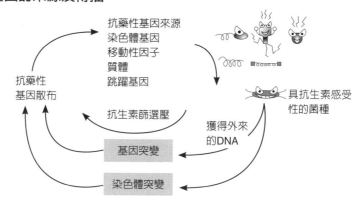

頭孢菌素之演進

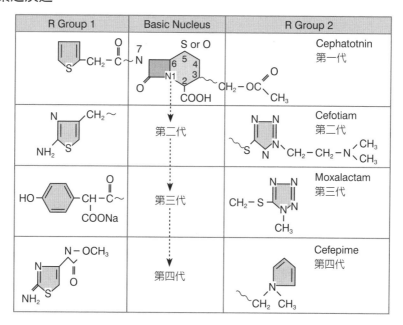

具有 β-lactam ring 的抗生素

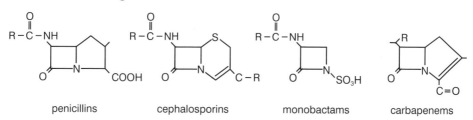

8-6 巨環內酯、林絲菌素及四環黴素抗生素

（一）巨環內酯抗生素

巨環內酯抗生素（macrolide antibiotics），顧名思義，巨環內酯爲分子的結構含有一個很大的內酯環的巨大分子，包括紅黴素（erythromycin）、clarithromycin、clarithromycin 和 azithromycin。

此類抗生素透過抑制細菌蛋白質的合成而達到制菌的作用。它們在對抗葡萄球菌、鏈球菌（對 methicillin 敏感），以及砂眼披衣菌、肺炎黴漿菌、退伍軍人肺炎桿菌等有效，它們對淋病球菌和腦膜炎球菌的感染也有效。

巨環內酯抗生素常用於治療呼吸道、皮膚和組織，以及生殖尿道的感染。此類藥物的抗菌譜與青黴素相似，因此可作爲對青黴素有過敏性病人的取代藥物，而紅黴素仍然是使用最多的大環內酯抗生素，肝毒性爲其最嚴重的副作用。

（二）林絲菌素類抗生素

林絲菌素類抗生素可抑制革蘭氏陽性菌，如金黃色葡萄球菌（不論是產生或不產生 penicillinase）、溶血性鏈球菌、肺炎雙球菌。林絲菌素類抗生素能與細菌內細胞之核糖體 50S 結合，而抑制細菌蛋白質合成，如 lincomycin、clindamycin，常見的副作用爲腹瀉、噁心和皮疹。

（三）四環黴素

1948 年一個令人興奮的抗菌物質 chlortetracycline 從 *S. aureofaciens* 分離出來，之後幾年內，陸續發現 oxytetracycline、tetracycline 和 demeclocycline（1957年），經過結構分析，發現四環黴素（tetracycline antibiotics）爲一類新的抗菌物質。

本類抗生素由於構造中具有共同之四個相連環狀結構組成，故統稱爲四環黴素。四環黴素有很好的口服活性和很廣的抗菌譜，而且四環黴素對 β-lactam 抗生素有抗藥性的細菌有效。除了從自然界發現的四環黴素外，半合成的化合物有 methacycline、doxycycline 和 minocycline，它們的優點爲作用時間較長。

四環黴素抗菌機制爲藉著抑制蛋白質合成而產生制菌作用。

四環黴素原爲廣效抗生素，對 G（＋）細菌（如葡萄球菌和鏈球菌），以及 G（-）細菌（如大腸桿菌、變形桿菌屬、克雷白氏桿菌屬、腸菌屬、奈瑟氏球菌屬和鋸桿菌屬）有效。

四環黴素的副作用：四環黴素能與骨骼和牙齒的鈣結合，影響骨骼的成長和牙齒在成長時（到 6～8 歲）的永久變色。牛奶、制酸劑、鈣、鎂、鋁和鐵與四環黴素可在腸道形成不溶的複合物，導致治療的失敗，例外爲 minocycline。

1. **天然四環黴素**：金黴素（chlorotetracycline）、土黴素（oxytetracycline）、鉑黴素（tetracycline）、demeclocycline。
2. **半合成四環黴素**：rolitetracycline、doxycycline、minocycline、methacycline。

抑制蛋白質合成的抗生素

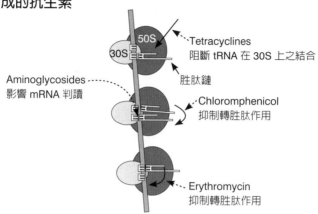

面皰和痤瘡（青春痘）形成示意圖

口服抗生素（四環黴素）是痤瘡治療的第一線用藥。[本圖為自CAN STOCK合法下載授權使用]

皮脂腺

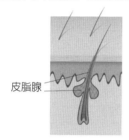 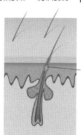 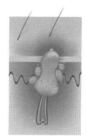 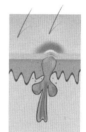

1. 健康的毛囊。

2. 死掉的細胞堵住皮脂腺，使得脂肪堆積。

3. 感染細菌，發炎、突起，形成面皰。

4. 毛囊破裂，產生膿包，形成痤瘡。

懷孕中使用抗生素之 FDA 風險等級

藥物	FDA 風險	藥物	FDA 風險
Aminoglycosides	D	Erythromycin	B
Linezolid	C	Streptogramine	B
Fosfomycin	B	Vancomycin	C
Daptomycin	B	Tetracycline	D
Colistin	C	Telithromycin	C
Clindamycin	B	Fluoroquinolones	C
Nitrofurantoin	B	β-lactams（除 IMP）	B
Clarithromycin	C	Metronidazole	B

A 級藥品：安全

B 級藥品：可能安全

C 級藥品：避免使用(對胎兒的影響尚不清楚)，除非治療上的好處大於風險

D 級藥品：避免使用(已證實對胎兒有危險)，除非治療上的利益大於風險

X 級藥品：致畸胎性

8-7 氯黴素、胺基配醣體及多胜肽類抗生素

（一）氯黴素抗生素

氯黴素（chloramphenicol）在 1947 年由 *Streptomyces venezuelae* 分離、1949 年合成，成爲第一個完全由合成製造的抗生素，爲廣效且效價很強的制菌劑，對G（+）、G（-）和立克次體屬有效。

氯黴素可用於對青黴素有過敏，且對青黴素有明顯抗藥性的肺炎雙球菌或腦膜炎雙球菌引起的腦膜炎。氯黴素可抑制代謝數種藥物的肝臟微粒體酵素系統（即 P450 系統），因此，與這些藥物併用時，可延長這些藥物的半衰期，如 phenytoin、tolbutamide 和 warfarin。

氯黴素的副作用爲骨髓抑制、貧血、再生不良性貧血。

（二）胺基配醣體抗生素

胺基配醣體抗生素（aminoglycoside antibiotics）口服的吸收可忽略，也不容易進入腦脊髓液，它們只能以非腸道方式或局部投藥。

胺基配醣體抗生素爲一組來自數種 streptomyces 的抗生素，從 1943 年到 1950 年代分離而得，包括鏈黴素（streptomycin）、neomycin、kanamycin、gentamicin和 tobramycin，以及半合成的 amikacin 和 netilmicin。胺基配醣體抗生素的研發並不熱絡，因爲它們具有嚴重的副作用。

胺基配醣體抗生素抗菌機制，能與細菌細胞內的核糖體 30S 部分結合，因而抑制細菌之蛋白質合成。

細菌易對此藥產生抗藥性，故常與青黴素類併用以增強藥效，但兩者不可事前先行混合一次注射，應單獨個別注射，否則易失效。

胺基配醣體抗生素的副作用包括產生腎毒性，亨利氏環利尿劑，如 furosemide、bumetanide、ethacrynic acid 以及一些頭孢菌素，若和胺基配醣體抗生素併用會加重後者的腎毒性，包括急性近曲小管的壞死；耳毒性，可能導致永久性的耳聾或暫時性的聽覺干擾。

（三）多胜肽類抗生素

多胜肽類抗生素屬於殺菌劑，包括 polymyxins 及 bacitracin。

polymyxins 爲一群結構類似的抗生素（polymyxin A、B、C、D、E），目前只有 polymyxin B 及 polymyxin E 被使用，其他因腎毒性太大故臨床不用；polymyxins 爲 polymyxin B 與 polymyxin E之合稱，爲界面活性劑，分解細胞膜的脂蛋白結構，使細胞膜喪失屏障功能，造成細菌細胞內原生質流失。bacitracin 因抑制細菌細胞壁合成而達殺菌之作用。

胺基配醣體的耳毒性：第八對腦神經受損

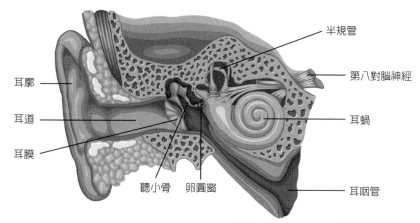

耳廓

耳道

耳膜

聽小骨　卵圓窗

半規管

第八對腦神經

耳蝸

耳咽管

[本圖為自CAN STOCK合法下載授權使用]

胺基配醣體的腎毒性

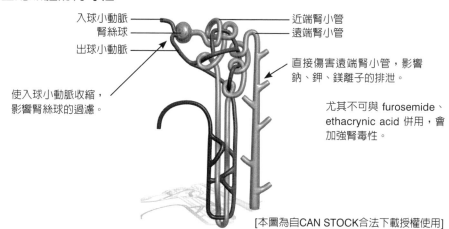

入球小動脈
腎絲球
出球小動脈

近端腎小管
遠端腎小管

直接傷害遠端腎小管，影響
鈉、鉀、鎂離子的排泄。

尤其不可與 furosemide、
ethacrynic acid 併用，會
加強腎毒性。

使入球小動脈收縮，
影響腎絲球的過濾。

[本圖為自CAN STOCK合法下載授權使用]

各種 aminoglycoside 造成聽毒性的機率

藥物	耳蝸毒性（％）	前庭毒性（％）
amikacin	3～24	1.3
gentamicin	2～24	30
kanamycin	10～60	1.3
neomycin	10～61	1.3
netilmicin	0.5～10	1.3
streptomycin	4～15	20～75
tobramycin	0.4～22	4.6

8-8 抗結核藥物、抗痲瘋藥物

（一）結核病、痲瘋病

結核病（tubereulosis）和痲瘋（1eprosy）分別由結核分枝桿菌和痲瘋分枝桿菌造成，是人類主要的分枝桿菌感染。結核病和痲瘋是典型的慢性感染，它們是所有的細菌感染之中最難治療的，用來殺死分枝桿菌的藥物稱為抗分枝桿菌藥物（antimycobacterial agents）。在開發中的國家，尤其是亞洲和非洲，肺結核仍然是一種普遍的感染，最近愛滋病（AIDS）的流行，更導致肺結核的病例增加。

結核病主要感染於肺部、泌尿、神經、胃腸及骨骼。愛滋病人較易受結核病感染。

（二）抗結核藥物

肺結核的治療需要很長的時間，從至少半年到數年，抗藥性的發展是主要的問題，藥物的副作用也變成很重要的考量。

活動性的肺結核必須以兩種或以上的藥物合併治療以延緩抗藥性的發展，只有在高危險可能感染肺結核個人的預防時，才使用單一的藥物（如 isoniazid）。

1. **第一線藥物：** isoniazid 可抑制耐酸菌細胞壁黴菌酸（mycolic acid）的形成，為治療結核病最有效的用藥。rifampin 為廣效抗菌半合成之抗生素，抑制細菌 RNA 的形成，除了對結核及痲瘋耐酸桿菌有效外，對革蘭氏陽性菌、部分革蘭氏陰性菌及病毒均有效。ethambutol 可抑制耐酸菌細胞壁的形成。其他如 pyrazinamide、streptomycin。主要的副作用為肝毒性、神經病變、視神經炎。

2. **第二線藥物：** p-aminosalicylic acid可抑制細菌葉酸的合成，使核酸無法形成。ethionamide 可抑制細菌細胞壁的形成。其他如 kanamycin、amikacin、cycloserine、viomycin、ciprofloxacin、ofloxacin、fluoroquinolone。第二線藥物比第一線藥物差且較毒，用於對第一線藥物有過敏的病人或用於治療非典型分枝桿菌引起的疾病，或對第一線藥物有抗藥性的分枝桿菌。

（三）抗痲瘋藥物

痲瘋由痲瘋桿菌（或 Hansena 桿菌）所造成，全世界大約有 1,000 萬病例，主要發生在亞洲、非洲和南美。抗藥性很容易產生，因此必須以兩種藥物合併治療。

痲瘋病進行緩慢，開始時，會先侵犯末梢神經，使手足失去感覺而受傷結疤，接著臉部亦受感染。目前治療痲瘋病採用多種藥物同時投予方式，以降低抗藥性的發生而提高療效。

抗痲瘋藥物（anti1eprosy Drugs）包括 dapsone（DDS），其結構類似磺胺類藥物，可抑制葉酸的合成。其他如 clofazimine，為痲瘋第二線用藥。

抗結核藥物的藥物標的及其作用機制

抗結核藥物	抗藥性基因	抗藥性基因產物	基因突變機率
streptomycin	rpsL rrs	Ribosomal protein S12 16S rRNA	約60% 小於10%
rifampin	rpoB	β-RNA polymerase	大於95%
isoniazid	katG oxyR-ahpC inhA kasA ndh	Catalase-peroxidase Alkylhydroreductase Enoyl-ACP reductase β-Ketoacyl-ACP synthase NADH dehydrogenase	60～70% 大約20% 小於10% 小於10% 未知
ethambutol	embCAB	Arabinosyltransferase	大約70%
pyrazinamide	pncA	Amidase	70～100%
kanamycin	rrs	16S rRNA	大約65%

肺結核的症狀

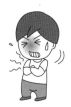 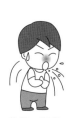 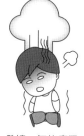 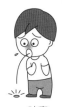

胸痛　　　體重下降　　咳嗽、氣喘　　發燒、無故疲倦　　胃口不佳　　　吐痰

肺結核的發病常會因身體狀況不良而發生

吸入帶結核菌的飛沫

免疫系統正常運作

無症狀感染

免疫力減弱成因：
— 胃切除
— 大量使用腎上腺素
　類固醇（corticosteroid）
　或免疫抑制性藥物
— 酗酒
— 營養不良
— 過分疲累勞碌
— 患上令免疫系統
　功能減弱的疾病

免疫力減弱成因：
— 免疫力缺乏症
— 愛滋病
— 癌症
— 糖尿病
— 矽肺病
— 慢性肺病，如肺氣
　腫，慢性支氣管炎

病發

8-9 抗黴菌藥物

（一）黴菌感染

經黴菌感染所造成的疾病，稱為黴菌病（mycoses），可分為表面性和全身性二種，全身性的黴菌感染主要發生在免疫力不全的病人（AIDS 的病人、使用 corticosteroid 藥物的病人、使用抗癌藥物的病人）上，一般常見的黴菌感染局限於皮膚表層。

一般說來，造成表面性或全身性感染的黴菌種類不同，但有些黴菌，例如白色念珠菌，除感染表面外，亦可侵入組織。

黴菌感染可分為兩類：

1. 局部性感染：皮膚、指甲及口腔、陰道等黏膜受念珠菌、癬菌、黴菌感染，引起之灰指甲、香港腳（足癬）、髮癬、股癬。

2. 全身性感染：麴菌、球黴菌、囊球菌、念珠菌等部分真菌於身體內之組織造成嚴重全身性感染。

抗黴菌藥膏應避免接觸眼睛，應完成全程治療，不宜因病情好轉而自行停藥。股圓癬及體癬經治療 2～3 星期，足癬 4 星期未見改善時，應告知醫師。若病情惡化或持續，或有皮膚刺激性（燒灼感、刺痛感、紅腫、搔癢），應停藥並告知醫師。

（二）用於體表的抗黴菌藥物

1. 局部感染之抗黴劑：

水楊酸（salicylic acid）能夠在不影響活性表皮的結構下，使皮膚角質層產生脫屑作用。水楊酸在 3～6% 的濃度下具有去角質化作用，高濃度則用於疣及雞眼、皮膚癬感染之治療，或作為面皰治療的角質溶解劑。十二烯酸（undecylenic acid）用於香港腳外用軟膏、溶液等製劑的成分，常見於市售成藥中。這類的藥物還有 tolnaftate、clioquinol、ciclopirox olamine、clotrimazole、econazole、oxiconazole。

2. 全身感染之抗黴劑：

flucytosine 可以抑制黴菌之 DNA 生合成，用於念珠菌及球黴菌引起之心內膜炎、腦膜炎及敗血病等全身性黴菌感染之治療。terbinafine 為廣效抗黴劑，抑制黴菌麥角脂醇之生合成而破壞細胞膜，用於皮膚、指甲之念珠菌感染及灰指甲之治療。這類的藥物還有 miconazole、ketoconazole、itraconazole、fluconazole。

3. 抗黴抗生素：

抗黴抗生素大多屬多烯類，為廣效抗黴劑，由於毒性甚強，大半僅作為局部黴菌感染之用。amphotericin B 可改變黴菌細胞膜的通透性，而破壞其組織。nystatin 可與位於黴菌細胞膜上的麥角脂醇（ergosterol）結合，改變細胞膜的通透性，人類細胞中主要的 sterol 為 cholesterol，因此此藥具有選擇性的毒性。griseofulvin 可破壞細胞分裂期的紡錘體，中止細胞分裂。

兩性黴素 B 的作用轉機

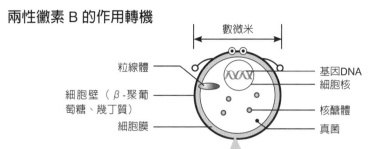

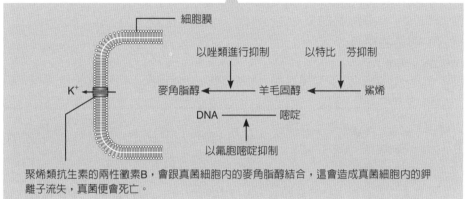

聚烯類抗生素的兩性黴素B，會跟真菌細胞內的麥角脂醇結合，這會造成真菌細胞內的鉀離子流失，真菌便會死亡。

抗黴菌藥物的作用模式

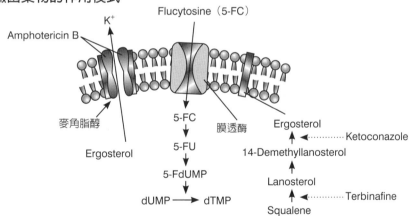

抗黴菌藥物的種類

作用機轉	藥物
抑制黴菌細胞膜之形成	polyene：amphotericin B、nystatin、polymyxin。 azoles：又分成 imidazole（clotrimazole、miconazole、ketoconazole；triazole）；（fluconazole、itraconazole）。 allylamine：terbinafine。
抑制黴菌 DNA 合成	flucytosine（5-FU）
抑制黴菌有絲分裂	griseofulvin

8-10 抗病毒藥物

（一）病毒概述

病毒（virus）是構造相當簡單的一種微生物，包括外層之莢膜（醣蛋白）及核酸（RNA 或 DNA）兩部分，當病毒侵入人體細胞後，它會脫掉外層的莢膜，依靠宿主提供之能量及養分來製造病毒所需之核酸、蛋白質或酵素來繁殖生長。

病毒為細胞的寄生蟲，本身沒有代謝的機制，僅能在活的宿主細胞內繁殖。疫苗是目前控制病毒感染的主流，一些有效的抗病毒藥物已在臨床上使用，儘管效力有限，但它們改變了一些疾病的治療方式。

（二）病毒的種類

1. DNA 病毒：

水痘、腦炎疱疹、生殖器疱疹、眼睛疱疹、帶狀疱疹、疣、天花、上呼吸道感染、B 型肝炎等。

2. RNA 病毒：

小兒麻痺、黃熱病、德國麻疹、狂犬病、麻疹、流行感冒、腮腺炎、愛滋病、登革熱、腸病毒、A 型肝炎及 C 型肝炎等。

（三）抗病毒藥物

抗病毒藥物的作用機轉為有抑制病毒穿透細胞，如 amantadine；干擾病毒核酸的合成，如 acyclovir、zidovudine；蛋白質酵素抑制劑（protease inhibitor），如 saquinavir。

amantadine 可抑制病毒的剝外套膜作用，使病毒無法穿透細胞。多用於流行感冒 A 型病毒的預防及治療，可縮短 A 型感冒發病（症狀）的時間；至於治療巴金森氏病及藥物引起之外錐體症狀副作用，疫苗的接受性較高，所以，此藥可用於尚未接種之人，或正在流行期時。idoxuridine 可抑制病毒 DNA 核酸的生合成，用於單純疱疹病毒第一型引起角膜炎之治療。vidarabine 為抗病毒之廣效抗生素，用於單純疱疹病毒第一型引起角膜炎或腦膜炎。

acyclovir 需經由一種主要由病毒所合成的酵素磷酸化後，才會有活性，因此具有選擇性毒性，為最常用之疱疹治療藥物，用於單純疱疹病毒第一型、第二型引起角膜炎及生殖器疱疹、水痘及帶狀疱疹之治療；能有效對抗皰疹病毒（herpes simplex），但僅能抑制正在複製中的病毒，對潛伏中的病毒無效。ganciclovir 為 acyclovir 的類似藥物。ribavirin 為廣效抗病毒藥物，可同時對病毒 DNA 及 RNA 核酸生成產生抑制作用，用於呼吸融合細胞病毒（RSV）引起幼兒下呼吸道感染之治療。

zidovudine（AZT）為人類免疫缺乏病毒（HIV）反轉錄酶抑制劑，使 HIV 無法生成核酸，用於 HIV 病毒引起的愛滋病之治療，這類的藥物還有 didanosine（ddI）、zalcitabine（ddC）、saquinavir、indinavir。

抗病毒藥物作用機轉

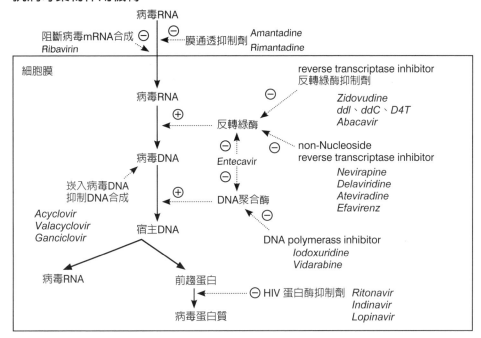

病毒的基本構造

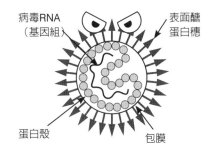

遺傳物質：依病毒的種類不同，其遺傳物質可能為單、雙股的 DNA 或 RNA，呈現線型或環型。

蛋白質外鞘：包在病毒遺傳物質外面，是由許多病毒的蛋白質小單元所組成，我們稱之為「蛋白質外鞘（蛋白殼）」。根據病毒種類也有不同的蛋白質外鞘，如呈現桿狀（或稱螺旋狀）、多面體或是更複雜的形狀。

外套膜：有些動物病毒還具有一種輔助構造「病毒封套（viral envelope）」或稱「病毒外套膜」，可方便病毒感染宿主。這個封套由「包膜」和「表面醣蛋白穗」所組成。

表面醣蛋白穗：這是指包膜表面上的病毒蛋白質，主要功能是和宿主細胞接觸以進入。

肝炎病毒示意圖

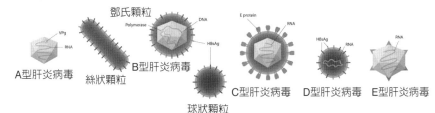

A型肝炎病毒　絲狀顆粒　B型肝炎病毒　球狀顆粒　C型肝炎病毒　D型肝炎病毒　E型肝炎病毒

[本圖為自CAN STOCK合法下載授權使用]

8-11 防腐劑與消毒劑

（一）防腐與消毒

消毒劑（disinfectants）是應用於無生命物體而具殺菌作用之製劑；防腐劑（antiseptics）則為應用於活體組織而具殺菌或抑制細菌生長作用之製劑。

酚（phenol）早在細菌被發現前即已長期作為除臭劑，以及後來用於傷口感染的防腐劑，Beyer 氏更證明了 70%（W/V）酒精具有很好的殺菌性質。

（二）常用防腐劑及消毒劑

1. 醇及醛類：

酒精（alcohol）／乙醇（ethanol）是藉由脫水原理而使細菌蛋白質變性以達殺菌防腐作用，是目前用得最廣且最廉價的防腐劑，殺菌力最強的濃度是 70%（W/V），即 78%（V/V）。異丙醇（isopropyl alcohol）的殺菌效力較乙醇強，可作為乙醇的代替品。福馬林（formalin）是濃度 37% 的甲醛溶液，藉由細菌蛋白質與甲醛產生化學反應而變性失效，進一步產生殺菌之作用。

2. 酚類：

eugenol 使細菌蛋白質沉澱變性失效而產生殺菌之效，這類的藥物還有 resorcinol、hexachlorophene。

3. 陽離子界面活性劑：

benzethonium chloride 藉其界面活性吸附細菌外表，破壞細胞膜及細胞壁而殺死細菌，具廣效殺菌作用。這類的藥物還有 methylbenzethonium chloride、cetylpyridinium chloride、chlorhexidine。

4. 氧化劑：

雙氧水（hydrogen peroxide）具氧化作用而有殺菌之效。

5. 鹵化物：

優碘（povidone-iodine），為碘與 polyvinylpyrrolidone（PVP）製成之水溶性複合體之含碘製劑，能碘化細菌蛋白質而殺死細菌。

6. 其他：

ethacridine lactate 溶液為緩效消毒劑，對許多革蘭氏陽性菌具有抑菌效果，但對革蘭氏陰性菌效果較差，對芽胞（spore）類無效。洗劑（calamine）為 zinc oxide 加上少量 ferric oxide 製備而成，具緩和的收斂作用，使用於皮膚能產生舒適及保護效果。zinc oxide 本身也具有收斂作用，使用於皮膚能產生舒適及保護效果。benzyl benzoate lotion 能夠殺死寄生性節足動物。

常用的醫療器具消毒劑

製劑	清毒程度	殺菌作用	殺孢子作用
8%甲醛、2% glutaraldehyde	高	有	有
70%酒精、2%碘、5,000ppm hypochlorite或iodophor	中等	有	無
75ppm iodophor、含1%酚的四級銨化合物	低	有	無

povidone-iodine的結構式

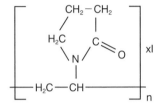

povidone-iodine之殺菌消毒水溶液，為刺激性很小無痛性之碘藥水。povidone-iodine能於皮膚表面形成殺菌膜，碘持續游離出來，產生強力殺菌作用，對於細菌（包括革蘭氏陽性菌和陰性菌）黴菌、孢子、濾過性病毒等均有著效。

類鐸受體

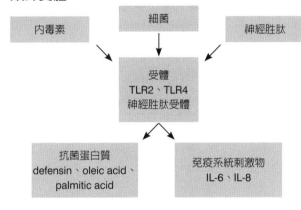

免疫細胞上有一群受體，用來偵測各種外來物質，稱做「類鐸受體」（toll-like receptor，TLR），主要參與未引發專一性抗體的「非特異性免疫反應」。

阻斷病原侵犯的方法

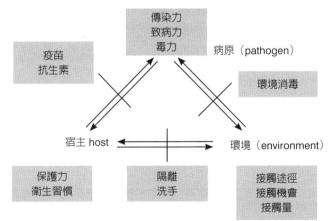

除了疫苗和抗生素等藥物，洗手與消毒也是阻斷病原侵犯的一種方法。

8-12 癌症

（一）癌症概述

腫瘤係指人體內的不正常細胞於常控下增生形成的組織。於特定部分生長者通常稱為良性瘤；如腫瘤細胞侵犯、破壞周圍組織構造，或經血液擴散到其他身體部位形成腫瘤轉移時，稱為惡性腫瘤或癌症。

癌症是目前威脅人類健康和生命的頭號殺手，每年均高居我國十大死亡原因的榜首，其之形成主要是細胞的生長、增殖及分化失去控制所致。正常的細胞經過一定次數的分裂完成分化後，即已失去分裂增殖的能力，當細胞癌化後，那些處於分化末端的細胞似乎又逆行回去，恢復分裂增殖的能力，因此在體內長成腫瘤。

自 1982 年以來，癌症一直高居國內死亡原因的第一位。因癌症而死亡的人數約占所有死亡人數的 20%，使得大家談癌色變。

癌症形成的原因包括輻射線照射（如太陽紫外光、核能等）、DNA 病毒感染、細胞突變、藥或化學致癌物質、機械式磨擦、飲食習慣、遺傳。

傳統的癌症治療，主要是抑制快速增殖癌細胞的生長與引發其凋亡。細胞凋亡是細胞的一種基本生理現象，在多細胞生物的發育過程中和個體存活時，扮演去除不需要的或異常細胞的角色。

（二）癌症的治療方法

癌症的治療方法包括外科手術（切除癌症病灶及其周圍的組織）、放射線照射（鈷60直接照射，殺死癌細胞）、免疫療法（使用干擾素）、化學療法（使用抗腫瘤藥物直接抑制癌細胞的成長或殺死癌細胞，一般臨床均以多種藥物併用，療效較佳且不易產生抗藥性）。

癌症細胞的特點就是會增生，而抗癌藥物就是針對癌細胞的這個特點來發展。目前抗癌藥物的作用有損傷 DNA、抑制 DNA 的合成，或者是干擾有絲分裂的過程等機制來抑制細胞的增生。

目前所使用的抗癌藥物的選擇性不是很高，正常細胞及癌細胞的增生皆會受到抑制。因此通常投予藥物一段時間（例如 7 天）後，需停藥一段時間（例如 14 天），這種治療方式，主要是讓正常細胞的數量可以恢復回來。

抗癌藥物所面臨的主要問題，是癌細胞所產生的抗藥性，為降低腫瘤細胞的抗藥性，抗癌藥物常合併使用。

抗癌藥物有如刀的兩面，可以殺死癌細胞，但是同樣也會影響體內正常組織、作用於體內任何正常生長的細胞，例如體內的骨髓、腸胃道、生殖系統和毛囊等器官均會受到影響，不過這些組織在治療結束後很快就會恢復正常了。

（三）癌症的免疫療法

1. 癌症疫苗：最成功的是HPV疫苗，預防與減少子宮頸癌。
2. 免疫檢查點抑制劑：一種單株抗體，藉由結合PD-1，打開T細胞的開關，或抑制掉PD-L1、PD-L2的作用，來重新活化T細胞。
3. 基因改造的CAR-T治療：培養T細胞，同時再透過改變基因排序的方式與T細胞結合後，再回輸人體體內。

臺灣十大癌症的五年存活率

臺灣十大癌症	五年存活率	
	女性	男性
1. 肺癌	11.9%	10.4%
2. 肝癌	16.1%	13.0%
3. 大腸直腸癌	50.7%	46.9%
4. 乳癌	72.3%	－
5. 胃癌	33.8%	29.2%
6. 口腔癌	54.6%	40.2%
7. 子宮頸癌	71.5%	－
8. 攝護腺癌	－	50.2%
9. 食道癌	18.1	12.7%
10. 胰臟癌	9.5%	8.8%

大腸直腸癌：從正常組織到腫瘤組織的形態變化

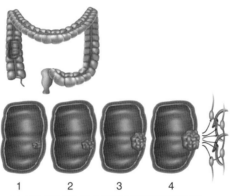

[本圖為自CAN STOCK合法下載授權使用]

從正常細胞轉變為癌細胞的過程

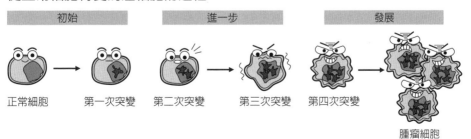

8-13 癌症的化學療法

（一）化學治療概述

癌症的化學治療即是指利用藥物來治療癌症的方法。癌細胞是處於異常增生狀態而不受正常生理衡定所節制，所以，化學治療就是經由停止癌細胞的生長或直接破壞癌細胞等手段來達成制癌的目的。

抗癌藥物不僅抑制癌細胞的增生，正在增生的正常細胞（例如骨髓、口腔及腸胃道的上皮組織）也會受到抑制。因此抗癌藥物會有一些一般性的副作用，如骨髓細胞的抑制（貧血、出血，紅血球、白血球及血小板減少）、口腔及胃腸道潰瘍、掉髮、不孕、噁心、厭食等。

經由靜脈之注射得全身性化學治療（systemic chemotherapy）一直是癌症化學藥物治療之主流，其使用之對象經常是已有轉移或是無法手術根除之惡性腫瘤。除了早期癌症可以外科切除外，癌症是一種全身性的疾病，它經常非僅局限在腫瘤之原發部位，而可經由血液、淋巴管轉移到遠端器官。

（二）抗癌藥物的種類

1. **烷化藥物**：癌細胞之雙股 DNA 直接與烷化劑形成化學鍵結而斷裂，抑制核酸之複製，只對 S 期成長的癌細胞有效，如 chlorambucil、melphalan、cyclophosphamide、busulfan、cisplatin。

2. **抗代謝藥物**：核酸生合成過程中的重要酵素，因而癌細胞 DNA 生成受阻。這類藥物構造常與正常核酸代謝物類似，但是有拮抗的作用。如 mercaptopurine、fluorouracil（5-FU）可抑制核酸生合成導致癌細胞生長受阻。methotrexate（MTX）抑制葉酸的生合成，導致細胞死亡。這類藥物還有 tegafur、capecitabine、cytarabine、gemcitabine、hydroxyurea。

3. **抗腫瘤抗生素**：如 dactinomycin、daunorubicin、doxorubicin、bleomycin、mitomycin C。

4. **天然物抗腫瘤藥物**：vincristine、vinblastine 為長春花分離之生物鹼，可抑制癌細胞進行有絲分裂，影響細胞週期的 M 相使其成長受阻。這類藥物還有 etoposide 及八角蓮（teniposide）、紫杉醇（paclitaxel）。

5. **激素藥物**：激素類藥物的作用目標為「激素依賴性腫瘤」，如生殖器官腫瘤，作用機轉為抑制或拮抗腫瘤細胞所需要的激素，改變其生長形態，使之不利於腫瘤細胞的生長，或減緩癌細胞的生長速度，如雌性素（estrogens）、雄性素（androgen）、prednisone、tamoxifen。

（三）化學治療的目的

1. 治癒癌症。
2. 避免癌細胞之擴散。
3. 減緩癌症細胞的增殖。
4. 緩解腫瘤所引起的不適症狀。
5. 改善患者的生活品質。

抗癌藥物之作用機轉

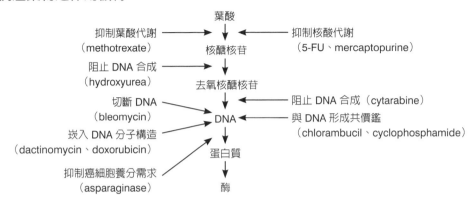

抗癌藥物的治療指數

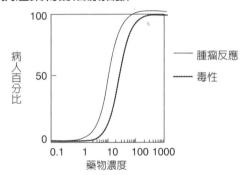

大部分抗癌藥物的治療指數都不高，會引起病患如骨髓抑制、噁心、嘔吐等副作用。治療指數狹窄，劑量太高則毒性太強，劑量偏低則療效不佳。

化療常用的止嘔吐藥物

藥名	常用劑量	急性嘔吐	延遲性嘔吐
tropisetron	5mg	化療前給藥	
granisetron	一天 2 次口服 1mg 一天 1 次 2mg		
dexamethasone	注射 8～20 mg	化療前給藥	藥物治療後 24 小時開始，每天口服 8mg，給予 4 天（cisplatin）。早晚 8mg，口服給予 2 天（非 cisplatin）。
aprepitant	125 mg/80 mg	第一天化療前給予 125mg	藥物治療後 24 小時開始，每天口服 80mg，給予 2 天。
metoclopramide	注射 2～3 mg/kg 口服 20mg 或 0.5mg/kg	化療前和化療後 2 小時注射	藥物治療後 24 小時開始，每天 4 次，口服給予 3～4 天。
prochlorperazine	口服/注射 10mg	需要時每 3～4 小時 1 次	

8-14 免疫抑制劑

（一）免疫抑制

免疫抑制劑是使免疫反應減弱或消失的藥物，常用於無益的免疫反應，例如過敏反應、自體免疫疾病或器官移植時產生的排斥現象。抑制作用並不專一，並不只作用於病因，同時會抑制正常之免疫作用與發炎反應。有些免疫抑制劑，如mercaptopurine、azathioprine、cyclophosphamide 及 methotrexate，也是細胞毒劑，常用於治療癌症。

免疫抑制劑用於器官移植等場合，許多抗腫瘤藥物可用來抑制免疫系統，亦即抑制blymphocyte 淋巴球的增生分裂，因此許多抗癌藥物也用於免疫抑制劑。

抗癌藥物當用於治療癌症時，高劑量但間斷性的給藥，對體內免疫功能的傷害較小；當用於免疫抑制劑時，使用低劑量，連續給藥，才能不斷地抑制免疫功能。

免疫淋巴球是在受到外來刺激時，才會開始增生（此與癌細胞不同，當得知有癌症時，癌細胞的數目就很多了），可以在淋巴球受刺激增生時（例如器官移植）就開始給藥，所以不需使用高劑量的藥物。

（二）免疫抑制劑

1. 葡萄糖皮質類固醇（glucocorticoids）：

常用的藥物有 prednisone，具有抗發炎及免疫抑制作用。當組織遭受外來抗原刺激時，會活化細胞產生發炎媒介物質，如前列腺素及白三烯素等，而引起發炎反應。葡萄糖皮質類固醇會抑制磷脂二酶A2（phospholipase A2）而減少發炎媒介物的產生，而且對 T 淋巴細胞有強烈的毒害作用，亦促進免疫球蛋白如 IgG、IgE 的分解，減少 IL-2 和 γ-干擾素製造。常用於治療自體免疫性疾病，例如紅斑性狼瘡（SLE）、急性腎小球腎炎及自體免疫溶血性貧血，也常用於減少器官移植手術後的排斥現象。

2. 硫唑嘌呤（azathioprine）：

在體內轉變為活性代謝產物 mercaptopurine（6-MP），進而干擾核酸（嘌呤）的合成，抑制大部分活化的分裂細胞及淋巴細胞，預防移植器官的排斥現象。

3. 環孢黴素（cyclosporine）：

黴菌代謝物，與細胞內蛋白質 cyclophilin 結合，抑制 T 淋巴細胞分化，並抑制 T 淋巴細胞活化所需的因子。較具選擇性，優於azathioprine。用於降低器官移植之排斥作用。

4. Mammalian Target-of-Rapamycin (mTOR) 抑制劑：

sirolimus 和 everolimus 及 FK-binding protein 結合以後，可以抑制 mTOR，進而阻止因 interleukin-2 引起的淋巴球活化訊息傳導及細胞分裂。

5. 單株抗體：

alemtuzumab、muromonab、rituximab。

組織器官移植的類型

2000 年美國器官移植手術數目

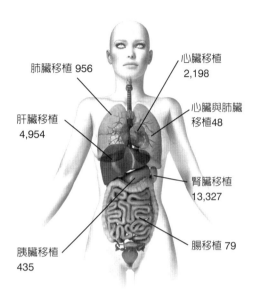

肺臟移植 956

心臟移植
2,198

肝臟移植
4,954

心臟與肺臟
移植48

腎臟移植
13,327

胰臟移植
435

腸移植 79

[本圖為自CAN STOCK合法下載授權使用]

組織器官移植的類型：
1. 自體移植（autograft）：如皮膚。
2. 同系移植（syngeneic or Isograft）：同卵雙
   胞胎。
3. 同種異體移植（allograft）：最常見。
4. 異種異體移植（xenograft）

免疫抑制劑的組成

藥物類型	可選擇之藥物
Calcineurin 抑制劑	cyclosporine、tacrolimus
類固醇	prednisolone
輔助製劑	azathioprine、MMF、sirolimus
抗 CD25 單株抗體	basiliximab、daclizumab
補充製劑	CCB、HCRI
感染預防	TMP-SMX、antivirals

MMF：mycophenolate mofetile；CCB：calcium channel blocker；HCRI：HMG CoA reductase
inhibitor；TMP-SMX：trimethoprime-sulfamethoxazole

8-15 **愛滋病治療藥物**

（一）愛滋病

人類免疫缺乏病毒（Human Immunodeficiency Virus，HIV）是造成後天免疫缺乏症候群（Acquired Immuno Deficiency Syndrome，AIDS）──俗稱為愛滋病──的病毒，於1983年被發現，可分為兩大型，HIV-1及HIV-2，而造成全世界人類大流行的主要是HIV-1。

愛滋病毒容易產生突變，肇因於反轉錄酶在基因複製的過程缺乏修復的功能，再加上愛滋病毒快速而大量複製，以及宿主的選擇性免疫壓力。基因重組肇因於宿主同時感染兩種不同亞型的病毒，而這兩種不同亞型的病毒的RNA可同時組裝在一個病毒顆粒，以及反轉錄酶具有可以在兩個RNA模子之間反覆跳躍（strand-switch）的活性，而造成新合成的proviral DNA，進而形成新的基因重組型。

（二）愛滋病的傳染途徑

1. 與感染愛滋病毒者發生口腔、肛門、陰道等方式的性行為。
2. 輸用被愛滋病毒汙染的血液、血液成分、血液製劑，或者與感染病毒者共用針頭、針筒，或者接受感染者的器官移植。
3. 由愛滋病母親在生產、懷孕或哺乳過程垂直傳染給嬰兒。

（三）愛滋病治療藥物

1. **核苷酸反轉錄酶抑制劑**：zidovudine（AZT）、didanosine（ddI）、didanosine EC（ddI EC）、zalcitabine（ddC）、stavudine（d4T）、lamivudine（3TC）、abacavir（ABC）、tenofovir（TDF）。
2. **非核苷酸反轉錄酶抑制劑**：nevirapine（NVP）、efavirenz（EFZ）。
3. **蛋白酶抑制劑**：indinavir（IDV）、saquinavir（SQV）、ritonavir（RTV）、nelfinavir（NFV）、lopinavir。
4. **融合抑制劑**：enfuvirtide（T20）。
5. **嵌合酶抑制劑**：raltegravir。

（四）雞尾酒療法（HAART，Highly Active Anti-Retroviral Therapy）

1. **三藥併用療法：**
蛋白酶抑制劑加上另外兩種核苷酸反轉錄酶抑制劑的協同效果，能夠將大多數感染者體內的愛滋病毒活動性完全壓制，使愛滋病毒連產生突變的機會都沒有。
2. **四合一合併療法：**
兩種蛋白酶抑制劑加上兩種核苷酸反轉錄酶抑制劑，為現代處方的主流，它是利用藥物之間的交互作用來達到延長藥物在體內作用時間的效果，以期達到一天服藥2次、並降低食物的影響的目標。

愛滋病毒示意圖

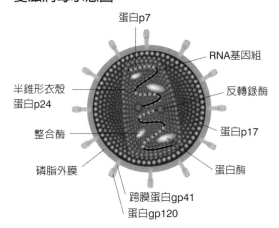

蛋白p7
RNA基因組
半錐形衣殼蛋白p24
反轉錄酶
整合酶
蛋白p17
磷脂外膜
蛋白酶
跨膜蛋白gp41
蛋白gp120

愛滋病毒進入人體血液後，經由病毒外套的 gp120/41 抗原與帶有 CD4 分子的血球（CD4 淋巴球、單核的吞噬細胞）或其他的身體細胞結合後，進入細胞內，並釋放出 RNA。在細胞內，愛滋病毒利用本身特有的反轉錄酶將它的遺傳物質（核糖核酸，RNA）反轉錄成去氧核糖核酸（DNA）後嵌入細胞核的 DNA 中。而後愛滋病毒再利用此 DNA 轉錄成 RNA，製造蛋白質和其它病毒複製所需的物質。[本圖為自CAN STOCK 合法下載授權使用]

HIV 破壞 T，細胞過程與藥物作用部位

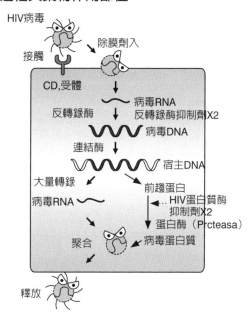

HIV病毒
除膜劑入
接觸
CD,受體
病毒RNA
反轉錄酶
反轉錄酶抑制劑X2
病毒DNA
連結酶
宿主DNA
大量轉錄
前趨蛋白
病毒RNA
HIV蛋白質酶抑制劑X2
蛋白酶（Prcteasa）
聚合
病毒蛋白質
釋放

預防愛滋病的方法

| 採取安全性行為正確使用安全套 | 妥善處理傷口 | 不應共用私人物件 | 接觸血液 / 體液前應戴上手套 | 沾染血液的物件應適當消毒 |

8-16 抗寄生蟲藥物

（一）寄生蟲

寄生是指一種有機體需要依靠另一種有機體才能生存的一種關係。雖然微生物（如細菌）可能有此關係，但通常只有蠕蟲（helminths）和原蟲（protozoa）被稱為寄生蟲。抗寄生蟲藥物（antiparasitic drugs）就是用來消滅寄生蟲的藥物。

人類及動物是許多寄生蟲的宿主，寄生蟲常藉被其幼蟲及蟲卵汙染之食品、飲水、肉類或土壤等進入人體，寄生蟲多分於人體內的腸道、腸壁、血液、肌肉或內臟等部位寄生。個人有蟯蟲感染時，全家大小每個人都應接受藥物治療，才能根除。瀉劑常與驅蟲劑併用，以加速寄生蟲經腸道由大便排出體外。

（二）抗蠕蟲藥物

bephenium hydroxynaphthoate 可抑制寄生蟲體內葡萄糖的輸送及代謝。diethylcarbamazine 可增強身體免疫系統對蟲體之吞噬作用。levamisole 可抑制寄生蟲 ATP 的形成而使其失去能量來源。mebendazole 為廣效驅蟲劑，阻斷寄生蟲對葡萄糖的攝取及細胞分裂。piperazine 在麻痺寄生蟲肌肉後，讓寄生蟲隨腸道蠕動被排出體外。這類藥物還有 praziquantel、pyrantel pamoate、pyrvinium pamoate、thiabendazole、niclosamide。

（三）抗原蟲藥物

1. 瘧疾（malaria）：
瘧疾是最嚴重的原蟲疾病，感染的方式為雌性瘧蚊叮咬人體後，把孢子體注入人體的微血管，由血液帶到肝臟，在肝臟進行繁殖形成組織分裂體，此為肝階段或紅血球前期。經過一段時間後，組織分裂體破裂釋放出大量的裂殖體而感染紅血球，開始紅血球期。裂殖體在紅血球繁殖，導致紅血球的破裂和臨床徵狀的出現。

2. 阿米巴痢疾：
以 metronidazole 治療急性感染。

3. 滴蟲病（trichomoniasis）：
引起陰道炎和尿道炎。陰道滴蟲是陰道產生分泌物常見的原因，偶爾引起兩性的尿道炎。以 metronidazole 治療頗有效。

4. 錐蟲病（trypanosomiasis）：
可造成非洲昏睡病（sleeping sickness），影響中樞神經和周邊器官。melarsoprol 為首選藥，suramin 或 pentamidine 則用於疾病早期，尚未牽涉到中樞神經系統，因為它不能通過血腦障壁。

5. 利什曼病（ieishmaniasis）：
為細胞內的原蟲寄生蟲，由感染的沙蚊叮咬而傳染給人類。表皮和內臟的感染皆可以 stibogluconate 治療，也可用 metronidazole 或 pentamidine。

常見的蠕蟲

種類		說明
圓蟲或線蟲	蛔蟲	為常見的圓蟲，感染全世界 25% 人口，在亞洲很普遍。
	蟯蟲	在小孩的感染很普遍，肛門搔癢是主要的症狀。
	鉤蟲	鉤蟲是熱帶和亞熱帶國家之中，缺鐵貧血常見的原因。
	鞭蟲	常與蛔蟲和鉤蟲同時感染腸道。
	絲蟲	包括淋巴絲蟲病和蟠尾絲蟲病。前者的成蟲活在淋巴管內，可能引起阻塞性淋巴腫，幼蟲在皮膚上死亡造成慢性搔癢，若發生在眼角膜會導致疤痕和眼盲。
血吸蟲		可影響膀胱、尿道或小腸。
條蟲		包括豬肉條蟲和牛肉條蟲，寄生在腸壁上。

治療瘧疾的藥物

藥物	用於臨床	用於消滅肝階段的瘧原蟲	用於預防
chloroquine	是	否	是 除了鐮狀瘧原蟲產生抗藥性的地區
quinine	是 包括抗藥性的鐮狀瘧原蟲	否	否 毒性太強
primaquine	否	是（間日和卵形瘧原蟲）	是（間日和卵形瘧原蟲）
pyrimethamine	否	否	與 chloroquine 合用

瘧原蟲的生活史及抗體瘧原蟲藥物的作用部位

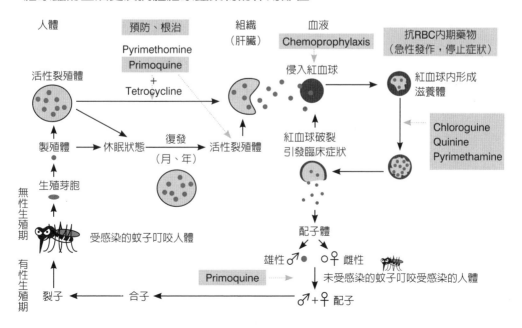

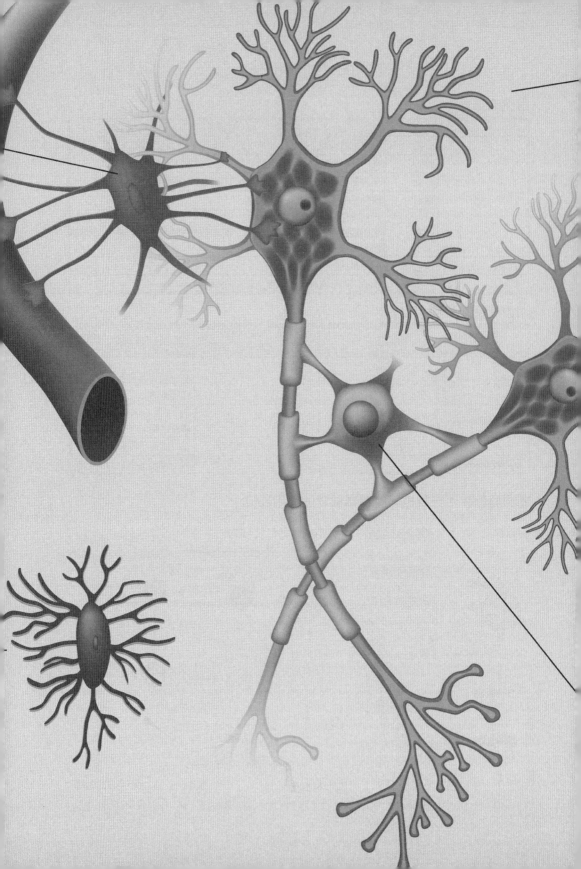

第 9 章
激素與相關藥物

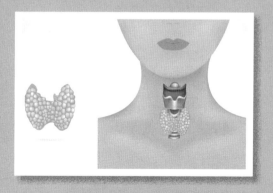

9-1 **激素概述**

（一）激素的作用

人體生理功能是受神經及內分泌（endocrine system）兩大系統之調控。內分泌系統是由不同腺體（glands）組成的，它能製造並釋出不同的化學物質注入血液，傳送至各組織發揮其活性。此化學物質通稱激素或荷爾蒙（hormone），每一腺體至少分泌一種激素，激素具有促進組織或器官的成長及修補功用。

正常人的激素分泌量需保持一定，以維持生命體於恆定狀態。當血中激素濃度超過標的器官所需時，激素便抑制內分泌腺分泌該激素；反之，當激素濃度不足以維持其正常生理作用時，則回饋抑制現象會減輕或消失，使得內分泌腺分泌多量的激素。

內分泌藥物包括激素本身、激素類似物質或拮抗劑，以及可抑制或促進其代謝作用的藥物。

內分泌藥物的治療用途包括治療某種特殊激素的缺乏症或恢復其正常作用；改變或檢查內分泌系統的功能性整合，例如抑制激素的負回饋抑制路徑（pathway）而促進腺體的分泌；治療某特殊激素過度或不適當的作用；經由改變正常功能性內分泌反應以治療疾病，例如利用性腺激素來治療乳癌。

（二）激素的種類

內分泌系統以大腦下視丘神經細胞為中心，由其神經及分泌之激素來掌控腦下垂體，再經由腦下垂體釋出之激素來刺激體內腺體，分泌各類激素激發許多生理反應。

1. **下視丘激素**：大部分為多肽類物質，可調節腦下垂體的後葉激素的釋出。例如性腺素釋出激素（GnRH）、促甲狀腺素釋出激素（TRH）、促腎皮質素釋出激素（CRH）、生長素釋出激素（GHRH）、生長素抑制激素（SRIH）、激乳素釋出激素（PRH）、激乳素抑制激素（PIH）。

2. **腦下垂體激素**：為多肽類物質，依其分泌激素的部位可分為兩類。

   (1) 前葉激素：性腺素，濾泡刺激素（FSH）及黃體化激素（LH）兩種，促進卵巢卵子生長及排出、睪丸精子的生成，並可同時調控男性激素的分泌。促甲狀腺素（TSH），促進甲狀腺製造甲狀腺素及釋出的功能。促腎皮質素（ACTH），刺激腎上腺皮質素的製造及釋出。生長激素（GH），促進身體正常之生長及發育。泌乳素，促進女性臨盆後乳汁之分泌。黑細胞刺激素（MSH），調控皮膚色素。

   (2) 後葉激素：催產素（oxytocin），於臨盆時有強烈的子宮收縮作用，故有催生的功能。抗利尿素（ADH），促進腎臟水分的再吸收。

3. **末梢腺體激素**

   (1) 性激素：男性激素又稱雄性素（androgens），女性激素又分為雌性素（estrogens）及助孕素（progestins）。

   (2) 甲狀腺素：調節身體的新陳代謝功能。

   (3) 腎上腺皮質素：調節體內之電解質、醣類及蛋白質的代謝。

直接作用於內分泌腺細胞以刺激或抑制激素分泌的物質

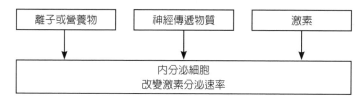

內分泌系統位置示意圖

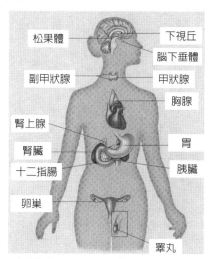

[本圖為自CAN STOCK合法下載授權使用]

外分泌腺與內分泌腺

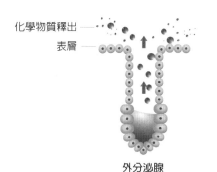

外分泌腺

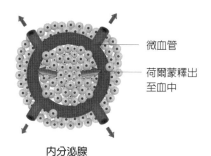

內分泌腺

外分泌腺具有導管（所以又稱有管腺），負責運送腺體的分泌物並送至人體區部的地方，如所有的消化腺、汗腺、淚腺、唾腺等都是外分泌腺。[本圖為自CAN STOCK合法下載授權使用]

內分泌腺會分泌激素（荷爾蒙），再由血液輸送到全身的細胞，以調節身體的機能。[本圖為自CAN STOCK合法下載授權使用]

9-2 腦下垂體激素藥物

（一）腦下垂體

　　腦下垂體是身體中激素的主要控制中心，它位於顱骨底之一個名為碟鞍的空隙。正常腦下垂體會產生幾種重要激素，包括腎上腺皮質激素會刺激腎上腺、甲狀腺激素會刺激甲狀腺、黃體化激素和濾泡刺激素與性器官產生作用、生長激素會幫助糖之新陳代謝和細胞成長、泌乳素會影響乳汁分泌。

（二）腦下垂體不正常引起的疾病

1. **侏儒症**：兒童及青春期缺乏生長激素，阻礙身體生長，使用生長激素藥物治療，如 somatropin、somatrem。
2. **尿崩症**：因腦下垂體損傷，導致血管加壓素（vasopressin）分泌減少，腎臟無法進行水分再吸收，造成體內水分大量流失，而有多尿、口渴症狀，使用 vasopressin、lypressin 治療。
3. **泌乳素抗進症**：因腦下垂體長瘤，而使泌乳素分泌過多，引起男女漏乳症、不孕症、女性無月經，可用 bromocriptine 治療。
4. **巨人症及肢端肥大症**：兒童因生長激素分泌過多，引起巨人症；成人因腦下垂體長瘤，而使頭骨、臉、手足增厚肥大，使用 octreotide、bromocriptine 治療。

（三）腦下垂體激素藥物

1. **chorionic gonadotropin**：為胎盤之性腺激素，與腦下垂體的黃體化激素有相同活性，是由孕婦尿液分離精製而成的。如 goserelin、leuprolide、nafarelin 等，類似性腺素釋出激素之作用。投藥初期，先會增加而後降低濾泡刺激素及黃體化激素，因而抑制女性之排卵。
2. **octreotide**：為合成之 somatostatin 類似物，有抑制腦下垂體釋出生長激素之藥效。somatropin 為天然之腦下垂體前葉釋出的生長激素。somatrem 為生長激素類似藥。
3. **corticotrophin**：刺激腎上腺，使分泌腎上腺皮質素。用於腎上腺功能之測試。
4. **血管加壓素（vasopressin）**：又名抗利尿素（ADH），為天然腦下垂體之後葉激素，可促進腎臟對水分吸收及血管收縮作用，用於尿崩症、食道靜脈曲張及胃或腦出血之治療。lypressin、desmopressin 為 vasopressin 類似物，吸收較佳，用於尿崩症之治療。
5. **催產素（oxytocin）**：為天然腦下垂體後葉之激素，促進臨盆時子宮強力收縮之作用。ergonovine（ergometrine）為麥角鹼成分，可直接激發子宮平滑肌的收縮。用於分娩後可增加子宮收縮力量、延長收縮時間與增加收縮頻率並減少子宮出血。methylergonovine 為 ergonovine 類似物。
6. **bromocriptine**：作用於腦下垂體的前葉，具有活化多巴胺受體，進而抑制腦下垂體釋出激乳素，用於巴金森氏病、肢端肥大症、漏乳症、激乳素亢進及腦下垂體瘤。

與生長發育有關的激素

		作用	生長發育失調
腦垂腺	生長素	兒童期促進身體生長，特別是骨骼的生長。	巨人症、侏儒症
甲狀腺	甲狀腺素	幼兒期的生長發育，包括智力的發展。	呆小症
卵巢	動情素	女性生殖器官的發育成熟，女性第二性徵的表現。	第二性徵不明顯 無月經
睪丸	睪固酮	男性生殖器官的發育成熟，男性第二性徵的表現。	第二性徵不明顯

生長激素的作用

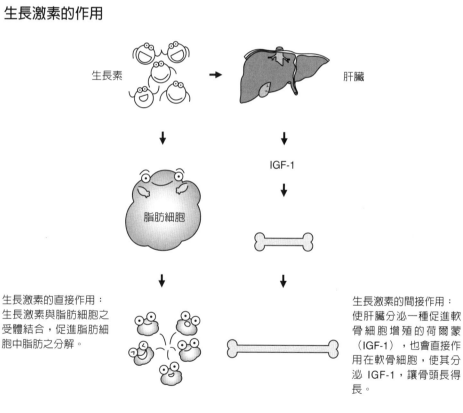

生長激素的直接作用：生長激素與脂肪細胞之受體結合，促進脂肪細胞中脂肪之分解。

生長激素的間接作用：使肝臟分泌一種促進軟骨細胞增殖的荷爾蒙（IGF-1），也會直接作用在軟骨細胞，使其分泌 IGF-1，讓骨頭長得長。

9-3 影響生殖系統的藥物：雄性激素

卵巢和睪丸除分別產生卵及精子外，還可以分泌激素，所以也是一種內分泌腺，稱為性腺，性腺分泌的激素讓生物表現出不同的性別特徵。

（一）雄性激素

雄性激素可使男性性器官正常生長及發育並維持第二性徵，包括前列腺、精囊、陰莖及陰囊的生長與成熟，雄性毛髮的分布發育，如鬍鬚、陰毛、胸毛及腋毛，喉結變大、聲帶變粗、骨架的改變及脂肪的分布。testosterone 也會導致氯、鈉、鉀、鈣、磷在體內滯留，並具有同化作用以增加蛋白質的合成，在能量及蛋白質攝取足夠的情況下，testosterone 能改善氮平衡。

雄性激素的生理作用包括促進男性第二性徵，使胎兒及男嬰睪丸下降至陰囊；蛋白質同化作用；拮抗雌性素作用；促進紅血球生成；增進肌肉力度及質量。

雄性激素的臨床用途有荷爾蒙替補療法（HRT）；治療女性乳癌、子宮內膜異位及產後乳房充血；同化作用，促進手術後及慢性虛弱病；治療隱睪症及輔助治療貧血。

（二）影響雄性生殖系統的藥物

1. 男性化激素藥物：

testosterone 為天然男性激素，無法口服。methyltestosterone、fluoxymesterone 為合成男性激素藥物，口服有效。

2. 蛋白同化劑：

stanozolol 具強效蛋白質同化作用，常被運動選手及健美先生濫用，會影響肝功能，甚至導致壞死，以及造成精神紊亂。oxymetholone 用於貧血及化學療法引起骨髓抑制之治療。nandrolone 為骨髓抑制、腎衰竭引起之貧血及乳癌之治療。oxandrolone 用於男童發育不良及青春期延遲、女童特納氏症之治療。

3. 男性激素拮抗劑：

cyproterone 為睪丸素拮抗作用，用於紅斑性狼瘡、前列腺癌及子宮內膜異位之治療。柔沛（finasteride）具有抑制由睪丸素轉化成為二氫睪丸素的作用，用於初期前列腺肥大症及男性禿頭症之治療。danazol 可抑制男女性激素及皮質類固醇之生合成，同時對下視丘及腦下垂體，可抑制濾泡刺激素及黃體化激素的生成，用於子宮內膜異位、乳房纖維囊腫及先天性血管水腫之治療。

4. 男性勃起功能障礙治療劑：

威爾鋼（Viagra®，sildenafil citrate）為第五型磷酸二酯抑制劑（PDE5 Inhibitor），可增加 cGMP 濃度，使男性陰莖血管擴張，而增加血流，產生勃起作用，不可與有機硝酸鹽等血管擴張劑併用。犀利士（Cialis®，tadalafil）、vardenafil（Levitra®）、alprostadil（Muse®）可抑制陰莖 α_1-adrenergic 的活性及對海綿體平滑肌鬆弛，用於成年男性勃起功能障礙治療，於海綿體內注射。

可能影響性功能的藥物

藥物	說明
抗憂鬱劑，雜環類	陽痿、延遲射精、射精痛、延遲或無高潮
anabolic steroids	陽痿、女樣男乳
anticonvulsants	性慾降低
β-blockers	陽痿
Ca-blockers	女樣男乳（verapamil 最常，nifedipine 和 diltiazem 也會）
acetazolamid	喪失性慾
cyproterone	抗雄性激素效應、女樣男乳
cimetidine	陽痿、女樣男乳
danazol	性慾降低
digoxin	性慾降低、陽痿、女樣男乳（具有類似 estrogen 活性）
estrogens	陽痿、女樣男乳、性慾降低（治前列腺癌）
finasteride	女樣男乳
flutamide	女樣男乳
leuprolide	性慾降低

勃起功能障礙致病因子

分類	致病因子
年齡	40歲
精神疾病	憂鬱、焦慮、壓力
神經病變	腦部疾病、脊髓神經損傷、周邊神經損傷、生殖或泌尿系統受損
荷爾蒙障礙	腎上腺皮質機能亢進、泌乳激素亢進、甲狀腺亢進或低下、性線低下、愛迪生氏症
血管方面	動脈粥狀硬化、缺血性心臟疾病、周邊靜脈疾病、血管機能不全（如瓣膜閉鎖不全）
藥物	降壓藥、抗憂鬱劑、雌激素、抗雄性激素、digoxin
生活習慣	酗酒、抽菸、濫用大麻或尼古丁
其他	糖尿病、腎衰竭、高血脂症、高血壓、慢性阻塞性肺疾病

下視丘、腦垂前葉、性腺間之激素分泌關係

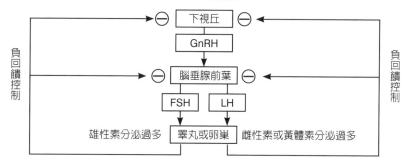

9-4 影響生殖系統的藥物：雌性激素

（一）動情激素和黃體激素

　　動情激素（estrogen）對於女性生殖系統和第二性徵的發展與維持是很重要的，它能促進陰道、子宮、輸卵管、乳房的生長與發育。動情激素也能影響腦下腺促性腺激素（gonadotropins）的釋出並引起微血管舒張、體液滯留、蛋白質同化作用和子宮黏液稀薄，也有抑制排卵、預防產後乳房不適作用。其他的間接作用有骨骼成形（estrogen 能保存鈣和磷並促進骨骼的形成）、維持泌尿生殖器構造的張力與彈性、腋毛與陰毛生長、乳頭與生殖器色素沉著。

　　動情激素誘使輸卵管、子宮內膜、子宮頸和陰道的上皮增生及增加血管分布。動情激素本身並不會誘使排卵，但可使輸卵管發生變化利於卵子輸送。血中動情激素濃度突然降低會使子宮內膜崩潰而出血。

　　黃體激素能將增殖性子宮內膜轉變爲分泌性子宮內膜。在一般劑量下會抑制腦下腺促性腺激素的分泌，而阻礙濾泡成熟及排卵，亦會抑制自發性子宮收縮。黃體激素可能也具有一些動情激素、同化或雄性激素作用。

　　雌性激素的生理作用包括促進女性第二性徵的發育、同化作用促進骨骼成長、回饋抑制腦下腺分泌濾泡促進激素（FSH）及黃體刺激素（LH）與抑制下視丘分泌GnRH、具有拮抗雄性素作用、增加腎素（renin）及醛固酮（aldosterone）分泌、升高HDL 濃度並降低 LDL 濃度。

（二）雌性激素

1. 雌性素藥物：

　　本類藥物常用於女性避孕、骨質疏鬆症的預防和治療、更年期症狀（臉潮紅、熱潮感、盜汗、陰道乾燥、情緒異常）的治療、月經失調，也用於男性生殖器癌症。estradiol 爲天然雌性素，口服無效。 estriol 爲雌二醇的體內代謝物，但藥效較弱。這類的藥物還有 estrone、conjugated estrogens、mestranol、ethinyl estradiol、diethylstilbestrol。

2. 助孕素藥物（黃體素）：

　　本類藥物作爲抑制女性排卵，高劑量作爲避孕藥之用，也對女性月經疾病及子宮內膜癌有療效。這類的藥物有 progesterone、medroxyprogesterone acetate、hydroxyprogesterone、norethindrone、ethynodiol diacetate、norethynodrel。

3. 雌性素拮抗劑（排卵刺激劑）：

　　本類藥物具有抑制體內雌性素的合成或對雌性素受體有拮抗作用，用於促進排卵、治療女性不孕症及雌性素引起之乳癌。這類的藥物有 clomiphene、tamoxifen、cetrorelix acetate 、anantrozole。

4. 助孕素拮抗劑（墮胎劑）：

　　本類藥物具有對助孕素受體有拮抗作用，有促進子宮內膜破裂及受精卵剝離子宮壁，不易著床受孕，可口服，常與前列腺素（PGF_1）併用。美服錠（RU 486，Mifegyme®，mifepristone）僅限身孕在 2 個月以內使用，凡有腎上腺、肝、腎功能失常或陰道出血時禁用，屬第四級管制藥品。這類的藥物還有 dinoprost、dinoprostone、carboprost tromethamine。

RU486 的作用機轉

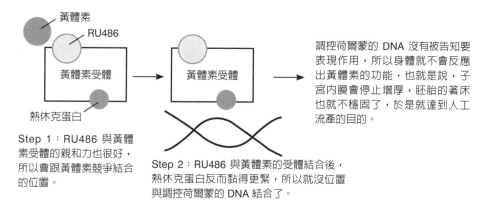

Step 1：RU486 與黃體素受體的親和力也很好，所以會跟黃體素競爭結合的位置。

Step 2：RU486 與黃體素的受體結合後，熱休克蛋白反而黏得更緊，所以就沒位置與調控荷爾蒙的 DNA 結合了。

調控荷爾蒙的 DNA 沒有被告知要表現作用，所以身體就不會反應出黃體素的功能，也就是說，子宮內膜會停止增厚，胚胎的著床也就不穩固了，於是就達到人工流產的目的。

影響月經週期的因素

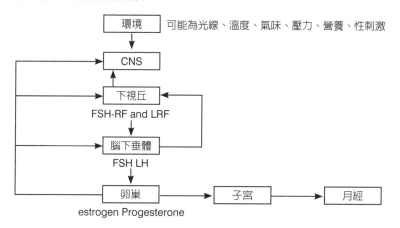

月經週期中荷爾蒙的變化

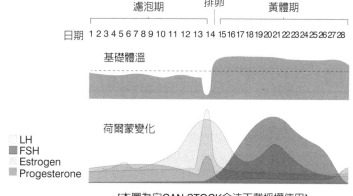

[本圖為自CAN STOCK合法下載授權使用]

9-5 腎上腺皮質類固醇

（一）腎上腺皮質類固醇藥理作用

皮質類固醇的藥理作用複雜且涉及體內許多生理系統。

體內自然生成的腎上腺皮質類固醇，如 hydrocortisone，同時具有抗發炎（糖質類固醇，glucocoticoid）及鹽分滯留（礦物類固醇，mineralocorticoid）作用。

合成的類固醇如 prednisolone 亦兼具兩種性質，但臨床運用是取其抗發炎作用。其他的類固醇，如 dexamethasone、methylprednisolone 與 triamcinolone 等，則幾乎不具有鹽分滯留作用，但有顯著的抗發炎效果。

在生理劑量下，外給的皮質類固醇能補充及取代體內生成不足；在高劑量（藥理劑量）下，糖質類固醇能減輕發炎症狀，壓抑免疫反應，促進蛋白質異化及糖質新生作用（gluconeogenesis），使周邊的脂肪重新分布至軀幹，減少鈣質的吸收及增加其排泄。

腎上腺皮質素過高引起的症狀稱爲「庫欣氏症候群」。每個人的症狀可能不同，主要是脂肪分布的改變，這是外表改變最明顯的副作用。因爲類固醇會導致代謝改變，使脂肪分布由四肢聚集至軀體，造成臉部、肩膀或腹部脂肪堆積，稱爲月亮臉、水牛肩，相形之下四肢變得瘦弱細小。

（二）皮質類固醇的副作用

1. **水及電解質不平衡**：水分及鹽分滯留、低血鉀、代謝性鹼中毒、低血鈣與高血壓。
2. **骨骼肌肉**：肌肉無力、骨質疏鬆症。
3. **腸胃道**：胃潰瘍、腹脹、潰瘍性食道炎、噁心、嘔吐、食慾及體重增加。
4. **皮膚**：傷口癒合能力不佳、皮膚薄而脆弱、紫斑及瘀血、紅斑、壓抑皮膚試驗反應、皮下脂肪萎縮、皮膚色素增加、多毛症。
5. **神經**：痙攣、暈眩、感覺異常、失眠。
6. **內分泌系統**：月經不規則、產生類庫欣氏症狀。
7. **眼部**：眼內壓上升、青光眼。

（三）腎上腺皮質類固醇的種類

1. **天然皮質類固醇**：hydrocortisone（cortisol）、cortisone acetate 可用於抗炎作用及糖質皮質素缺乏症的治療。
2. **半合成皮質類固醇**：天然皮質類固醇兼具礦質腎皮素的作用，故較有明顯之水腫等副作用；經由 hydrocortisone 分子構造的修飾，可增加其糖質腎皮素藥效而減少礦質腎皮素副作用。這類藥物有 paramethasone acetate、triamcinolone、fluocinolone acetonide、betamethasone、dexamethasone、methylprednisolone、prednisolone。
3. **非皮質類固醇**：cyclosporine 爲非皮質類固醇之免疫抑制劑，是目前器官移植時最常用之排斥預防藥物。azathioprine 爲非皮質類固醇之代謝拮抗劑，用於腎臟及心臟移植排斥之預防、風溼性關節炎之治療。

糖質類固醇及礦物類固醇的作用

種類	糖質類固醇	礦物類固醇
天然皮質類固醇	hydrocortisone、corticosterone	aldosterone
作用	維持血中葡萄糖濃度，促進身體對受損疾病開刀壓力的恢復。	調整體內電解質平衡及水分含量。

腎上腺髓質所分泌激素之作用

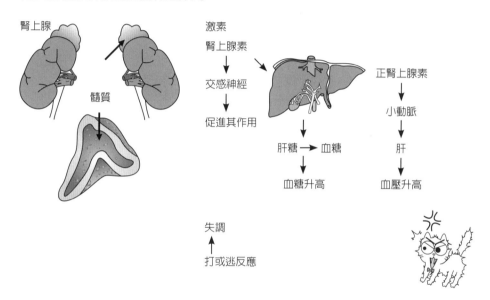

類固醇之作用機轉

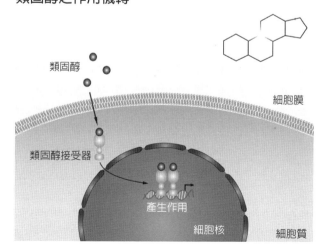

在細胞質中有類固醇接受器，當類固醇與之結合後進入細胞核內，與特定 DNA 接受器結合，影響 mRNA 和蛋白質的合成，產生類固醇效應。有一些共同的作用，包括了抗發炎反應、控制鈉和水的平衡、負責脂肪和蛋白質的新陳代謝。
[本圖為自CAN STOCK合法下載授權使用]

9-6 甲狀腺激素與抗甲狀腺藥物

（一）甲狀腺激素

　　甲狀腺位於脖子（頸部）前方，分左、右兩葉。甲狀腺由血液中的碘生成甲狀腺激素，這種激素有促進身體新陳代謝的作用。甲狀腺激素的分泌由腦部腦下垂體所分泌的促甲狀腺激素（TSH）所控制。

　　甲狀腺激素的作用機轉尚未完全明瞭，主要是增加組織代謝，包括耗氧量、呼吸速率、體溫、心輸出量、心跳、血流量、脂肪、蛋白質和碳水化合物的代謝、酵素活性、生長及成熟。甲狀腺激素對每個器官都有明顯影響，特別是中樞神經的發育。

（二）甲狀腺激素的種類

1. **甲狀腺素（thyroid hormones）**：thyroxine（T4）是甲狀腺素的主成分，作用期比 T3 久；liothyronine（T3）的活性比 T4 強。
2. **副甲狀腺素（parathyroid hormone，PTH）**：具有維持血中鈣質濃度的功能，可催化維生素 D_3，轉化為活性的鈣三醇，促進血液提高鈣濃度及降低磷酸鹽濃度，提高腎臟及小腸對鈣質的吸收，刺激蝕骨細胞由骨中釋出鈣質至血中。
3. **鈣強化激素（calcitonin）**：降低血中鈣及磷酸鹽的濃度，可抑制蝕骨細胞而防止骨骼鈣質流失，臨床上用作高血鈣症及骨質疏鬆症的治療。

（三）甲狀腺機能失調

1. **甲狀腺機能亢進症（甲狀腺中毒症）**：
　甲狀腺細胞分泌過多的甲狀腺激素所引起。除了甲狀腺會有瀰漫性腫大，以致有時候會有吞嚥困難甚至疼痛外，由於新陳代謝增快，還會引起心悸、頻脈、呼吸急促、多汗、怕熱、食慾增進但體重減輕、激動、焦急、疲倦、手指及眼瞼顫抖及長期腹瀉等症狀。甲狀腺機能亢進症可以使用藥物治療，如無效時可以以開刀或放射線治療。
2. **甲狀腺低能下症**：
　因為發炎或腺體被破壞，細胞形成少，以致整個甲狀腺激素分泌的不足。先天性發育不全的稱為矮小症（cretinism），在幼年期有聾啞、肌肉僵直、運動障礙、又矮又呆等症狀，少年期所發生的稱為少年型甲狀腺機能低下症，有生長、性徵發展遲緩及精神遲鈍的情形，成人型則會有黏液水腫、疲倦、嗜眠、記憶消失、體重增加、耳聾、怕冷、精神遲鈍、皮膚乾燥及體腔積水，有的甚至引發精神病。

（四）抗甲狀腺藥物

1. **甲狀腺激素**：levothyroxine（T4）為天然之甲狀腺素，用於甲狀腺缺乏症之治療。如 liothyronine、thyroid。
2. **抗甲狀腺素藥物**：carbimazole、propylthiouracil、methimazole 用於甲狀腺亢進之治療。radioactive sodium iodide、I^{131} 可大量釋出 β-幅射線破壞甲狀腺組織，用於甲狀腺亢進之治療。
3. **抑鈣素**：抑鈣素又稱鈣強化激素，作為骨質疏鬆症治療劑。calcitonin salmon 是由鮭魚提煉之鈣強化激素（calcitonin）。calcitonin 是由豬的甲狀腺萃取之製品。

與醣類代謝及礦物質平衡有關的激素

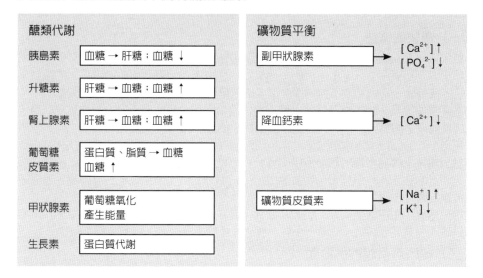

醣類代謝

胰島素	血糖 → 肝糖；血糖 ↓
升糖素	肝糖 → 血糖；血糖 ↑
腎上腺素	肝糖 → 血糖；血糖 ↑
葡萄糖皮質素	蛋白質、脂質 → 血糖 血糖 ↑
甲狀腺素	葡萄糖氧化 產生能量
生長素	蛋白質代謝

礦物質平衡

副甲狀腺素	→	$[Ca^{2+}]$ ↑ $[PO_4^{2-}]$ ↓
降血鈣素	→	$[Ca^{2+}]$ ↓
礦物質皮質素	→	$[Na^+]$ ↑ $[K^+]$ ↓

甲狀腺位置及解剖示意圖

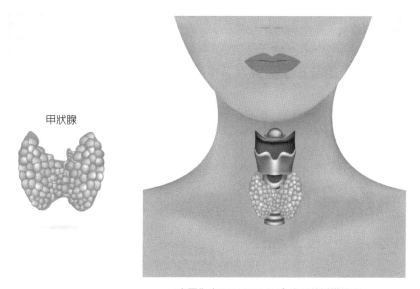

甲狀腺

[本圖為自CAN STOCK合法下載授權使用]

9-7 糖尿病

（一）糖尿病概述

糖尿病（diabetes mellitus），顧名思義就是糖的成分出現在尿中、尿中有糖，便稱為糖尿病。然而尿糖只是糖尿病的一個症狀，其成因是因為體內胰臟所分泌的胰島素不足，或分泌正常但功能不佳的情況下，使血糖無法被正常利用所引發的疾病。

在正常情況下，胰島素可幫助人體細胞快速由血液中吸收葡萄糖，並儲存於肝臟，以降低血液中的糖分。一般人的空腹血糖為 80～110 mg/dl，飯後血糖短暫上升，但很少超過 140 mg/dl，如果超過 180 mg/dl，很有可能會有一部分葡萄糖出現在尿中。

當人體缺乏胰島素時，在血液中的糖分便不能被細胞充分利用和儲存，此時無法被正常利用的糖分，一部分充斥在血液中，另一部分則隨著循環系統到達腎臟，並隨著尿液排出體外，這就是俗稱的糖尿。

糖尿病除了由遺傳造成外，肥胖、飲食不當、缺乏運動及感染、妊娠、壓力等因素都是誘因。典型症狀是「三多一少」，意思是指吃多、尿多、喝多、體重減少。

（二）糖尿病引起的併發症

長期血糖控制不當，容易引起許多併發症，在國人十大死因當中，有半數死因與糖尿病有關。

1. 急性併發症：
(1) 當血糖過高時，易導致急性酮酸中毒、高血糖滲透壓非酮性昏迷。前者常發生在胰島素依賴型糖尿病患者，而後者常發生在非胰島素依賴型患者。
(2) 藥物調節不當使血糖過低時，會出現心跳加速、頭暈、盜汗、全身無力、發抖等急性低血糖現象，也會導致昏迷。
(3) 不知罹患糖尿病而受傷、感染、開刀時，均會使病患急性昏迷，搶救不當可能導致死亡。
(4) 糖尿病患的抵抗力會降低，以致易受細菌感染，而引發尿道炎、腎盂炎、肺炎、肺結核、菌血症等急性併發症。

2. 慢性併發症：
(1) 非糖尿病特異性病變，也就是一般人也可能罹患的疾病，如心血管疾病、腦中風、白內障、關節炎等。
(2) 糖尿病必經的特殊病變，如視網膜病變（失明）、腎臟病變（尿毒症）、心血管病變（中風、心絞痛、壞疽）、末梢神經病變、皮膚病變。

（三）糖尿病的治療

對糖尿病病患來說，控制血糖主要有三個方法，分別為飲食、運動和藥物，當飲食和運動無法控制病情時，藥物的加入可說是控制血糖的唯一方式。

1. 飲食控制：最重要就是要認清食物種類，且每餐依計畫定時、定量，不可隨意增減，飲食應為低脂高纖低單醣及高多醣食物為主。
2. 藥物治療：以口服降血糖劑或胰島素治療。
3. 運動控制

胰島素分泌異常的症狀

種類	分泌過多或作用太強	分泌不足
血糖	血糖過低	血糖升高
血糖值	低於 50～70mg/dl	大於 180mg/dl
症狀	焦慮、冒冷汗、蒼白、反射性心博速率增快、顫抖、衰弱，大腦缺乏葡萄糖能源造成昏迷現象甚至死亡。	高血糖、代謝性酸中毒（酮酸中毒 ketoacidosis），即嗜睡、呼吸有水果氣味、排尿增加、口渴、多尿等。

糖尿病的種類

種類	胰島素依賴型（第一型）	非胰島素依賴型（第二型）
舊稱	幼年型	成年型
發病	年輕時發病，有一半在青春期形成。	40 歲以後逐漸發病。
原因	胰島細胞被破壞無法分泌胰島素。	胰島素分泌不足，導致無法利用血中的葡萄糖，胰島素數量比正常人少或過度肥胖。
症狀	劇渴、多尿、昏睡、體重減輕。	三多（多喝、多尿、多吃）。

第一型糖尿病

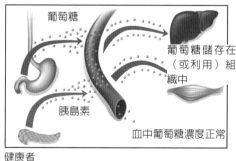
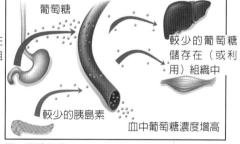

健康者　　　　　　　　　　　　　　　　第一型糖尿病

糖尿病是最重要的慢性新陳代謝疾病之一。在兒童期大部分（55～98％）是第一型糖尿病，因此又稱「幼年型糖尿病」，是由於胰腺中的 β 細胞遭到破壞，通常導致胰島素絕對性缺乏，分為免疫媒介性和特發性。免疫媒介性第一型糖尿病是一緩慢漸進性的自體免疫性疾患，自體免疫性疾患指病人體內自發性地產生具破壞性的抗體，而攻擊自己的組織，於病童體內可檢測出各種會破壞胰腺中 β 細胞的抗體和淋巴球。[本圖為自CAN STOCK合法下載授權使用]

9-8 胰島素與降血糖藥物

（一）胰島素

胰島素可維持體內葡萄糖代謝，由胰臟 β-蘭氏小島細胞分泌，含 A、B 鏈，不同種動物的 B 鏈某特定部位的胺基酸序列有差異。人類胰島素比豬胰島素作用較快，但作用期較短。皮下注射時，二者生體可用率相同。

臨床上使用之胰島素來源，有由豬牛之胰臟萃取的豬胰島素（procine insulin）、牛胰島素（bovine insulin），現在已可以基因工程製造人類胰島素（human insulin）。人類胰島素抗原性較小，為對胰島素過敏及產生抗藥性患者的首選製劑。

胰島素為蛋白質，口服無效，須以皮下注射給藥。胰島素製劑之種類依其劑型添加物注射途徑之差異而有不同。

（二）口服降血糖藥物

藉增加細胞內 cAMP 濃度而刺激蘭氏小島的 β 細胞釋出胰島素使血糖降低，故只對能夠自行合成胰島素的患者才有療效。

1. **磺尿素降血糖劑（sulfonylureas）**：sulfonylureas 是 sulfonamides 的衍生物，但不具抗菌作用。它們可用來輔助飲食及運動治療非胰島素依賴型糖尿病（第二型或成人型糖尿病）。

   (1) 第一代口服磺尿素降血糖劑：可刺激胰臟 β 細胞，分泌胰島素，同時增強胰島素的作用，藉此改善新陳代謝；後者可阻斷小腸吸收葡萄糖，並抑制肝臟製造葡萄糖，幫助肌肉無氧代謝葡萄糖。其他藥物如 tolbutamide、tolazamide，chlorpropamide 還能增強抗利尿激素（ADH）的作用，acetohexamide 則還有促進尿酸排泄作用。

   (2) 第二代口服磺尿素降血糖劑：降血糖藥效比第一代口服降血糖劑強，且作用期也比較久。如 glibenclamide、glipizide、gliclazide、glimepiride、gliquidone。

2. **非磺尿素降血糖劑（biguanides）**：此類藥品如 metformin，對非胰島素依賴型糖尿病的療效與 sulfonylureas 相當，作用機轉可能是直接加強肌肉對葡萄糖的利用及減少肝臟的糖質新生作用，間接提高了胰島素的效果。此類藥品不會刺激胰島素釋出，必須存在胰島素才能產生降血糖作用。比 sulfonylureas 不易引起低血糖症。其他藥物還有 metformin、acarbose、nateglinide、repaglinide、 pioglitazone。

（三）新開發降血糖藥

1. amylin analogue：活化amylin 受體，抑制glucagon釋放，適用於第一及二型糖尿病，不可口服，如pramlintide。
2. GLP-1作用劑：治療第二型糖尿病，不可口服，如exenatide、liraglutide。
3. 二肽基肽酶4（DPP-4）抑制劑：治療第二型糖尿病，可口服，如sitagliptin、vildagliptin。
4. 鈉-葡萄糖共同轉運蛋白2（SGLT2）抑制劑：抑制尿糖的再吸收來增加腎臟葡萄糖排泄，達到控制血糖的目的，治療第一及第二型糖尿病，可口服，如fapagliflozin、empagliflozin。

胰島素製劑之種類及使用方法

製劑	使用方法	代表藥物
速效製劑	澄清注射液，用於高血糖引起之昏迷緊急狀態，靜脈注射或輸注投藥，皮下注射可以維持 6 小時。	regular insulin injection
短效製劑	懸液劑，皮下注射後能持續釋出胰島素，可以維持 12 小時。	prompt insulin zinc suspension
中效製劑	懸液劑，皮下注射後能持續釋出胰島素，可以維持 12～24 小時。	insulin zinc suspension（維持 18～24 小時） isophane insulin suspension（NPH）（維持 18～24 小時） globin zinc insulin suspension（維持 12～18 小時）
長效製劑	懸液劑，皮下注射後能持續釋出胰島素，可以維持 24～36 小時。	extended insulin zinc suspension protamine zinc insulin suspension

血漿中葡萄糖濃度與胰島素的分泌和作用

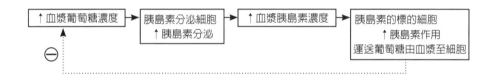

胰島素作用機轉

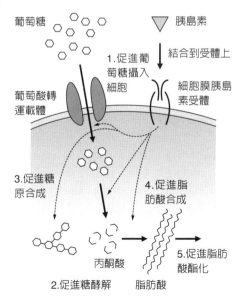

9-9 骨質疏鬆症治療藥物

（一）骨質疏鬆症

骨頭中的鈣質每天都在以儲存和流失的雙方向進行。一個人在年輕時，每天儲存到骨頭裡的鈣質的量和速度遠大於流失的量及速度。鈣質儲存到骨頭的速度和量在 30 歲之後（一般是說 35 歲前後）達到最高峰，自此以後，流失的量就變成大於儲存的量，因此骨頭從 30 歲以後就因為鈣質的減少而開始慢慢變脆弱。

骨質疏鬆症（osteoporosis）是指骨頭的密度減少，但是組成結構並未有明顯的改變，病理上顯示有骨質減少和顯微結構的改變等特徵，此種改變會導致骨質的脆弱和增加髖部、脊椎和腕部等骨折的危險性。

停經後的婦女骨質流失會更快且更易發生骨折，在美國 21% 的停經後婦女有骨質疏鬆症，其中約有 16% 的病人曾經歷過骨折，好發的骨折部位是髖關節、腕關節及脊椎。許多因素和骨質疏鬆的危險因子有關，如家族史、飲食中鈣攝取不足、抽菸，或是併用一些藥物，特別是醣性皮質類固醇（glucocorticoids）。

（二）骨質疏鬆症治療藥物

鈣加維生素 D、動情激素（estrogen）、抑鈣素（calcitonin）及 etidronate 都是可用於治療骨質疏鬆症的藥物，這些藥物都是藉由抑制骨質吸收作用（resorption）來達到治療效果。

1. **雙磷酸鹽類（bisphosphonate）**：會與骨中的 hydroxyapatite 結合，抑制蝕骨細胞再吸收，不論是否有質疏鬆症，均可明顯增加骨質密度。這類藥物有福善美（Fosamax®，alendronate）及 risedronate。

2. **選擇性雌性激素調節器（SERMs）**：raloxifene 主要經由與雌激素接受體的結合調控，結合後造成一些雌激素途徑的活化或阻斷。

3. **抑鈣素（calcitonin）**：能抑制蝕骨細胞骨骼再吸收，在腎臟抑鈣素能減少鈣與磷被再吸收。如密鈣息（Miacalcic nasal®，calcitonin nasal）。

4. **荷爾蒙補充療法（HRT）**：可預防骨質疏鬆症所造成的骨折，也可改善更年期婦女陰道乾燥、顏面潮紅、盜汗等更年期不適症狀。荷爾蒙補充療法的用藥有 trisequens 和 activelle 等。

5. **RANKL（細胞核 kappa-B 受體活化因子配體）抑制劑**：具有親和力及專一性的人類 IgG2 單株抗體，治療有骨折高風險性之停經後婦女骨質疏鬆症，如 denosumab（保骼麗）。

6. **重組人體副甲狀腺荷爾蒙**：刺激造骨細胞作用，如 teriparatide。

7. **鍶化合物（strontium ranelate）**：鍶的物理性質與鈣類似，對骨骼具高度親合性，具刺激骨生成與抑制骨流失，如 strontium ranelate（補骨挺疏；Protos®）。

8. **鈣質**：以鈣離子來源來看，吸收率由大到小依序為乳酸鈣、葡萄酸鈣、檸檬酸鈣、碳酸鈣。

9. **維他命 D**：幫助小腸的鈣吸收，但對骨細胞的成熟與機能也有作用。

美國 FDA 核准治療骨質疏鬆症之藥物

藥物	適應症	備註
estrogen	預防停經後的骨質疏鬆症。	用於骨折發生率的研究報告是有限的。
alendronate	預防及治療停經後、醣皮質類固醇引起的骨質疏鬆症。	顯示有意義的減少脊椎及非脊椎骨折，包括股骨。
risedronate	預防及治療停經後、醣皮質類固醇引起的骨質疏鬆症。	顯示有意義的減少脊椎及非脊椎骨折。
raloxifene	預防及治療停經後引起的骨質疏鬆症。	顯示有意義的減少脊椎骨折，但對非脊椎骨折則無明顯療效。
calcitonin	治療停經後引起的骨質疏鬆症。	顯示有意義的減少脊椎骨折，但無非脊椎骨方面的研究報告。

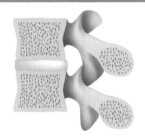
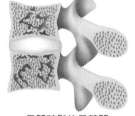

正常骨基質　　　　　　骨質疏鬆的骨基質

[本圖為自CAN STOCK合法下載授權使用]

骨質變化的分期

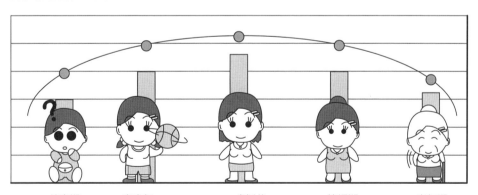

幼童期	青少年	35 歲以後	停經期	老年期
骨質存入 > 骨質流失	骨質存入 > 骨質流失	骨質存入 = 骨質流失	骨質存入 < 骨質流失	骨質存入 < 骨質流失
骨骼迅速成長。	骨骼持續發育，一直到35歲達到高峰。	骨質存量停止成長，高峰期會持續一段時間。	因為骨質存量萎縮，骨骼變得很脆弱。	即使流失量慢慢減少，如果骨質低於骨折門檻，很有可能引發骨折。

9-10 攝護腺肥大治療藥物

（一）攝護腺

攝護腺又稱為前列腺，是一種男性腺體，它負責製造精液中一些與精子混合的液體。攝護腺位在膀胱正下方，它完全包圍住尿道。攝護腺 20 歲時長到正常大小（約是胡桃的大小），它在 45 歲左右會再度變大，且在往後的日子會繼續變大，這是細胞增殖所造成。

（二）攝護腺肥大

攝護腺肥大症（benign prostatic hyperplasia，BPH）在上了年紀的男性是非常普遍的疾病。粗略估計，50 歲以上的男性，一半有攝護腺肥大的問題。

攝護腺肥大症會壓迫尿道，於是造成小便後膀胱仍有殘餘尿液，小便的次數因而增加，夜晚因此常常起來上廁所，生活品質大受影響。

有時膀胱更因長期脹大，而造成尿失禁。由於膀胱有餘尿，亦容易造成尿路細菌感染。即使沒有感染問題，腎臟可能受到膀胱餘尿倒灌壓力，而變成了水腎，進而影響到腎臟功能，有時甚至導致尿毒症。

攝護腺肥大的發病原因不明，至目前為止尚無明確的說法。在治療上，雖可以以外科手術切除，但手術花費高且後遺症大，所以藥物治療會是優先考慮。

（三）攝護腺肥大治療藥物

1. 非選擇性甲型交感神經阻斷劑（α- blocker）：
terazosin、phenoxybenzamine、doxazosin 可放鬆前列腺及膀胱頸平滑肌，改善攝護腺肥大症狀。

2. 選擇性甲型交感神經阻斷劑：
alfuzosin、tamsulosin 可放鬆前列腺及膀胱頸平滑肌，改善攝護腺肥大症狀，具備選擇性的 α_{1a} 阻斷特性（α_{1a}-blocker），對前列腺平滑肌有較強的作用，而降低其他血管平滑肌的不良反應，故副作用較非選擇性 α-阻斷劑相對減低。
人體泌尿道中膀胱頸和尿道屬於交感神經所支配的平滑肌，因此甲型交感神經阻斷劑能使人體之血管因平滑肌放鬆而血管擴張使血壓下降，同理亦可使膀胱頸、攝護腺、尿道放鬆而改善排尿之困難。甲型交感神經阻斷劑不會影響血糖、血脂、尿酸與電解質，另可放鬆膀胱出口處肌肉，使小便順暢，尤其適用於有攝護腺肥大的病人。

3. 5α 還原酵素抑制劑（5α-reductase inhibitor）：
由於男性體內男性荷爾蒙長期的作用，使得攝護腺增生，是造成攝護腺肥大的原因。finasteride、dutasteride 這類藥物的作用在阻斷攝護腺細胞內 dihydrotestosterone（DHT）的產生，而抑制雄性素的合成，臨床上有使攝護腺縮小的療效。

直腸觸診可以診斷攝護腺是否肥大或罹癌

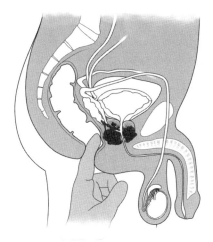

[本圖為自CAN STOCK合法下載授權使用]

國際攝護腺症狀評分表（I-PSS）

在過去一個月中	沒有此情況	少有此情況	偶爾有此情況	約半數有此情況	時常有此情況	差不多經常如此
膀胱不能完全排盡尿液 每當您小便完的時候，您感覺到膀胱裡的尿液並未完全排盡的次數是：	0	1	2	3	4	5
排尿的次數 每當您小便完的 2 小時內，您又頻頻想小便的次數是：	0	1	2	3	4	5
間歇尿症狀 當您在小便的時候，您發現您的小便斷斷續續的次數是：	0	1	2	3	4	5
尿急的症狀 您覺得無法憋尿的次數是：	0	1	2	3	4	5
排尿無力的症狀 您覺得排尿無力，尿流甚弱的次數是 ：	0	1	2	3	4	5
逼尿的症狀 您覺得在開始排尿時必須用力逼尿才能排出的次數是：	0	1	2	3	4	5
夜尿症 由您開始上床直至早上睡醒時，您為了小便要起床的次數是：	0	1	2	3	4	5

當 I-PSS 分數總和高過 15 分，就屬中等程度以上的嚴重性。

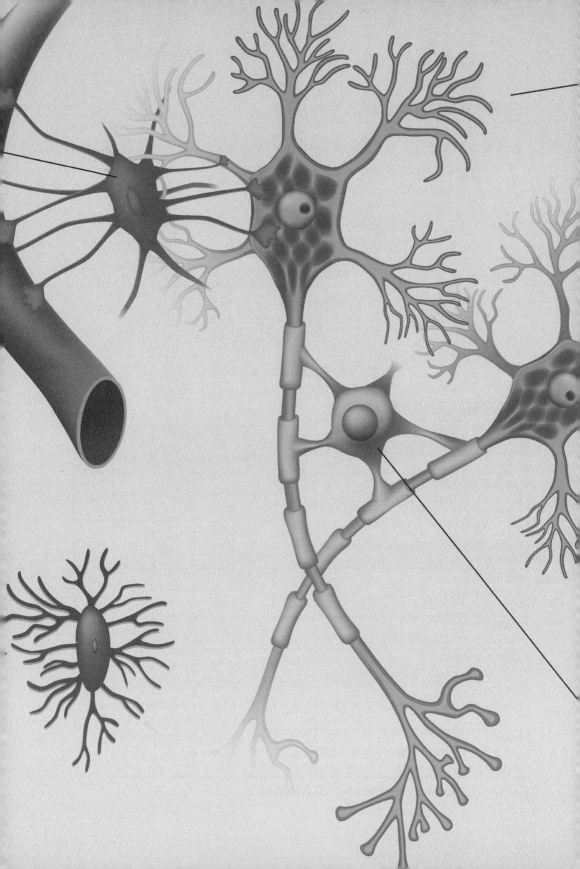

第10章
影響胃腸道的藥物

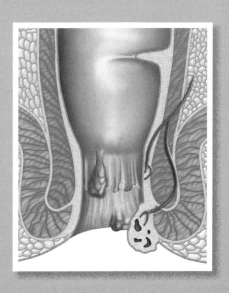

10-1 **胃腸道概述**

（一）消化系統

消化系統從口腔開始，經過喉嚨、食道、胃、小腸、大腸到肛門。碳水化合物的消化，從口腔分泌唾液開始，接著食物送到胃，胃液繼續消化碳水化合物和蛋白質，接著半消化食物到小腸，加上胰臟分泌的消化液和膽汁，繼續蛋白質、碳水化合物和脂肪的消化。胃腸道是最常見的投藥途徑，藥物經此進入血液而產生藥效。

消化系統在結構上可分為提供食物容納與消化作用進行之消化道，以及分泌消化液之消化腺。消化道根據其結構與功能之分化上，可分為口腔、食道、胃、小腸、盲腸、大腸、肛門等區段。

根據消化道之組織構造，可將消化道之管壁分為黏膜層、黏膜下層及肌外層三層。其中黏膜層又包括上皮組織及其下方由疏鬆結締組織構成之固有層，以及由兩層平滑肌構成之黏膜肌層；黏膜下層為介於黏膜肌層與肌外層間之緻密不規則結締組織；消化道之肌外層由平滑肌所構成（除食道外，食道之前 1/3 段為骨骼肌，其後漸轉為平滑肌），除胃以外之消化道肌外層分為內、外兩層，其內層肌肉為環行走向、外層肌肉為縱走向。

消化腺根據其腺體所在位置分類，如腺體位在黏膜層內，則稱為黏膜腺，如胃腺、腸腺；如腺體分布於黏膜下層，則稱為黏膜下腺，如布氏腺；如腺體本身位於消化道以外，則稱為消化道外腺體，如唾腺、肝臟、胰臟等。

蛋白質消化過程所得到的化合物，為生成神經傳導物質所必需之前驅物。如氨基酸酪胺酸（tyrosine）被用來製作神經傳導物質正腎上腺素以及腎上腺素；色胺酸（tryptophan）則為神經傳導物質血清素（serotonin）和菸鹼酸（niacin）。

自主神經系統調控消化道的狀態，腦部一方面控制飲用及進食的行為，也控制飲食與排泄之肌肉。

（二）常見消化系統疾病

1. **腸胃炎：**由細菌或寄生蟲感染所引起，使用腸內殺菌劑、抗生素、驅蟲劑治療。
2. **消化性潰瘍：**胃或十二指腸被胃液消化侵蝕而損傷，使用制酸劑、抗潰瘍劑治療。
3. **消化不良：**胃液分泌不足或消化酵素缺乏造成食物消化困難，使用消化劑治療。
4. **下痢：**病毒、細菌或寄生蟲感染，會增加腸道水分、加強蠕動，使用止瀉劑做症狀治療。
5. **便秘：**腸道蠕動緩慢造成排便困難，使用緩瀉劑治療。
6. **嘔吐：**腹部肌肉及橫隔膜強烈收縮，造成胃內物經口吐出，使用止吐劑治療。
7. **痔瘡：**肛門附近靜脈曲張造成血液回流不良，引起發炎腫痛、出血之症狀。
8. **膽結石：**膽管阻塞使膽固醇堆積膽囊而成結石，使用膽石溶解劑治療。

消化系統與呼吸系統位置示意圖

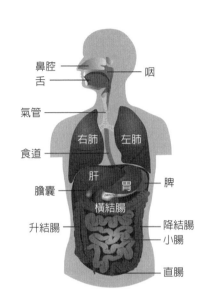

鼻腔
舌
氣管
食道
膽囊
升結腸

咽
右肺　左肺
肝　胃　脾
橫結腸
降結腸
小腸
直腸

[本圖為自CAN STOCK合法下載授權使用]

腸胃道消化食物的過程及與心血管系統的連結

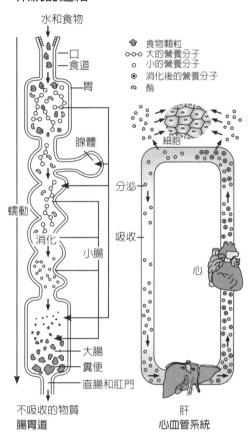

水和食物
一口
食道
胃
腺體
蠕動
消化
小腸
大腸
糞便
直腸和肛門
不吸收的物質
腸胃道

食物顆粒
大的營養分子
小的營養分子
消化後的營養分子
酶

細胞
分泌
吸收
心
肝
心血管系統

食物對腸胃激素釋放的作用

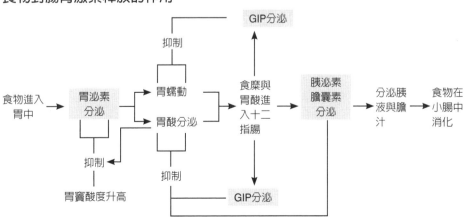

食物進入
胃中
胃泌素
分泌
抑制
胃蠕動
胃酸分泌
抑制
胃竇酸度升高
GIP分泌
食糜與
胃酸進
入十二
指腸
GIP分泌
胰泌素
膽囊素
分泌
分泌胰
液與膽
汁
食物在
小腸中
消化
抑制

10-2 制酸劑

（一）酸鹼中和

消化性潰瘍是上腹痛最常見的原因之一，而醫師所處方的「制酸劑」，亦占了市場藥物消費量的排行榜。雖然，一般市面上所銷售的制酸劑沒有太大的副作用，但不當使用制酸劑，可能會造成代謝性鹼中毒、體內水分異常滯留、腎衰竭、嚴重便秘導致腸阻塞或是嚴重腹瀉現象。

制酸劑為弱鹼性，可中和過多之胃酸而提高胃腔的 pH 值，因此降低胃蛋白酶的活性。但制酸劑的作用短暫，且效果不彰。中和胃酸的方法為提高胃與十二指腸酸鹼值，當酸鹼值高於 4 時會抑制 pepsin 的蛋白質分解作用。制酸劑可能有局部收斂作用，但無法形成保護膜。

含鈉鹽制酸劑中，常見的就是俗稱「小蘇打」的碳酸氫化鈉。假若不正當大量使用，便會使得「鈉離子」大量進入血液中，而造成「鹼中毒」，並且此藥一旦停止服用，會引起反彈性胃酸增多的現象。此外，此藥在與胃酸中和後會產生大量的二氧化碳，而使有些病患產生腹脹的不良反應。對於某些需要限制食鹽攝取量的高血壓或心臟病患者，最好不要長期服用含鈉鹽制酸劑。

含鎂離子制酸劑具有緩瀉作用可能引起的腹瀉，腎衰竭病人可能發生高鎂血症。含鋁離子制酸劑會引起便秘，可能導致腸阻塞，此外還可能引起鋁離子中毒、軟骨症及低磷酸血症。

制酸劑之劑型，以懸浮液或乳劑為最佳，但在使用之前必須將藥瓶上下顛倒搖動，使得瓶內有效的藥粉顆粒能均勻分散在水液中。

錠劑嚼碎後吞服有更佳的療效。制酸劑如果在空腹服用，中和胃酸效果僅能維持約 30 分鐘，若餐後 1 小時服用可維持約 3 小時，在飲食前空腹時或者飯後 60～90 分鐘後服用，其效果更能達到最大效益。因為，食物本身就是胃酸的緩衝劑，飯後立刻服用制酸劑，效果並沒有那麼顯著。

（二）制酸劑的種類

碳酸氫鈉（sodium bicarbonate）為全身性制酸劑，作用非常快速且很短暫。氫氧化鎂（magnesium hydroxide）同時具有制酸和緩瀉效果，不會引起鹼中毒。氫氧化鋁（aluminum hydroxide）易造成便秘是其缺點，故常以鎂鋁化合物混合製劑（Fanta-G®）來中和個別的缺點，且會導致磷缺乏症。

制酸劑可能影響許多藥物的吸收，服用後 1～2 小時內最好不要口服其他藥物。使用後症狀若無緩解或有任何出血徵兆（如排出黑焦油狀糞便或咖啡色嘔吐物）應盡快告知醫師，最好避免連續使用最高劑量 2 週以上。

鋁鹽制酸劑的副作用

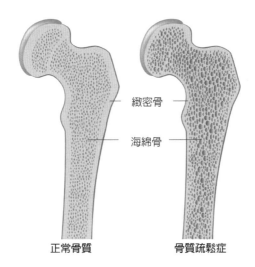

正常骨質　　　　　　骨質疏鬆症

鋁鹽制酸劑除了會引起便秘的副作用外，如果大量服用也可能導致鈣質流失，最後造成骨質疏鬆症。
[本圖為自CAN STOCK合法下載授權使用]

消化性潰瘍症狀比較

種類	胃潰瘍	十二指腸潰瘍
常發生部位	胃角、前庭部、小彎側	十二指腸球部（近幽門處）
胃酸分泌量	正常或減少	過多
疼痛部位	左上腹	右上腹
進食對疼痛的影響	進食偶爾加重疼痛	進食後可減輕疼痛
患者黏膜抵抗力	降低	正常
疼痛性質	燒灼或痙攣感	鈍痛、灼痛、脹痛或劇痛
疼痛持續時間	1～2 小時	飯後 2～4 小時，到次下進餐後為止

制酸劑的比較

成分	中和能力	在胃中鹽態	溶解度	副作用
碳酸氫鈉	高	氯化鈉	高	全身性鹼中毒
碳酸鈣	中等	氯化鈣	中等	高鈣血症、腎結石、乳鹼症
氫氧化鋁	高	氯化鋁	低	便秘、高磷血症
氫氧化鎂	高	氯化鎂	低	腹瀉、高鎂血症

10-3 解痙劑

（一）解痙劑作用機轉

胃絞痛一般的機轉是胃痙攣，造成胃痙攣的原因很多，可能是發炎、潰瘍或是破皮。「胃痙攣」造成胃無法正常蠕動，胃中的食物便無法充分消化，1～2 小時後，胃中食物便腐敗發酵產生氣體，膨脹起來，胃就會脹痛。胃痙攣本身是一種癥狀，不是疾病，出現胃痙攣時，重要的是對癥，解痙止痛。

乙醯膽鹼（acetylcholine）是自主神經系統的一個神經傳導素，會作用在 muscarine 與 nitcotine 兩種受器。

解痙劑主要是抑制 acetylcholine 在 muscarine 受器的作用，而 nitcotine 受器對四級胺類的抗乙醯膽鹼作用劑感受性較高，不同的器官對這些藥品的敏感度並不相同。低劑量時，會抑制唾液及支氣管的分泌與出汗；中等劑量時，會使瞳孔放大、抑制眼部調節能力及心跳加快；高劑量時，會降低腸胃道及泌尿道的活動性；劑量非常高時，會抑制胃酸分泌。

（二）解痙劑的種類

1. dicyclomine：

腸胃道活動功能障礙會伴隨平滑肌痙攣的各種疾病，如腸胃管痙攣、膽囊膽管痙攣。flopropione 抑制代謝 catecholamine 的酵素，COMT（catechol-o-methyltransferase）的活性抑制 epinephrine 及 serotonin，也產生以下的作用，包括使消化道、胰膽管及尿道平滑肌鬆弛，改善胰膽管在十二指腸出口括約肌功能，以及增加胰膽管內壓，促進膽汁及胰液排出。

2. hyoscine-n-butylbromide：

可作為消化性潰瘍的輔助治療、腸疝痛與膽石疝痛，屬於 hyoscine 四級胺衍生物，口服吸收不好，部分藥品可能經腸肝循環，無法通過血腦屏障。

3. mepenzolate bromide：

為副交感神經節後抑制劑，可減少胃酸及胃液素（pepsin）的分泌，也可抑制結腸的自發性收縮。pirenzepine 是一種具選擇性的 antimuscarinics，主要與胃黏膜的受器結合而降低胃酸分泌，也可降低胃液素分泌，因具有選擇性，主要作用在胃黏膜，且不易通過血腦屏障，故傳統抗乙醯膽鹼劑所具有的副作用較罕見。

治療大腸躁鬱症的藥物

藥物	說明
解痙劑	腹痛可使用抗膽鹼能藥（anticholinergics），如阿托品（atropine）、hyoscyamine、propantheline、pinaverium 等。
止瀉藥	腹瀉可選用洛哌丁胺（loperamide）或復方地芬諾酯（diphenoxylate/atropine）。
瀉藥	便秘可使用瀉藥，一般主張使用作用溫和的輕瀉藥以減少不良反應和藥物依賴性。
腸道動力感覺調節藥	5-HT$_4$ 受體部分促激劑替加色羅（tegastrod），對改善便秘、腹痛、腹脹有效。
抗憂鬱藥	腹痛症狀重而上述治療無效，特別是伴有較明顯精神症狀者可試用。

大腸躁鬱症的治療目標主要在於藉由緩解病患胃腸道的症狀，包括腹痛、腹部不適、腹瀉或便秘及改變會造成症狀惡化的因子。

解痙劑的作用

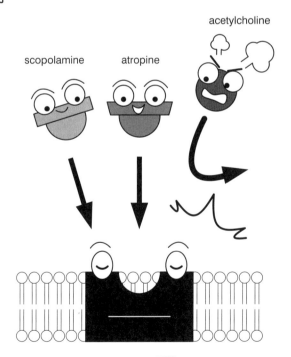

muscarine 受體

解痙劑主要是抑制 acetylcholine 在 muscarine 受器的作用。

10-4 消化性潰瘍癒合藥物

（一）消化性潰瘍

消化性潰瘍乃因胃或十二指腸內某一區域的黏膜浸泡在胃酸和胃蛋白酶而發生的潰瘍。

（二）消化性潰瘍癒合藥物

治療消化性潰瘍的藥物可分為以下幾類：

1. **抑制胃酸分泌：** 胃酸的分泌是受到 histamine、Ach 和 gastrin 等媒介物的調節，其過程最後乃透過質子幫浦（H^+/K^+ ATPase）來完成，所以下列藥物的主要作用是阻斷媒介物和質子幫浦的活性以達到抑制胃酸的分泌。

   (1) **H_2 受體拮抗劑（H_2 antagonists）：** 組織胺與胃壁表面之組織胺二型（H_2）受體結合，會分泌胃酸；有別於組織胺引起過敏反應之一型（H_1）受體。
   H_2 受體拮抗劑的副作用，如 cimetidine 可引起抗雄性素作用而導致男性女乳、陽痿、精蟲減少和乳漏症等，亦會抑制肝臟代謝酶 cytochrome p-450 的活性，而降低其他藥物的代謝；ranitidine 和 famotidine 可能會引起頭痛。cimetidine（Tagamet®）是第一個組織胺二型受體拮抗劑之臨床用藥，有抑制肝臟代謝酵素之作用。ranitidine（Zantac®）、famotidine（Gaster®）為 cimetidine 類似物，但藥效比 ranitidine 更強，對肝臟代謝並無影響。

   (2) **蕈毒鹼拮抗劑（muscarinic antagonists）：** 如 pirenzepine，選擇性阻斷 M_1 muscarinic receptors，減少胃酸分泌

   (3) **質子幫浦抑制劑：** 胃酸之分泌須靠胃壁細胞膜中之質子（氫離子）幫浦協助，進行氫與鉀離子交換而釋出含氫離子之鹽酸，質子幫浦抑制劑可阻止胃酸的分泌而達治療潰瘍的藥效。omeprazole 是第一個上市之質子幫浦抑制劑。lansoprazole 為 omeprazole 之類似藥物。

   (4) **胃泌素拮抗劑（gastrin antagonists）：** proglumide 為拮抗胃泌素受體，抑制胃泌素促使胃酸分泌之作用。

2. **胃黏膜保護劑（mucosal protective agents）：** 與胃壁表面結合形成保護膜，防止胃壁內層受到消化侵蝕，或有促進胃壁黏膜分泌作用，可加速胃及十二指腸潰瘍部位的癒合。sucralfate 為雙醣硫化物，能在組織潰瘍處產生保護膜，尤其在 pH4 以下，也可刺激 PGs 之合成。misoprostol 為半合成之前列腺素（PGE1）的衍生物，能抑制胃酸分泌，對 NSAIDs 引起的潰瘍有顯著效果。carbenoxolone 為甘草衍生物，可增加腸黏液分泌。bismuth subnitrate 及 bismuth subcitrate 鉍螯合劑（colloidal bismuth compounds）作用與 sucralfate 相似，另一方面具有抗菌作用，與潰瘍處的組織，特別是黏膜的醣蛋白（glycoprotein）結合，形成複合物，覆蓋並保護潰瘍部位免於受胃酸、胃泌素及膽鹽破壞。

3. **制酸劑：** 如碳酸氫鈉、碳酸鈣、氫氧化鋁。

消化性潰瘍癒合藥物的作用

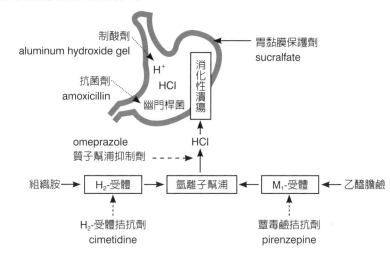

胃及十二指腸潰瘍的位置示意圖

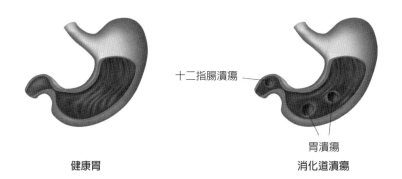

健康胃　　　　　　　　　消化道潰瘍

三合一療法建議以最有效的質子幫浦抑制劑（PPI）來降低胃酸，並促使潰瘍癒合，再加上兩種抗生素來滅菌，可降低抗藥性。[本圖為自CAN STOCK合法下載授權使用]

胃酸和位蛋白分泌的調整

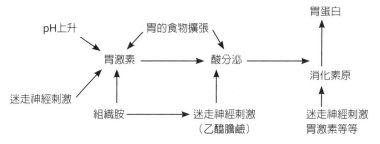

10-5 消化劑和利膽劑

（一）消化酶

消化分解過程中除胃液鹽酸外，尚有唾液，以及胃、腸、胰臟及肝分泌的許多酵素來協助消化食物。

消化液及其所消化的營養物質種類如下：

1. 唾液：

含有澱粉酶（α-amylase）水解酶。

2. 胃液：

含有胃蛋白酶（pepsins）分解蛋白質，凝乳酶（chymosin）消化酪蛋白（casein）。

3. 胰臟：

分泌胰蛋白酶（trypsin）、胰凝乳蛋白酶（chymotrypsin）、彈性蛋白酶（elastase）及羧基胜肽酶（carboxypeptidases）等酵素，具有分解蛋白質的功用；脂質酶（lipases）及酯水解酶（esterase）能夠水解不同的脂質；RMAase 及 DNAase 則有分解核酸之作用。

4. 肝：

所分泌膽汁其含有膽酸鹽（bile salts），可乳化脂質以利消化吸收。

5. 小腸：

分泌胜肽酶（peptidases）分解蛋白質，醣類水解酶（glucosidases）水解多醣及雙醣，核苷酸酶（nucleotidases）分解核酸及脂質酶（lipases）等。

（二）消化劑和利膽劑

amylase 用於澱粉消化不良的治療。betaine hydrochloride 口服於胃中會釋出鹽酸水解食物，幫助消化，用於胃酸缺乏症的治療。pepsin（胃蛋白酶）可促進胃中蛋白質食物的消化。lacto-glycobacteria（Biofermin®）可補充腸內的乳酸菌及糖化菌，乳酸菌自然繁殖可抑制有害菌的增殖，保持腸道正常功能，糖化菌能促進碳水化合物之消化，加強乳酸菌的作用。pancreatic enzyme 可加強蛋白質、澱粉與脂質的消化分解作用，此藥為腸溶錠，不可磨碎或咀嚼，但若將藥物含於口中太久或咬碎後再吞服，可能會刺激黏膜，甚至發生口炎。

simethicone（Gascon®）可改變腸胃道中氣泡的張力，使氣泡凝聚而易排出。simethicone 只有局部物理作用，不會干擾胃酸分泌或營養吸收，用於緩解消化道因氣體過多引起的疼痛，包括空氣嚥下症、手術後空氣滯留、功能性消化不良、消化性潰瘍、憩室症。

消化道的酵素來源與作用

消化道的酵素來源與作用				
分泌器官	酵素中文名稱	酵素的英文名稱	作用對象	主要的產物
唾液腺	唾液澱粉酶	α-amylase	澱粉、糊精	寡醣類
	舌下脂解酶	lingual lipase	三酸甘油酯	單酸甘油酯、脂肪酸
胃腺	胃蛋白酶	pepsin	蛋白質	小分子胜鏈
胰臟	胰蛋白酶	trypsin	蛋白質	小分子胜鏈
	胰凝乳蛋白酶	chymotrypsin	蛋白質	小分子胜鏈
	胰澱粉酶	α-amylase	澱粉、糊精	寡醣類
	脂解酶	lipase	三酸甘油酯	單酸甘油酯、脂肪酸
	磷酯酶	phospholipase	卵磷脂等磷脂質	單酸甘油酯、脂肪酸、鹼基
	核酸酶	ribonuclease、deoxyribonuclease	核酸、去氧核醣核酸	核甘酸、去氧核醣核甘酸
小腸細胞	雙胜酶、三胜酶	dipeptidase、tripeptidase	雙胜鏈、三胜鏈	胺基酸
	鹼性磷酸酶	alkaline phosphatase	有機磷酸化合物	磷酸、有機成分
	異麥芽糖酶	isomaltase	寡醣與糊精	麥芽糖、葡萄糖
	蔗糖酶	sucrase	蔗糖	葡萄糖、果糖
	乳糖酶	lactase	乳糖	葡萄糖、半乳糖
	麥芽糖酶	maltase	麥芽糖	葡萄糖

消化器官的位置示意圖

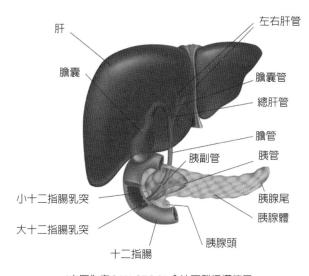

[本圖為自CAN STOCK合法下載授權使用]

10-6 緩瀉劑

（一）便秘

便秘（constipation）係由於大腸蠕動無力或糞便變硬，以致排便頻率減少而有排便困難。

瀉劑可增加腸道蠕動，以加速腸道內容物的排泄，因此瀉劑通常被應用於食物或藥品中毒、軟化糞便以降腹壓、腸道手術或檢驗前之預備。

長期使用瀉劑則可能造成對藥物的依賴性。使用瀉劑前，要先考慮生活習慣是否有影響腸道功能的情形，包括疾病及用藥。

（二）瀉劑

1. **刺激性瀉劑（stimulant laxatives）**：作用強烈，使用最多不得超過 1 週，否則易形成使用習慣性、腹部痙攣及下痢，甚至會有脫水及電解質不平衡的情形，引起低鉀血症而有心律不整毒性。此藥主要是作用在腸黏膜的腺細胞及神經叢，而增加腸道的蠕動。bisacodyl（Dulcolax®）是作用於大腸之刺激性瀉劑，促進大腸的運動性，可有效地治療弛緩性、痙攣性或飲食性便秘，以及具有清腸作用。蓖麻油（castor oil）是作用於小腸之刺激性瀉劑，在小腸中被分解成 ricinoleic acid，是一種局部刺激劑，可增進小腸的蠕動。anthraquinones 植物中含有 emodin 生物鹼者，如美鼠李（cascara）、番瀉葉（senna）、蘆薈（aloes）等。

2. **增量瀉劑（bulk laxatives）**：此類製劑包括多醣類及纖維素，可增加腸道內容物的體積，刺激腸壁及促進蠕動而引起排便反射，是很安全的緩瀉劑。polycarbophil 為親水纖維物質。甲基纖維素（methylcellulose）具親水性且有遇水膨脹之性質。車前子（plantago seed）是由車前子所提煉的製劑，有車錢子親水性黏膠體。

3. **滲透瀉劑（osmotic laxatives）**：為形成等滲透壓溶液，必須腸道留存多量水分而達到大腸增量。滲透瀉劑為水溶性但不被胃腸吸取之物質，且多為無機鹽類，故另稱為鹽類瀉劑。口服 1～3 小時後就有藥效，主要用於開刀前之清腸或腸道毒物的排除。有一些鹽類如硫酸鎂（magnesium sulfate）和合成之雙醣類（lactulose）作用是提高腸道的滲透壓而保留腸道的水分，進而增加腸道內的容積並促進腸蠕動。lactulose 為醣類化合物，可促進腸道分解為酸性物質而促進腸道蠕動。

4. **潤滑瀉劑（lubricant laxatives）**：又稱糞便軟化劑（stool softener），此類藥品以軟化和潤滑糞便來促進糞便的排出，如礦物油（mineral oil）及液體石蠟（liquid paraffin），長期使用液體石蠟可能干擾維生素的吸收。dioctyl sodium sulfosuccinate 是一種界面活性劑，可軟化糞便使之易排出。

便秘的成因

一. 藥物

抗鬱劑（SSRIs 和 TCAs）	瀉劑濫用
抗精神藥物	鈣離子通道阻斷劑
抗組織胺	鈣離子補充劑
抗乙醯膽鹼	利尿劑（鉀離子流失型）
止吐藥	鐵劑
止痙藥	肌肉鬆弛劑
止瀉藥	非類固醇類消炎藥
抗巴金森藥物	鴉片類
制酸劑（尤其含鋁或鈣者）	舒可來錠（sucralfate）

二. 代謝性

尿毒症	低血鉀症
糖尿病	甲狀腺功能低下症
高鈣血症	

三. 機械性

肛門狹窄	痔瘡
肛門膿瘍	巨結腸症
肛裂	直腸脫垂
大腸腫瘤	

四. 神經精神方面

自律神經病變	多發性硬化症
腦血管意外	巴金森氏病
失智症	脊髓損傷或腫瘤
憂鬱症	

五. 生活型態

無法行動	忽略便意
缺乏運動	如廁姿勢異常
飲食或水分攝取不足	如廁時間不一致或不充分
飲酒	如廁設施不足
壓力	缺乏隱私

六. 其他

發燒	旅行

SSRIs：選擇性血清素回收抑制劑；
TCAs：三環抗鬱劑

正常與慢性便秘比較圖

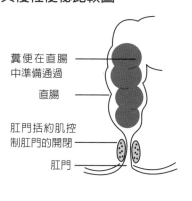

糞便在直腸中準備通過

直腸

肛門括約肌控制肛門的開閉

肛門

正常

軟的糞便在上端接觸到硬糞團

更多的糞便在大腸中成型

直腸被撐開

大團硬糞便塞在直腸中

軟且水樣的糞便從硬糞團周圍溢出，弄髒褲子

慢性便秘

瀉劑的作用機轉

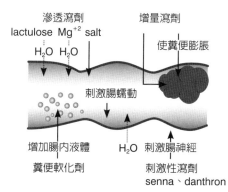

渗透瀉劑
lactulose　Mg^{+2} salt
H_2O　H_2O

增量瀉劑

使糞便膨脹

刺激腸蠕動

增加腸內液體

糞便軟化劑

H_2O

刺激腸神經

刺激性瀉劑
senna、danthron

10-7 抗腹瀉劑

（一）腹瀉

當腸道的蠕動異常亢進，水分在腸壁吸收減少而過多時，易引起糞便的排出而導致腹瀉。造成腹瀉的原因包括食物中毒、微生物感染、腸道發炎或其他因素。所以止瀉劑只是用於減少排便的次數，並無抗腸道發炎的療效。

病毒感染是導致腹瀉最普遍的原因，入侵的病毒可能損害小腸內壁的黏膜，擾亂養分及水分的吸收。症狀通常會在 1～3 天之內改善，腹瀉的情形會逐漸消失。

細菌感染汙染的食物或飲水中的細菌會形成毒素，導致小腸細胞分泌鹽分與水分，超乎小腸後段及大腸吸收水分的能力，這種腹瀉會持續 1～3 天。

其他發炎因子，寄生蟲或抗生素等藥物反應，也可能導致腹瀉，幸好這種狀況並不普遍，一旦寄生蟲消滅或是停止使用抗生素，腹瀉的狀況就會消失。

經常復發的腹瀉可能與小腸失調有關，可能的原因包括腸激躁症候群、潰瘍性結腸炎及克隆氏症等發炎性疾病，或是吸收障礙，例如乳糖不耐症或是乳糜瀉，腫瘤有時也可能導致腹瀉。

（二）抗腹瀉劑

依其作用性質可分為下列數類:

1. 抗蠕動藥物（antimotility agents）：

類鴉片止瀉劑是最有效之抗瀉劑，類鴉片藥品如 diphenoxylate、loperamide（Imodium®）、paregoric，可活化腸道神經叢鴉片（opioid）受體，抑制乙醯膽鹼及前列腺素的釋放，而降低腸道之蠕動，直接抑制腸壁環狀肌及縱肌運動，使腸道蠕動變慢而影響水分及電解質在腸道的輸送，進而減少每天排便體積，增加糞便的稠度，減少水分及電解質的流失。由於作用於周邊而非中樞神經，並無止痛作用，也無類似 opiates 的中樞神經副作用及成癮之虞。

2. 吸附劑（adsorbents）：

本類藥物不易由胃腸所吸收，且為多孔性具高吸附性之物質，可有效地吸附感染之病原毒素而排出體外，達到治療腹瀉下痢的效果，可單獨或合併使用，多用於治療輕度腹瀉。如高嶺土（kaolin）、活性碳（activated charcoal）、kaopectin（kaolin 和 pectin 合劑）都是一種吸附劑，也是一種保護劑，可吸附細菌及毒素。

3. 其他方法：

包括黏膜保護劑（bismuth）、收斂劑，可抑制腸道平滑肌之收縮。收斂劑類藥物能使腸道表層之蛋白質變性而沉澱，協助腸道表面黏膜的復原，屬於鞣質或金屬鹽類化合物，如 bismuth subnitrate 或 bismuth subsalicylate。

活性碳藉由吸附毒素來止瀉

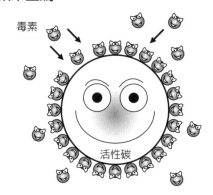

導致腹瀉的原因

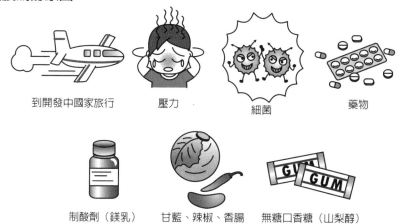

大腸鏡檢查示意圖

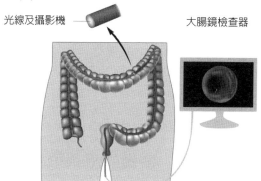

利用大腸鏡作直腸乙狀升橫降結腸的檢查，需使用瀉劑清腸。[本圖為自CAN STOCK合法下載授權使用]

10-8 鎮吐劑

（一）嘔吐

由於腹部及橫膈膜肌肉強力的收縮，而使胃部內容物經食道及口腔吐出體外，通稱嘔吐（vomiting），也可由外在之聽覺、視覺、嗅覺、味覺及內臟反應等刺激反射傳至延腦中樞，而引起噁心及嘔吐。

嘔吐是一種常見的急診就診症狀，其病因很多。主要見於消化系統疾病，如急性胃腸炎、腸梗阻等。嘔吐也可以是其他疾病的症狀之一，常見的有代謝紊亂，如尿毒癥、心肌梗塞、酒精或藥物中毒、暈動病、偏頭痛、神經性貪食症、劇烈疼痛等。嘔吐嚴重者可能導致嚴重的電解質紊亂、脫水，甚至死亡，因此急診對嘔吐患者應及時、正確地診斷和處理。

嘔吐是由於內臟和軀體一系列不隨意運動所致，先兆症狀有噁心、乾嘔和流涎。嘔吐時，主要排出動力來自於腹肌和膈肌，而胃處於相對被動狀態，具體表現為胃底和胃食管括約肌鬆弛、腹肌和膈肌強力收縮，使腹腔內壓力急劇上升，幽門括約肌收縮，導致胃內容物進入食道並排出體外。

（二）嘔吐的併發症

1. **低血容量**：與嘔吐造成的大量水和氯化物失去有關，細胞外液濃縮啟動腎素-血管緊張素-醛固酮系統。
2. **代謝性鹼中毒**：主要與嘔吐造成的 H^+ 離子丟失有關，造成鹼中毒的其他因素還有體液濃縮、低鉀、氯化物缺失和醛固酮分泌增加等。
3. **低鉀**：低鉀主要是由於尿中鉀的失去，代謝性鹼中毒導致大量的碳酸氫鈉被運送到遠端腎小管，其次高醛固酮水準引起大量鈉離子重吸收，從而導致大量鉀離子排泌到尿中。
4. **其他**：食管賁門線形撕裂（Mallory-Weiss 撕裂）、Boerhaave 綜合症（食管破裂）。

（三）鎮吐劑

1. **副交感神經抑制劑**：預防暈車或暈船，如 scopolamine。metoclopramide（Primperan®）具有類膽鹼（cholinomimetic）性質，且促進 Ach 從腸道神經叢釋放，而達到增進腸道蠕動的作用，可增加胃（特別是胃竇）的收縮力及收縮幅度、促進十二指腸及空腸的蠕動與加速胃排空。
2. **抗組織胺藥物**：預防暈車或暈船，應於行前半小時口服，如 dimenhydrinate、diphenhydramine、cinnarizine。
3. **多巴胺拮抗劑**：屬抗精神病藥物，除抑制多巴胺（dopamine）受體外，也可抑制中樞之化學受體而具鎮吐作用，如 perphenazine、prochlorperazine、haloperidol
4. **血清素拮抗劑**：對中樞神經之 5-HT$_3$ 受體抑制外，另有抑制中樞神經之化學受體而具鎮吐作用，如 ondansetron、granisetron、tropisetron。cisapride（Prepulsid®）興奮 5-HT$_4$ 而增加胃腸道的蠕動。domperidone（Motilium®）可直接阻斷 chemoreceptor trigger zone 的 dopamine 受器。

嘔吐的機轉

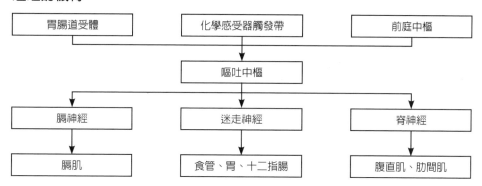

| 胃腸道受體 | 化學感受器觸發帶 | 前庭中樞 |

嘔吐中樞

| 膈神經 | 迷走神經 | 脊神經 |

| 膈肌 | 食管、胃、十二指腸 | 腹直肌、肋間肌 |

嘔吐由兩個不同的延髓中樞控制，即位於外側網狀結構背側的嘔吐中樞，以及位於第四腦室底部背側的化學感受器觸發帶。嘔吐中樞接收來自消化道受體、化學感受器觸發帶和前庭神經核的傳入刺激，然後通過膈神經、迷走神經和脊髓神經支配和協調嘔吐動作。

產生噁心嘔吐的病因

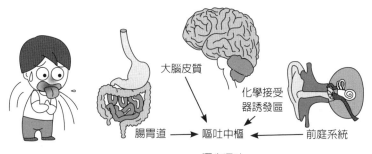

大腦皮質

化學接受器誘發區

腸胃道　→　嘔吐中樞　←　前庭系統

噁心嘔吐

癌症病患產生噁心嘔吐的病因包括多重因素、生理性因（便秘、腦轉移、疼痛、腸胃道阻塞）和治療相關因素（化療、放射性治療，特別於腦及消化道）、代謝性問題（電解質不平衡高血鈣症）、心理生理性（焦慮、高度精神壓力）、藥物（嗎啡）。

常見止吐劑的劑量及用法

分類	治療
急性嘔吐	目前最有效的治療是合併 serotonin（5-HT$_3$）receptor antagonist 及 corticosteroid 治療。
延遲性嘔吐	皮質類固醇每日給 2 次，短效止吐劑每天給 3～4 次。
期待性嘔吐	給予鎮靜藥物。

10-9 肝病治療藥物

（一）肝病

肝臟為人體最大的器官，約 1,000～1,500 公克，位於人體的右上腹部。肝臟的功能除了能量（肝糖）之儲存、膽汁之製造外，它還可以排除多種代謝後所產生的毒素。

肝臟的組織受損而失去正常的機能時，就是肝臟有病，簡稱「肝病」。臺灣的肝病病人大概包括肝炎、肝硬化及肝癌，其實這三大類肝臟疾病是互相關連的。

肝炎是指肝細胞損傷發炎，引起肝炎的原因很多，包括病毒性肝炎、酒精性肝炎、藥物毒素性肝炎等，其中最常見的就是病毒性肝炎，已知道的肝炎病毒有 A、B、C、D、E、G 六種。

臺灣是世界上肝臟疾病最盛行的國家，主要原因在於臺灣 B 型肝炎的盛行率相當高，大約每 5 個人之中就有 1 個人的血液中有 B 型肝炎表面抗原（HbsAg）存在，也就是 B 型肝炎帶原者，這些 B 型肝炎帶原者不僅會傳染 B 型肝炎給別人，更可怕的是，病毒會潛伏在肝細胞內，可能會引起慢性肝炎，再轉為肝硬化，最後變成肝癌。B 型肝炎帶原者得到肝癌的機會，是非帶原者的 150 倍以上。

（二）肝病治療藥物

1. **免疫調節劑（immunomodulatory agent）**：干擾素（interferon-α）可以抑制 B 型肝炎病毒的活性，使肝臟發炎情況改善，以及讓 GOT、GPT 數值下降。不過 B 型肝炎病毒的表面抗原仍然存在，並不會消失。而且有部分的病人，在停藥之後又會復發。干擾素的副作用，最常見的就是出現類似感冒的症狀，發燒、頭痛、全身肌肉與骨頭酸痛。

2. **抗病毒藥物**：肝安能（lamivudine）是目前唯一治療慢性 B 型肝炎的口服用藥，也是治療愛滋病的雞尾酒療法中的用藥之一，它是一種核苷類似物（nucleotide analogue），屬胞嘧啶（cytosine）類。主要抗病毒機轉是能併入正在成長中的 DNA 鏈內雜交（hybridization），而終止病毒的複製。famciclovir 能抑制 B 型肝炎病毒聚合酶活性，中斷 B 型肝炎病毒複製。

3. **免疫調節劑（Immunomodulator）**：如 thymosin、interleukin-2、interleukin-12、levamisole等。

4. **B 型肝炎基因疫苗**：主要是利用病毒外層基因製成的一種 DNA 疫苗，即表現 B 型肝炎病毒表面抗原（HBsAg）的質體 DNA，刺激 T 及 B 淋巴球，抑制病毒繁殖。

（三）C 型肝炎治療藥物

1. **長效干擾素 +ribavirin（PEG-IFN+RBV）**：ribavirin 是一種小分子核苷酸衍生物，可以抑制多種病毒，常和抗病毒藥物併用提升抗病毒效果。干擾素 + ribavirin 的療程長度主要依據病毒的基因型決定。

2. **直接抗病毒藥物（DAA, direct-acting antiviral）**：sofosbuvir/ledipasvir（Harvoni®）用於 HCV RNA 陽性之病毒基因型第 1 型、第 2 型、第 4 型、第 5 型或第 6 型成人病患。elbasvir/grazoprevir（Zepatier®）用於 HCV RNA 為陽性及無肝功能代償不全之病毒基因型第 1 型或第 4 型成人病患。daclatasvir（Daklinza®）及 asunaprevir（Sunvepra®）用於病毒基因型第1b 型成人病患。

抗病毒藥物與干擾素比較

項目	抗病毒藥物	干擾素
服藥方式	口服給藥	需注射給藥
副作用	副作用少	副作用多
價格	短期價格較低，長期價格貴	價格貴
抗藥性	可能抗藥性，多發抗藥性	無抗藥性
療程	療程不明確	療程明確（16～48wks），療效持續（32～43%）
HBsAg	HBsAg 不易消失	HBsAg 消失（3～8%）
抑制病毒效果	抑制病毒效果好	調理免疫，可能過度免疫反應，病毒量多時反應差

肝病病程的發展及可能的結果

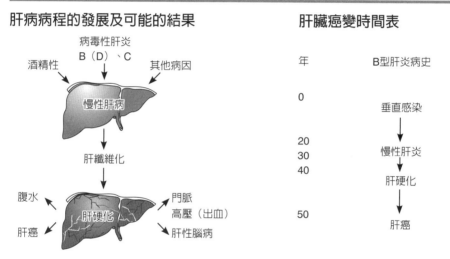

肝臟癌變時間表

lamivudine 主要作用機轉

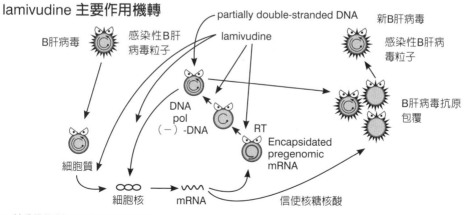

1. 競爭性抑制 HBV 的反應轉錄酶。
2. lamivudine會連接到 HBV DNA 的鏈中，而阻斷 DNA 進一步的延長動作，導致鏈結中斷。

10-10 **痔瘡治療藥物**

（一）痔瘡

痔瘡是一種肛門內黏膜下靜脈叢曲張充血及局部組織的膨大脫出，生活上的壓力或工作環境等因素，皆會影響痔瘡的發生，尤其是 20～50 歲的人最容易發生，痔瘡已成為現代人最常見之隱疾了。

痔瘡可分為內痔、外痔和混合痔三種。外痔在肛門處可摸到腫塊，故較易察覺，而內痔則要依病患的症狀及檢查來確認診斷；混合痔則是同時合併有內痔及外痔。它們共同的常有症狀包括解便疼痛、解便帶血、解便時出現痔瘡脫垂、肛門搔癢感、便秘。

造成痔瘡產生的常見原因有長時間採坐姿、站姿的工作者；有長期便秘、腹瀉之排便不順的困擾者；解便時需極用力，而且時常如此的人；另外，孕婦因懷孕致骨盆腔循環壓力增加，或是患有慢性咳嗽、攝護腺肥大的病患，以及長期不當使用肛門軟便劑、灌腸劑者也有可能罹患痔瘡。

一般而言，無症狀的痔瘡不至於造成日常生活不適，可以不必特別治療。但是，若痔瘡症狀嚴重，如解便不易、肛門疼痛不舒服、解便出血量多或痔瘡脫垂無法復位而產生不適及不便時，則須即刻求治於醫師。值得一提的是，不要忽略身體功能發出的警告訊號，長期嚴重解便出血，除了會造成貧血症狀外，若併有長期解便形態不正常之現象，皆亦有可能是大腸直腸癌疾病引起之症狀，不可不慎！

（二）痔瘡治療藥物

輕度痔瘡可使用軟便劑、痔瘡外用藥膏或栓劑及其他非手術（如橡皮筋結紮法、冷凍治療法、硬化療法、雷射療法等）的治療方法。

常用的痔瘡外用藥中，痔瘡軟膏及栓劑主要是用來緩解痔瘡及肛門周圍的不適感，包括紅、腫、熱、痛、癢及出血。

外用藥常見成分包括：

1. **局部麻醉劑**：如 lidocaine、pistocaine 可暫時緩解疼痛、搔癢及刺激感。
2. **血管收縮劑**：如 ephedrine 可減輕肛門直腸組織的充血、腫脹。
3. **收斂劑**：如氧化鋅（zinc oxide）可減少黏膜及其他分泌物產生，緩解肛門刺激感及發炎症狀。
4. **類固醇類**：如 prednisolone 可減少發炎、搔癢及腫脹。

內、外痔示意圖

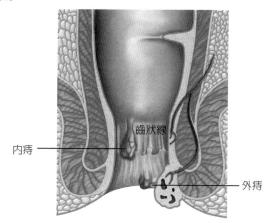

外痔可經由點藥治療，但是吃藥、點藥均無法處理內痔問題，且有 90% 的痔瘡均屬於內痔。
[本圖為自CAN STOCK合法下載授權使用]

痔瘡分期

根據痔瘡的癥狀以及對人體健康的危害程度不同，可分為三期：

分期	說明
第一期	無痛苦，主要以便血、分泌物多、癢為主。
第二期	有便血，痔隨排便脫垂，但能自行還納。
第三期（又稱為晚期）	內痔脫垂於肛門口外，或每次排便脫出肛門口外，不能自行還納，必須用手托回。

痔瘡分型

類型	說明
血管腫型內痔	內痔表面黏膜粗糙且柔軟，色暗紅或朱紅色，觸之易出血，此型以出血為主要癥狀。
靜脈曲張型內痔	內痔表面較堅硬，帶光澤，色暗紅或青紫，痔體內為曲張的痔靜脈和增生的結締。
纖維化型內痔	內痔表面堅硬，富有彈性，痔體表面略有白色纖維組織增生，易脫出，不易出血。
血栓型外痔	起病突然，疼痛劇烈，墜脹不適感明顯，偶有全身癥狀。局部檢查可見肛旁隆起腫物，可觸及皮下硬而滑的包塊，觸痛明顯。
炎性型外痔	常由肛緣皮膚損傷和感染引起，多有肛門疼痛，在排便時疼痛加重，便血，肛門部有少量分泌物。局部檢查肛旁隆起的腫物，色紅，充血明顯，有觸痛，有時會伴有全身不適和發熱。
靜脈曲張型外痔	肛門緣隆起成橢圓形，觸之柔軟，不痛，在排便用力時可見暗紫色腫塊，排便後或休息後體積可縮小，是皮下靜脈曲張引起，亦為晚期內痔發展而致。一般只感腫脹不適，排便時加重，發炎時才有疼痛癥狀。

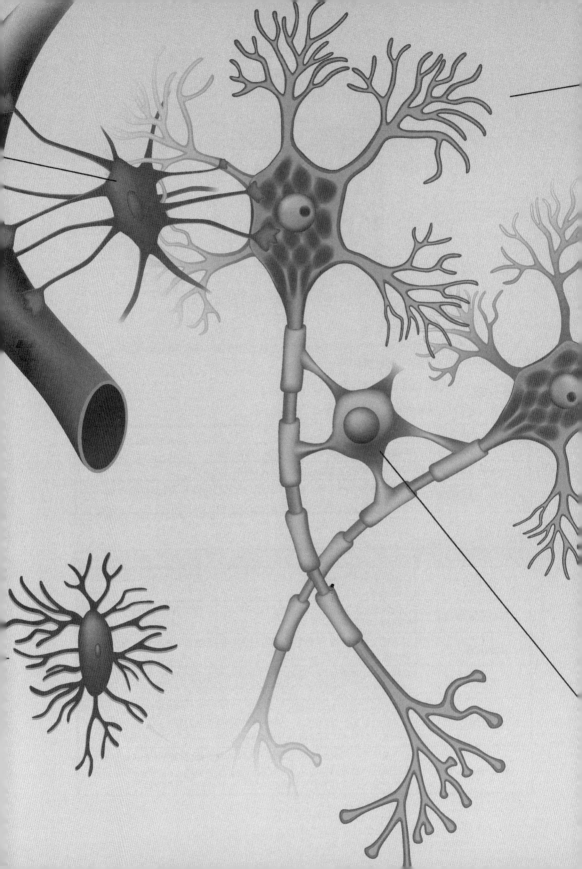

第11章
影響呼吸道的藥物

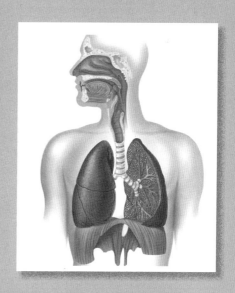

11-1 呼吸道概述

（一）呼吸道

呼吸道是指人體在呼吸過程中空氣所要通過的所有器官的總稱，呼吸道與呼吸系統不一樣。呼吸道只是呼吸系統的一部分，呼吸系統還包括空氣不必通過的、但對呼吸過程依然非常重要的器官，比如橫膈膜。

呼吸道可以分三部分：上呼吸道包括鼻、鼻道、鼻竇、喉和咽；氣管包括喉結、氣管、支氣管和小支氣管；肺包括小支氣管、肺泡管和肺泡。

呼吸道非常容易被感染，而上呼吸道可能是人體最容易被感染的部位。

在呼吸過程中，呼吸道大部分僅僅作爲空氣從外界進入肺、從肺流出的通道。氣體交換、氧氣進入血液、二氧化碳流出血液的過程則在肺泡中進行。

空氣進入呼吸道後，隨呼吸道的分支，管道不斷變窄，在空氣到達肺泡之前，估計大約要通過 20〜23 個分支。

雖然支氣管的直徑愈來愈小，但由於每次分支的數量眾多，因此其總面積不斷擴大，空氣在進入呼吸道受到的阻力不斷減小。

（二）上呼吸道感染

上呼吸道感染指鼻、咽、喉及鼻竇等受到病原體的感染，包括普通感冒、流行性感冒、鼻咽炎、急性咽扁桃腺炎、喉炎及會厭炎等。上呼吸道感染的症狀以鼻塞、打噴嚏、流鼻涕、喉嚨痛、咳嗽、發燒、頭痛、食慾不振、全身乏力爲主。

根據研究，上呼吸道感染以病毒爲最主要的致病微生物（約占 95%），細菌只是少數。因此被俗稱爲消炎藥的抗生素，對這些病毒感染是沒效的，因爲它們均只能殺死細菌，此時濫用抗生素反而會增加抗藥菌株的產生及破壞原有的保護膜。病毒感染基本上需靠自身的免疫力來治癒，除了少數兒童或免疫機能異常之病患會產生併發症或繼發細菌性肺炎外，大多數的病毒感染均可自動康復。

（三）下呼吸道感染

關於下呼吸道感染，大家所熟知的就是肺炎。肺炎是由細菌或病毒引起的急性肺氣胞發炎，至今仍是威脅國人生命的十大死因。其主要的症狀包括高燒、咳嗽、胸痛等，但較不會有鼻塞、打噴嚏、流鼻水、喉嚨痛等症狀。

肺炎常見之致病原，除了兒童以病毒較常見外，細菌也扮演相當重要的角色，因此選擇適當的抗生素，就成爲治療的重點。此外，由於症狀相對嚴重，所以常導致病患需住院治療。

肺及肺泡示意圖

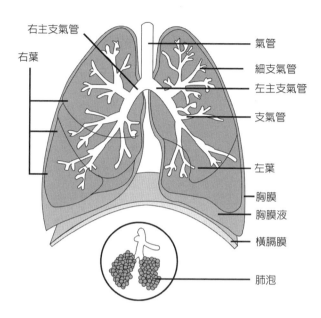

右主支氣管
右葉
氣管
細支氣管
左主支氣管
支氣管
左葉
胸膜
胸膜液
橫膈膜
肺泡

細菌性及非細菌性肺炎之病史

種類	細菌性肺炎	病毒性肺炎	黴漿菌性肺炎
年齡	所有年紀	所有年紀	學齡兒童（或 3 歲以上需注意）
體溫	＞39℃	39℃	＜39℃
病徵	突發性，常見於上呼吸道感染。	漸進式，常使上呼吸道症狀加重。	漸進式，常使咳嗽加重。
咳嗽	較多痰液，膿性帶血。	乾咳。	乾咳。
胸痛	常有	不常有	不常有
精神狀況	差	不好	不好
家庭成員狀況	不常同時多人患類似疾病。	常同時多人患類似疾病。	常同時多人患類似疾病。

11-2 **組織胺**

（一）自泌素

自泌素（autacoids）包含許多不同構造與藥理活性的物質，其作用點通常在合成它們的組織細胞附近。自泌素的共通點是半衰期很短，且具有局部性作用，所以自泌素又稱爲局部激素（local hormones）。自泌素在體內扮演很重要的生理功能，如局部血液循環的調節、發炎的形成和過敏反應等。

自泌素可分爲三類：

1. 胺類（amines）： 組織胺（histamine）和血清素（serotonin，5-HT）。

2. 不飽和脂肪酸類（eicosanoids）： prostaglandines、thromboxanes、 leukotrienes。

3. 多胜肽（polypeptides）： angiotensins、kinins、substance P、vasoactive intestinal polypeptide。

（二）組織胺

組織胺（histamine）是經由組胺酸（histidine）受 decarboxylase 催化而來，再由 methyltransferase、氧化酶分解成最終代謝產物。

組織胺主要儲存在體內各組織的肥大細胞（mast cells）中，另外，血液中嗜鹼性白血球（basophils）及中樞神經的腦細胞也有組織胺，其中又以肺、皮膚、胃腸道黏膜和下視丘（hypothalamus）等處含量較高，這和組織中肥大細胞的多寡有關。

化學性和物理性的刺激作用可促使組織胺的大量釋放，此作用機轉可能是升高了細胞內鈣離子的濃度。

引起組織胺釋放的主要機轉爲：

1. 免疫性反應： 當過敏原（如花粉、灰塵）與肥大細胞的 IgE 抗體產生作用，將導致組織胺的釋放，因此引起過敏（anaphylaxis，allergy）、枯草熱（hay fever）、蕁麻疹（uriticaria）等過敏反應。

2. 藥物性反應： 箭毒素（d-tubocurarine）、鴉片類（如 morphine，codeine）、聚合物（polymers）、青黴素（penicillin）等藥物。

3. 織傷害： 創傷、燒傷、昆蟲咬傷、毒素感染、酷寒環境等。

（三）組織胺受體

目前已被發現的組織胺受體至少有三種亞型（H_1、H_2、H_3）。

1. H_1 受體： 分布於平滑肌、內皮細胞、腦部。

2. H_2 受體： 分布於胃黏膜、心肌、肥大細胞、腦部。

3. H_3 受體： 分布在突觸前、腦部、腸肌叢和其他的神經元。

組織胺藉由活化受體（H_1 和 H_2）來呈現其廣泛之藥理作用，而 H_3 受體活化的作用尚未明瞭。

影響血清素的藥物

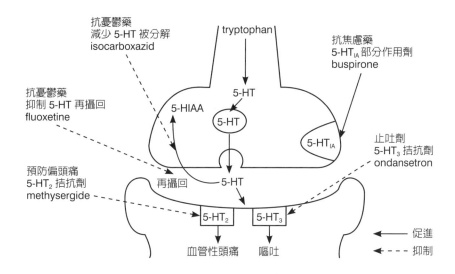

抗憂鬱藥
減少 5-HT 被分解
isocarboxazid

tryptophan

抗焦慮藥
5-HT$_{IA}$ 部分作用劑
buspirone

抗憂鬱藥
抑制 5-HT 再攝回
fluoxetine

5-HT

5-HIAA

5-HT

5-HT$_{IA}$

止吐劑
5-HT$_3$ 拮抗劑
ondansetron

預防偏頭痛
5-HT$_2$ 拮抗劑
methysergide

再攝回

5-HT

5-HT$_2$　5-HT$_3$

血管性頭痛　嘔吐

◀── 促進
◀--- 抑制

組織胺在各器官的藥理作用

器官	藥理作用
心臟血管系統	引起動脈和大靜脈收縮，擴張微血管和增加其通透性，擴張周邊小動脈，因此可能導致組織胺休克，增強心臟收縮力和心跳速率。
平滑肌	引起支氣管平滑肌收縮，引起胃腸道平滑肌收縮。
外分泌腺體	促進胃酸、胃液素（pepsin）等分泌，加成胃泌素（gastrin）和乙烯膽鹼（acetylcholine）所引發的胃酸分泌。
三重反應	發紅、紅暈、條痕。

容易出現過敏症狀的器官

器官	過敏症狀
消化道過敏	食物耐受不良，意思是指人體對食物或食物的添加物質產生消化不良的症狀，如食用某種食物就引發腹瀉的反應。
呼吸道過敏	如大家熟知的鼻子過敏，特別是花粉散播在空氣中時就不斷打噴嚏或流鼻水，另外也有可能導致氣喘發作，而產生呼吸急促、喘息等症狀。
皮膚過敏	如風疹塊般的蕁麻疹，以及皮膚紅腫、流湯流水的急性溼疹。
黏膜過敏	眼結膜過敏會出現紅腫、發癢等症狀。

11-3 抗組織胺藥物

（一）抗組織胺藥物的種類

1. 依作用分類：

依作用可區分為第一代及第二代抗組織胺藥物（antihistamines），其中第二代比第一代抗組織胺有較低的鎮靜作用。通常藥品之親脂性及分子大小可用來判斷是否容易通過血腦障壁（blood-brain barrier）。

(1) 第一代抗組織胺藥品： 第一代具有較高親脂性及低分子量的特性，且此類藥品穿過血腦障壁進入中樞神經系統後，不容易與 p-glycoprotein 結合而被排出，故此類藥品易與神經系統受器結合，進而產生鎮靜或是其他不良反應。

(2) 第二代抗組織胺藥品： 第二代比第一代親水性高，且進入中樞後也容易被表皮細胞膜上的 p-glycoprotein 辨識而被排出，因此第二代比第一代在中樞的濃度低，也比較少中樞神經系統方面的副作用。

2. 依作用的受體分類：

(1) H_1 受體拮抗劑（H_1 antagonists）：

早期 H_1 受體拮抗劑是屬於較穩定的脂溶性胺類，這些藥物與組織胺結構類似，可與組織胺相互競爭受體。而較新的藥物（第二代抗組織胺藥物）因脂溶性低，不會進入 CNS，故無鎮靜作用。除組織胺受體外，H_1 受體拮抗劑還可阻斷多種受體的作用（如抗膽鹼性作用）。

治療用途為預防及治療過敏反應，如過敏性鼻炎、蕁麻疹，因為組織胺是這些過敏主要的媒介物。此外也用於鎮靜、止吐、抗動暈症、局部麻醉、止癢作用。

H_1 抗組織胺藥物副作用有中樞神經抑制，包括鎮靜、嗜睡、疲倦等；口乾、便秘、排尿困難；畸胎作用。

(2) H_2 受體拮抗劑（H_2 antagonists）：

治療用途為抑制組織胺或胃泌素所誘導之胃酸分泌，而用於治療胃潰瘍和十二指腸潰瘍。

H_2 抗組織胺藥物副作用有抗雄性素作用而導致男性女乳、陽痿、精蟲減少、乳漏症等；抑制肝臟代謝酶 cytochrome p-450 的活性，而降低其他藥物的代謝。

除抗組織胺藥物外，治療過敏症狀的藥物尚有組織胺釋出抑制劑（如 cromolyn）、皮質類固醇藥物，以及腎上腺素性甲型（α-）作用劑和腎上腺素乙型（β-）作用劑。腎上腺素甲型（α-）作用劑局部投藥 naphazoline 或 oxymetazoline 可紓解過敏引起之鼻黏膜或眼結膜充血之症狀；腎上腺素性乙型（β-）作用劑局部投藥 fenoterol 或 albuterol 對支氣管有擴張作用，可治療過敏引起的氣喘。

（二）抗組織胺藥物

1. **第一代抗組織胺藥物：** diphenhydramine（Benadryl®）、clemastine、dimenhydrinate、tripelennamin、chlorpheniramine、dextrochlorpheniramine、brompheniramine、phenidamine、hydroxyzine。

2. **第二代抗組織胺藥物：** terfenadine、cetirizine 為長效型抗組織胺之藥物，此外，還有 fexofenadine、astemizole、loratadine、acrivastine。

常用抗組織胺藥品分類

藥品結構	第一代抗組織胺藥品	第二代抗組織胺藥品
alkylamines	brompheniramine、triprolidine、chlorpheniramine、pheniramine	acrivastine
piperazines	buclizine、cyclizine、meclizine	cetirizine、levocetirizine
piperidines	azatadine、ketotifen	fexofenadine、loratadine、desloratadine
ethanolamines	clemastine、diphenhydramine	
ethylenediamines	antazoline、pyrilamine	
phenothiazines	promethazine	
others	doxepin	epinastine

常用抗組織胺藥品之藥物動力學特性

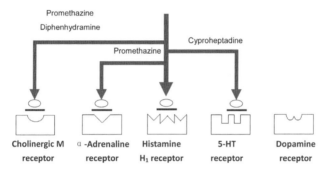

各藥品開始作用時間都很快，大多在 1～2 個小時內就可發揮藥效；而第二代抗組織胺藥品作用時間大多可持續至少 24 小時，故通常建議一天服用 1 次即可。

常用抗組織胺藥品的藥物動力學

抗組織胺藥品	Tmax（hr）	Half-life（hr）	Elimination unchanged in urine / feces（%）	Onset（hr）	Duration（hr）
第一代抗組織胺					
chlorpheniramine	2-8±0-8	27-9±8-7	—	3	24
diphenhydramine	1-7±1-0	9-2±2-5	—	2	12
doxepin	2	13	—	—	—
hydroxyzine	2-1±0-4	22-0±4-1	—	2	24
第二代抗組織胺					
Ccetirizine	1-0±1-5	6-5～10	60/10	1	24
desloratadine	1-3	27	0	2	24
fexofenadine	2-6	14-4	12/80	2	24
levocetirizine	0-8±0-5	7±1-5	86/13	1	24
loratadine	1-2±0-3	7-8±4-2	Trace	2	24

11-4 鎮咳劑

（一）咳嗽

咳嗽是一種呼吸道常見的突發性症狀，咳嗽由氣管、支氣管黏膜或胸膜受炎症、異物、物理或化學性刺激引起，咳嗽時先是聲門關閉，呼吸肌收縮，肺內壓升高，然後聲門張開，肺內空氣噴射而出。通常伴隨著聲音，咳嗽具有清除呼吸道異物和分泌物的保護性作用。

咳嗽病因很多，必須及時查明，方能根治。如果咳嗽不停，由急性轉為慢性，常常給患者帶來更大的痛苦，如胸悶、咽癢、喘氣等。

咳嗽是一種保護性的反射作用，可清除上呼吸道的刺激物。其原因有呼吸道感染（如肺炎、肺結核、支氣管炎）及發炎症狀（如氣喘、過敏）、化學藥物或香菸引起。

咳嗽會干擾到個人的生活品質，包括晚上睡不好、無法專心工作或唸書，厲害的咳嗽甚至會引起胸腹部疼痛、頭痛以及尿失禁。

（二）鎮咳劑

鎮咳藥以抑制咳嗽中樞，或直接鬆弛氣管的肌肉，來達到抑制咳嗽的目的；祛痰藥可使痰變得稀薄而易被咳出，以達到鎮咳的功效。

鎮咳劑具有抑制咳嗽中樞及鬆弛呼吸道平滑肌的作用，一般分為麻醉性與非麻醉性鎮咳劑兩大類：麻醉性鎮咳劑（narcotic antitussives），如 codeine；非麻醉性鎮咳劑（non-narcotic antitussives），如 dextromethorphan、noscapine。

codeine 抑制延腦（medulla）咳嗽中樞及咳嗽反射，另具有止痛作用，具成癮性。衛生署於民國 85 年 7 月 1 日起，管制含有 codeine 咳嗽糖漿的販售管道，除限制藥廠不得出售予無調劑資格的藥局外，也規定民眾須持醫師處方才可購買。

dextromethorphan（Medicon®）是 codeine 的類似物，但無止痛效果及成癮作用，可直接作用於延髓咳嗽中樞，抑制咳嗽反射。dextromethorphan 15～30mg 的止咳效果與 codeine 8～15mg 相當。不可用於持續的或慢性的咳嗽（如抽菸、氣喘、肺氣腫）或伴有分泌過度的咳嗽；發高燒、皮疹、持續頭痛、噁心或嘔吐的病人應在醫療人員監督下使用。

諾司卡賓（noscapine）由阿片提煉的 isoquinoline 生物鹼，不具 phenanthrene 構造，所以沒有嗎啡麻醉藥品的鎮痛效果、成癮性及戒斷症狀等。

carbetapentane citrate 具有局部麻醉作用及類似 atropine 的作用，因抑制咳嗽中樞而產生止咳作用。

dimemorfan 為 detroxmethorphan 之衍生物，但鎮咳效果較強且持久。其他的藥物還有 benzonatate、sodium dibunate、cloperastine、tipepidine、eprazinone、chlophedianol。

引起咳嗽的疾病

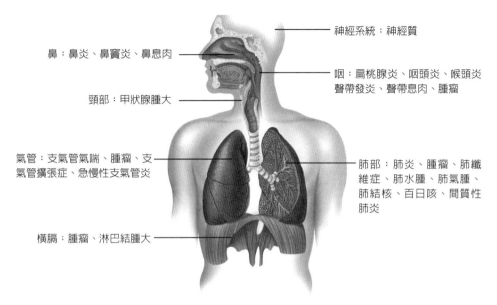

神經系統：神經質

鼻：鼻炎、鼻竇炎、鼻息肉

咽：扁桃腺炎、咽頭炎、喉頭炎
聲帶發炎、聲帶息肉、腫瘤

頸部：甲狀腺腫大

氣管：支氣管氣喘、腫瘤、支
氣管擴張症、急慢性支氣管炎

肺部：肺炎、腫瘤、肺纖
維症、肺水腫、肺氣腫、
肺結核、百日咳、間質性
肺炎

橫膈：腫瘤、淋巴結腫大

[本圖為自CAN STOCK合法下載授權使用]

咳嗽的機轉

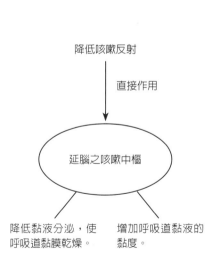

降低咳嗽反射

直接作用

延腦之咳嗽中樞

降低黏液分泌，使
呼吸道黏膜乾燥。

增加呼吸道黏液的
黏度。

胃食道逆流胃部示意圖

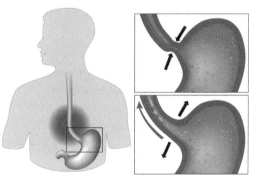

胃食道逆流症狀是胃中的胃酸及食物，反逆流回食道
內，也可能使患者引起咳嗽。逆流的胃酸、內容物長期
間接觸並侵襲食道，除會造成食道黏膜的發炎潰瘍外，
若逆流至口咽，呼吸時不慎吸入胃內容物至氣管及肺
中，便有可能造成吸入性肺炎，此外氣喘的患者，也有
可能因吸入物刺激呼吸道，而導致氣喘的發作。
[本圖為自CAN STOCK合法下載授權使用]

11-5 祛痰劑

（一）痰

人體的上呼吸道，每天正常的支氣管都會分泌黏液，一天的量大約是 100 毫升左右，這種黏液會形成像絨毛一樣的性質，包覆在支氣管的內壁上，具有對支氣管的保護功能。

喉嚨感到有痰時，其實是口腔、鼻腔、氣管、支氣管等處的黏膜分泌物，可能混入了塵埃、病毒、過敏原或其他的細胞，也可能是因為上呼吸道的感染，刺激黏膜大量分泌黏液，以便藉由咳嗽及咳痰動作來排出這些不好的物質。

一般的痰量，不會有讓人不舒服，一直想咳出來的感覺，但是在某些狀況下，痰液會有增加的趨勢，可能有幾個原因：年紀愈大，代謝能力愈差，也愈容易有痰；因感冒而有痰的出現；抽菸的人；空氣品質不好，容易吸入塵埃及一些不好的物質，痰也會增多以便排出這些東西；細菌或病毒的感染；過敏體質者，尤其是呼吸道方面過敏者，痰多也是其症狀之一。

一般而言，痰的量會因為不同的原因而有所不同。依痰的顏色，可以分為無色、灰白色、黃白色、黃色、黃綠色、鐵鏽色、黑色等。如果是以非化膿性的痰，痰的顏色通常為無色，而化膿性的痰，痰的顏色則多半為黃綠色。痰中約 50% 來自於碳水化合物，其他則由白蛋白及多醣體組成，還有電解質及炎症細胞物質等。

單純的乾咳只須服鎮咳劑即可，如伴有痰液之咳嗽，必須共服鎮咳劑與祛痰劑治療。祛痰劑的主要作用是增加呼吸道漿液分泌、降低痰的黏稠度。治療帶痰咳嗽不能一味壓抑咳嗽，因為那只是抑制呼吸道排除異物的本能反應，如果痰液持續留在呼吸道中，還有可能引發進一步的感染，使病狀加重。至於潤喉產品，也只能減輕喉嚨對於咳嗽反射作用的痛楚並抑制咳嗽，並無真正療效。

（二）祛痰劑

1. 黏液分泌劑：

ammonium chloride（NH_4Cl）可促進支氣管漿液分泌增加。guaifenesin（glyceryl guaiacolate，guaicol glyceryl ether）可使呼吸道內液體分泌增加而減少黏液的黏稠性和表面張力，如此可促進纖毛運動而將痰排出，無痰咳嗽會轉變成有痰咳嗽且咳嗽頻率降低。potassium Iodide（KI），碘可能會使呼吸道內液體的分泌增加，降低黏液的黏稠度及加速發炎物質內類纖維蛋白物質的分解。

2. 黏液分解劑：

(1) acetylcysteine 可促進濃痰分解，切斷濃痰的雙硫鍵以減少痰的黏性。bromhexine（Bisolvon®）可分解黏液的多醣纖維，使痰變稀且黏稠度降低，可藉著咳嗽排出。這類的藥物還有 carbocystein、lysozyme、methylcysteine、serratiopeptidase（Danzen®）。

(2) 胜肽化痰劑，機轉是能分解 DNA 聚合體或 F-actin 聚合體以達到化痰的效果。如 dornase alfa。

(3) 表皮生長因子受體（EGFR）kinase 小分子抑制劑，屬於抗體類藥物，可治療嚴重慢性阻塞性肺病患者黏液過度增生，如 gefitinib、erlotinib。

鼻咽部位置示意圖

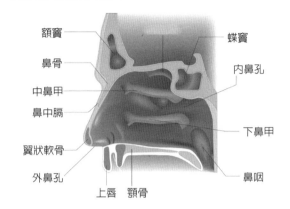

額竇
鼻骨
中鼻甲
鼻中膈
翼狀軟骨
外鼻孔
上唇　顎骨
蝶竇
內鼻孔
下鼻甲
鼻咽

健康人平常只有少量痰或不咳痰，倘若長期大量咳痰就表示呼吸系統出了問題。
[本圖為自CAN STOCK合法下載授權使用]

不同疾病的痰液性狀

當氣管或支氣管及肺部受到感染時，就會引起呼吸道黏液的不正常分泌，而其顏色及性狀都會有所改變，可以由此觀察以找出產生這種痰液性狀的病症。

疾病	痰液性狀
肺膿瘍	痰液的分泌量非常多，而且會有一股惡臭味。
氣喘	分泌的痰，是很黏稠的痰。
支氣管擴張	其痰液靜置後會分成三層，最下層為膿性、中層為漿液性、上層為泡沫性。
慢性支氣管炎或肺氣腫	痰為又濃又稠又濁的性狀。
肺水腫	痰的量多，同時帶有泡沫及血絲。
大葉性肺炎	黏稠性的鐵鏽色的痰。
細菌性的肺炎	黃色或綠色的痰液。

哮喘發作時的咳嗽原因

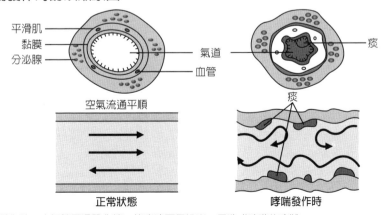

平滑肌
黏膜
分泌腺
氣道
血管
痰
痰

空氣流通平順

正常狀態　　　哮喘發作時

哮喘發作時，支氣管平滑肌收縮，使痰液不易排出，易造成咳嗽的症狀。

11-6 抗氣喘藥物

（一）氣喘

氣喘（asthma）是常見的呼吸道疾病之一，其症狀包括呼吸道平滑肌收縮、腺體黏液分泌過量、發炎反應等。形成氣喘病因可包含基因異常、過敏原暴露、吸菸、感染和空氣汙染等。

氣喘屬於第一型即發性過敏疾病（anaphylaxis），病人血清中 IgE 抗體結合到肥大細胞（mast cell）或嗜鹼性細胞（basophil）的細胞膜上，若再度受到過敏原感染時，外來抗原（過敏原）與 IgE 結合引起免疫反應，且鈣離子湧入（Ca^{2+} influx）肥大細胞內，促使其釋放媒介物（mediators）而引起氣喘症狀。

引起氣喘的媒介物包括組織胺（histamine）、無防禦性休克反應之慢速反應性物質〔slow reacting substance of anaphylaxis（SRS-A），即白三烯素（leucotrienes），尤其指 LTC_4、LTD_4〕、血小板凝集因子（platelet-aggregation factor，PAF）及慢動素（bradykinin）、前列腺素（prostaglandins）和神經激胺（serotonin，5-HT）等。這些媒介物作用於支氣管平滑肌，造成支氣管收縮、痙攣、支氣管黏膜浮腫、血管及淋巴的腫大、濃稠液的封塞等。

（二）抗氣喘藥物

臨床上治療氣喘的方法主要是抑制媒介物釋放和促進支氣管擴張。

1. **媒介物釋放阻斷劑**：cromolyn sodium 可防止肥大細胞（mast cells）因抗原抗體相互作用所引起的 Ca^{2+} influx，進一步抑制 histamine 和 leukotrienes 釋放，ketotifen 為組織胺釋出的抑制劑。

2. **甲基黃呤類**：甲基黃呤類（包括 theophylline 及其鹽類與衍生物）能鬆弛支氣管和肺血管的平滑肌、刺激中樞神經、引起利尿作用、增加胃酸分泌及抑制子宮收縮，對心臟收縮力與心跳速度亦有些微增強作用。茶鹼（theophylline）能抑制磷酸二酯酶（phosphodiesterase，PDE）的活性，而提高細胞內 cAMP 的量，進而使支氣管擴張。theophylline 也有呼吸刺激作用。

3. **擬交感神經作用劑**：主要功能是舒張呼吸道平滑、增強呼吸道纖毛清潔運動以促進黏液排除，且可抑制肥大細胞收縮物質的釋放。擬交感神經作用劑主要包括腎上腺素（epinephrine）、麻黃素（ephedrine）、isoproterenol 和 β_2-selective agonists（metaproterenol、albuterol）。

4. **蕈毒鹼拮抗劑**：競爭性抑制蕈毒鹼受體（muscarinic receptor）臨床使用於支氣管擴張劑，治療氣喘，如 ipratropium bromide、tiotropium bromide。

5. **類固醇**：皮質類固醇是作用最強的抗氣喘病藥物，也是最後一線用藥，對於支氣管擴張反應不佳的慢性呼吸道阻塞症患者有療效，如 beclomethasone、triamcinolone、prednisolone 可抑制 PLA_2 的活性，而阻斷 PGs、LTs 的合成，臨床使用於治療氣喘及抗發炎藥。

6. **其他**：fenspiride 具支氣管擴張及抗炎作用。zafirlukast、montelukast 屬白三烯素拮抗劑。

氣喘治療藥的作用

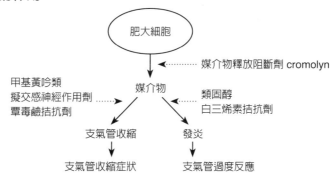

肥大細胞

············▶ 媒介物釋放阻斷劑 cromolyn

媒介物

甲基黃吟類
擬交感神經作用劑 ········▶
覃毒鹼拮抗劑

類固醇
白三烯素拮抗劑

支氣管收縮

發炎

支氣管收縮症狀

支氣管過度反應

人類氣管中肥大細胞的分布圖

游離的，管腔的肥大細胞

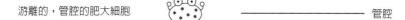

管腔

上表皮內的肥大細胞

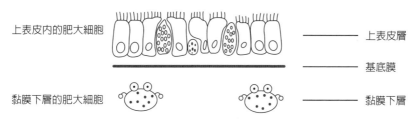

上表皮層

基底膜

黏膜下層的肥大細胞

黏膜下層

正常與氣喘的支氣管

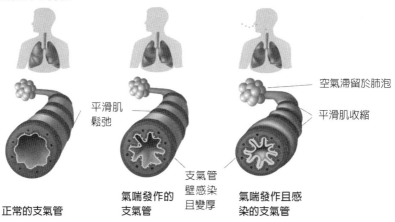

空氣滯留於肺泡

平滑肌
鬆弛

平滑肌收縮

支氣管
壁感染
且變厚

正常的支氣管

氣喘發作的
支氣管

氣喘發作且感
染的支氣管

[本圖為自CAN STOCK合法下載授權使用]

11-7 感冒治療藥物

（一）感冒

上呼吸道感染俗稱感冒，90% 以上是由病毒引起，發燒持續起伏 1～7 天，其他症狀如咳嗽、流鼻涕、鼻塞，大多在 1～2 週內逐漸痊癒。治療感冒的藥物主要在減輕症狀，並不能縮短病程。

感冒期間要注意有無以下併發症：中耳炎，高燒不退（超過 3 天以上），耳朵痛，幼兒煩燥，搔抓耳朵；鼻竇炎，流鼻涕超過 10 天沒有改善跡象，且黃綠色的濃稠鼻涕伴隨咳嗽，嚴重鼻塞，頭痛；肺炎，高燒不退且咳嗽加劇，呼吸急促，食慾減退；腦膜炎，頸部僵硬，劇烈頭痛，嘔吐，怕光，持續高燒，甚至意識不清。

一般感冒只需多喝水、多休息，在感冒流行時減少出入公共場所。若有咳嗽、有痰、流鼻涕、鼻塞則可依不同症狀給予藥物治療以減輕不適。感冒病毒最易經由鼻咽腔分泌物傳染，預防的最佳方法就是要多洗手，不要共用毛巾。

（二）感冒治療藥物

感冒藥不外乎是下列這些成分：

1. **止痛退燒藥：**

   身體用發燒來對抗病毒，退燒反而對身體不利。解熱解痛劑不外是阿斯匹靈或普拿疼（乙醯胺酚），近年治療關節痠痛的一些非類固醇抗炎劑也被廣用。這些藥可能幫助退燒，對沒發燒的人則可發揮止痛作用。

2. **假麻黃素：**

   一種鼻充血解除劑，用來解除鼻塞。大部分呼吸道感染多少會波及鼻腔，而使鼻黏膜甚至副鼻竇充血腫脹，使用鼻血管收縮劑目的是減輕這類症狀。這些藥多屬擬交感神經藥物，其作用尚未得到公認，但在鼻塞嚴重時不妨一試。此類藥有時會產生噁心、嘔吐、盜汗、心跳、顫抖、失眠的副作用。

3. **抗組織氨：**

   阻止鼻涕分泌，減少鼻涕。目前多藉組織胺藥物來減少鼻水症狀，不幸絕大多數的醫學研究都指出這是無效的，況且如減少了分泌，呼吸道變得更乾，反而不利廢物的排出。

4. **鎮咳袪痰劑：**

   壓制咳嗽，減低痰的黏性。發炎波及支氣管時，咳嗽會很明顯。咳嗽藥水其實多只有安慰劑效果，吃不吃沒什麼差別。目前只有兩種止咳藥被公認有止咳作用，但只適用於氣管炎早期的乾咳。潤喉劑則只能使局部舒服一些。

5. **氣管擴張劑：**

   解除氣管平滑肌的收縮，擴張氣管。支氣管擴張劑可治療氣喘病人或所謂帶喘性支氣管炎病人的咳嗽（鎮咳藥物對這些病人並不適用），但服用後大多人都免不了有心跳快、心悸、手抖、亢奮、失眠症狀，而造成治療上的困擾。

6. **抗生素：**

   抗生素對病毒無效，除非是中耳炎、副鼻竇炎、鏈球菌咽炎、黴漿菌感染，門診呼吸道感染少有機會使用抗生素，因為這些感染大多與病毒有關。

感冒症候群的症狀

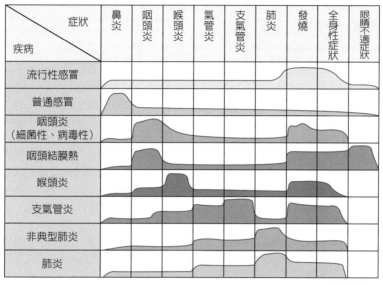

山形起伏代表症狀的嚴重程度。

區分一般感冒及流行性感冒

種類	一般感冒	流行性感冒
病原	病毒	病毒
流行季節	春、秋	冬
感染年齡	常見於孩童	老人及抵抗力弱的人
症狀		
發燒	少見	高燒可達39～40度，持續3～4天
頭痛	少見	明顯
全身酸痛	輕微	嚴重
倦怠虛弱	相當輕微	可持續達3星期
極度虛脫	不會	明顯，且在病程早期即出現
鼻塞	常見	偶爾
打噴嚏	常見	偶爾
喉嚨痛	常見	偶爾
胸部不適、咳嗽	輕至中度，乾咳	常見，可能很嚴重
併發症	鼻竇充血、耳痛	支氣管炎、肺炎等、嚴重時會致命
疫苗	無	有（依流行性而有所變化）

11-8 流感治療藥物

（一）流感

流行性感冒（一般簡稱為流感），係由特定的流行性感冒病毒感染，主要是一種影響呼吸道的疾病，通常是間接經空氣或飛沫、或直接接觸已患病者之噴沫，透過呼吸道來傳染。

流行性感冒病毒，可分為 A、B、C 三型。依病毒表面突起的抗原，如血球凝集素（hemagglutinin）及神經胺基酸酶（neuraminidase）的組合，又可區別出許多亞型，如 H1N1、H2N2。

病毒之遺傳物質為 RNA，發生突變率是為 DNA 的好幾倍，當病毒產生抗原微變（antigenic drift），這樣的情形會發生在 A 及 B 型流感病毒，抗原微變是指病毒基因發生些微突變，所以每年都會有流感的小流行出現。

血球凝集素及神經胺基酸酵素具有週期性變化的性質，於是會形成新的抗原，而人類普遍對新抗原缺乏免疫力，因此便可能引發大流行。

流行性感冒的潛伏期一般是 1～3 天。病徵包括發燒、頭痛、肌肉痛、鼻塞、流鼻水、喉嚨痛、咳嗽及身體疲倦等。大部分人都能在 2 天至 1 星期內自行痊癒，但是，長者及慢性疾病患者（如心臟病、慢性呼吸道疾病患者），則有較大機會出現併發症，如支氣管炎、肺炎等。

（二）流感治療藥物

1. **金剛鈉（amantadine）：**
   藥理作用不是很清楚，對 A 型流行性感冒有效，但對 B 型流行性感冒無效，且會產生神經及腸胃系統副作用，抗藥性高，臨床上較少使用。

2. **克流感（Tamiflu®，oseltamivir）：**
   病毒的神經胺酸酶（neuraminidase）是幫助新形成的病毒顆粒從感染細胞釋出及更進一步散播傳染病毒的必要物，克流感可以抑制流行性感冒病毒的神經胺酸，使新形成的病毒顆粒無法從被感染細胞中　釋出，再去感染其他的細胞。由於 A、B 型的流行性感冒病毒都具有神經胺酸　，所以這種藥對 A、B 型的流行性感冒都有效。克流感降低流感病毒的散播率，於剛出現病徵的 24 小時內服用。
   神經胺酸酶抑制劑還有瑞樂沙（Relenza®，zanamivir）、瑞貝塔（Rapiacta®，peramivir）。

3. **流行性感冒疫苗（influenza vaccine）：**
   目前上市的流感疫苗是利用裂解型的病毒成分疫苗，僅含有抗原成分而沒有病毒殘餘的活性，因為這種疫苗的保護效力大約只能維持 1～2 年，而且流感病毒常常發生變異，所以建議每年接種 1 次。每年世界衛生組織與美國疾病管制中心都會根據前幾年在全世界調查的資料，推測次年可能流行的病毒種類，而建議疫苗的成分。最近幾年，因為一直有 A 型與 B 型病毒的同時流行，所以疫苗的成分都包括了這兩種A型流感病毒與一種 B 型流感病毒。

流感病程的可能樣態

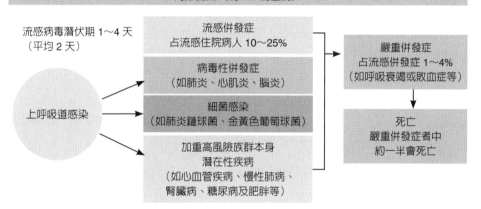

流感普通症狀
發燒、頭痛、喉嚨痛、咳嗽、肌肉痠痛

危險徵兆
呼吸困難、呼吸急促、發紺（缺氧）、血痰或痰液變濃、胸痛、意識改變、低血壓或高燒持續 72 小時

*65 歲以上長者或有潛在疾病者，應提高驚覺

盡速轉診到大醫院

門診就醫（約 1% 需住院）

流感病毒潛伏期 1～4 天（平均 2 天）

上呼吸道感染

流感併發症
占流感住院病人 10～25%

病毒性併發症
（如肺炎、心肌炎、腦炎）

細菌感染
（如肺炎鏈球菌、金黃色葡萄球菌）

加重高風險族群本身潛在性疾病
（如心血管疾病、慢性肺病、腎臟病、糖尿病及肥胖等）

嚴重併發症
占流感併發症 1～4%
（如呼吸衰竭或敗血症等）

死亡
嚴重併發症者中約一半會死亡

流感病毒的結構示意圖

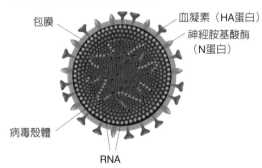

包膜
血凝素（HA蛋白）
神經胺基酸酶（N蛋白）
病毒殼體
RNA

流感病毒呈球形，直徑在 80～120 奈米之間。流感病毒結構自外而內可分為包膜、基質蛋白以及核心三部分。包膜是包裹在基質蛋白之外的一層磷脂雙分子層膜，這層膜來源於宿主的細胞膜，成熟的流感病毒從宿主細胞出芽，將宿主的細胞膜包裹在自己身上之後脫離細胞，去感染下一個目標。病毒的核心包含了存貯病毒信息的遺傳物質以及複製這些信息必需的酶。流感病毒的遺傳物質是單股 RNA。
[本圖為自CAN STOCK合法下載授權使用]

神經胺基酸酶抑制劑：克流感

流感病毒帶有神經胺基酸酶抑制劑

流感病毒

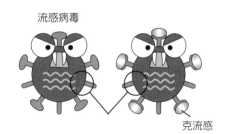

克流感

神經胺基酸酶（一種蛋白質）

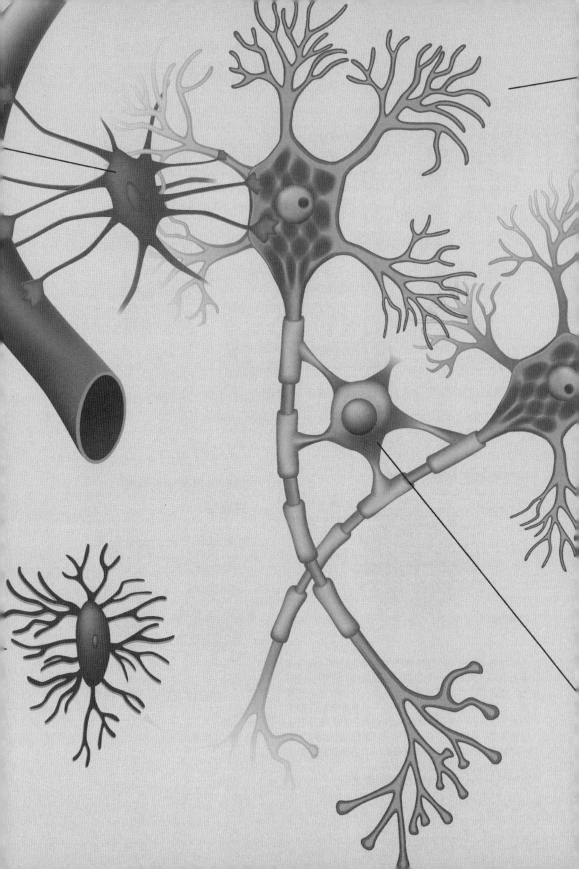

第12章
影響眼睛的藥物

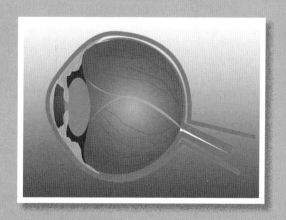

12-1 眼睛概述

（一）眼睛

眼睛是一個直徑大約 23mm 的球狀體，是人體的視覺器官，我們平常接收的外界資訊中約有 80% 來自視覺，眼睛主要由屈光調節系統和視覺感受系統組成。

眼睛就如同一部全自動照相機，由角膜、瞳孔、房水、晶狀體、玻璃體和睫狀肌等組成的屈光系統，相當於照相機的鏡頭，起聚焦成像的作用，眼內的視網膜和大腦的視覺皮質中樞等，則相當於照相機的感光底片和電腦控制系統，能夠接收外界光信號並成像。

（二）眼球

眼球之解剖構造可分為：

1. **結膜：**為一層薄而半透明的黏膜，覆蓋眼瞼內層並延伸至角膜周圍。結膜含有豐富的微血管，故受刺激或發炎時，容易「眼紅」。它也含有黏液腺體，可分泌淚液。
2. **角膜：**為眼球前方透明的組織，正常是無色透明的，透過角膜可見虹彩的色澤，一般人所稱的「黑眼珠」的部分即指「角膜」。
3. **鞏膜：**鞏膜即一般人所稱的「眼白」的部分，為眼球壁最外一層，堅韌而不透明。鞏膜可保護眼球內部，並維持眼球的形狀。
4. **脈絡膜：**為眼球壁中層的組織，主要由色素及血管組成，可供應眼球養分並運送廢物。
5. **虹膜：**虹膜含有色素及肌肉。虹膜中心有一圓形開口，稱為「瞳孔」。瞳孔可變大和縮小，以便控制進入眼內的光線。
6. **睫狀體：**位於虹膜與脈絡膜之間。睫狀體可分泌水樣液，稱為「房水」，房水可營養角膜，並維持眼球內的壓力。睫狀體可以調節水晶體的形狀及厚度，以取得適當的焦距。脈絡膜、虹膜、睫狀體三者合稱為「葡萄膜」。
7. **水晶體：**為位於瞳孔後面的扁平橢圓形透明晶狀體。
8. **玻璃體：**為水晶體後面的透明膠狀物質，填充眼球的後腔（占眼球腔4/5）並維持眼球的形狀。玻璃體可讓光線透過而到達視網膜。
9. **視神經：**收集視網膜神經纖維，集合成視神經，將影像傳到大腦。
10. **前房：**水晶體前面介於角膜和虹膜之間的空間，前房內充滿「房水」。
11. **後房：**水晶體、睫狀體及虹膜圍成的空間。房水由睫狀體分泌出來後，由後房經瞳孔流到前房。
12. **視網膜：**是眼球內壁非常精細的視神經組織，它就像照相機的底片一樣，具有接受和傳送影像的作用，視網膜中心區域，稱為「黃斑部」。視網膜上存在著人類視覺感受最敏銳的視覺細胞。視網膜分三層，最外層為光感受器細胞層，由接受光線刺激的視錐和視桿細胞組成；中間層為雙極細胞層，它處於視網膜中資訊傳遞的主通路中，它接受來自光感受器的信號，並將其傳遞至神經節細胞；最內層為神經節細胞層，它是視網膜的輸出神經元，負責傳導神經衝動到大腦的視覺皮質中樞。視網膜中心凹區域密集分布著大量的視錐細胞。

眼睛的構造

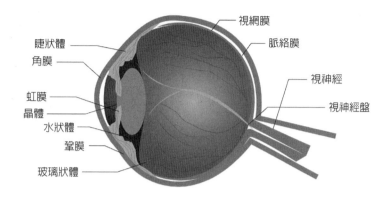

眼睛又被視為靈魂之窗，人類的眼睛大約 2.5 公分長、大約 7 公克重，在所有的生物中可說是最精密的。光線透過角膜、瞳孔和晶狀體到達視網膜。虹膜是控制瞳孔大小的肌肉，因此，也控制光線進入眼睛的多寡，虹膜也決定了眼睛的顏色。[本圖為自CAN STOCK合法下載授權使用]

控制眼球的肌肉

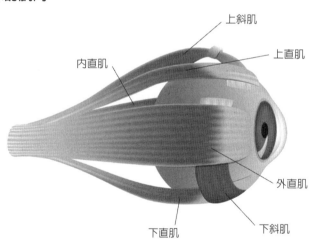

控制眼球轉動的肌肉多達六種，包括內、外直肌，上、下直肌與上、下斜肌。此六條肌肉負責眼球之上下、左右及傾斜運動，能準確地把兩個眼球轉至同一方向而注視同一目標，控制眼睛上下左右的能力。這些肌肉由三條腦神經控制著，四條肌肉被動眼神經（腦神經第三條）控制著，另一肌肉被滑車神經（腦神經第四條）控制，而另一條肌肉是被外旋神經（腦神經第六條）所控制。
[本圖為自CAN STOCK合法下載授權使用]

12-2 青光眼治療藥物

（一）青光眼

在眼球前部內，有一個空間稱爲「前房」。前房內充滿了房液，這清澈的分泌液會不斷地由睫狀體分泌出來，進入前房，然後由前房隅角的小管道排出眼球外，以維持眼球內恆定的壓力。

有些因素導致前房液排出受阻，無法穩定地排出，房液積聚在眼球內，造成眼壓升高。上升的眼壓可能會對視神經造成直接的傷害，或是壓迫血管血流不通而間接地傷害視神經，以致視力減退或永久性的失明。

一般是從視野兩旁開始，再逐漸變狹窄，甚至於有失明的情況發生。眼壓高通常沒有症狀也不會疼痛，所以，初期的青光眼往往不易覺察。因此，定期的眼科檢查十分重要，尤其對於高風險的人更有必要。

青光眼可能導致失去周邊視覺（peripheral vision）、怕光、夜間視覺有問題、視力下降。

全世界約有 5,000 萬人罹患此疾病。在美國，青光眼是導致失明的主要原因。一般正常的眼壓範圍大約在 10～22 Hg 之間。青光眼並不會傳染，但和遺傳有關，隨著年齡增長，罹患青光眼的風險也跟著提高，糖尿病、高血壓及服用類固醇的人也是青光眼的高危險群。

（二）青光眼治療藥物

目前沒有辦法治癒青光眼，而且一旦視神經受損便無法修復。但值得慶幸的是，我們可以藉著降低眼壓來控制青光眼的病程以及症狀所帶來的影響。

1. **擬膽鹼類**：pilocarpine 其作用機轉在於使瞳孔縮小，並使睫狀肌收縮，以打開眼房液的外流路徑，增加眼房液的排出量而降低眼內壓，但因爲縮瞳會造成夜晚視線不佳，視線模糊，眼睛疼痛，長期點用有可能造成白內障的形成。

2. **α 受體致效劑**：非選擇性 epinephrine 可增加眼房水輸出量。α_2 受體選擇性 brimonidine tartrate 可減少眼房水分泌。

3. **β 受體拮抗劑**：carteolol、levobunolol 可抑制睫狀突上的 β_2 受體，減少眼房水的形成，亦可造成睫狀體傳入血管收縮，減少眼房液生成，且不會造成瞳孔收縮，不影響眼睛對焦能力，是長期治療的首選用藥，不過有氣喘、慢性阻塞性肺疾、心律不整、心衰竭的病人須小心使用。一般都以眼藥水局部治療，所以較少產生全身的副作用。

4. **前列腺素**：travoprost 會促進眼房液自葡萄膜－鞏膜路徑排出，爲第二線用藥。

5. **利尿劑**：口服劑如 acetazolamide、眼滴劑型如 dorzolamide 能藉由抑制睫狀肌上的 carbonic anhydrase 以減少重碳酸鹽的形成，使鈉離子運輸減少，降低眼房液分泌形成，以降低眼內壓，一般僅用於慢性青光眼。

青光眼的成因

健康眼

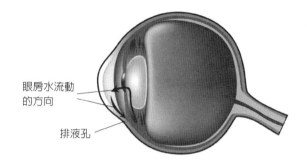

眼房水流動
的方向

排液孔

青光眼

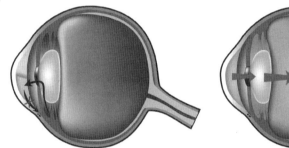

1.排液孔堵塞，使眼房水無法排出。　　　2.眼壓上升，使血管及視神經受損。

[本圖為自CAN STOCK合法下載授權使用]

治療青光眼藥物之比較

種類	藥品	減少房水液生成	增加房水液排泄	作用時間（hr）	用法
縮瞳劑	pilocarpine 1%,2%,4%，10 ml/btl	－	＋	4～12	1～2 gtt tid～qid
散瞳劑	dipivefrin 0.1%，10 ml/btl	？	＋	≧12	1 gtt q12h
乙型阻斷劑	betaxolol 0.5%，5 ml/btl	＋	－	≧12	1 gtt bid
	levobunolol 0.5%，5 ml/btl	＋	－	1～7天	1 gtt qd～bid
	timolol 0.25%，5 ml/btl	＋	－	24	1 gtt qd～bid
	carteolol 2%，5 ml/btl	＋	－	12	1 gtt qd～bid
CAI	acetazolamide 250mg/tab	＋	no data	8～12	0.25～1 g/day
	dorzolamide 2%，5 ml/btl	＋	no data	8～12	1 gtt bid～tid

－：沒作用； ＋：有作用

12-3 白內障治療藥物

（一）白內障

水晶體位於虹膜與玻璃體之間，在正常的情況下，水晶體是透明的，當光線透過角膜後，須經水晶體的折射，才能將影像清晰地呈現在視網膜上，就好像照相機的鏡頭使光線聚焦在底片一樣。

白內障是因水晶體混濁導致視力障礙的一種疾病，通常可分為先天性與後天性兩種，其中又以後天性的老年性白內障為最常見。

白內障主要的症狀為無痛、無癢的進行性視力減退，並不會有疼痛、紅腫的感覺。一般而言，白內障位於水晶體邊緣者較無症狀；位於中央偏後者，症狀較為嚴重。

老年性白內障是一種老化的現象，隨著年齡的增加，水晶體會慢慢發生硬化、混濁的情形，國人白內障罹患率，50 歲以上有 60%，60 歲以上有 80%，70 歲以上則高達 90% 以上。

（二）白內障的成因

過於強烈的紫外線照射是引發白內障的主要原因之一，戶外工作者患白內障的危險是一般人的三倍，因此，夏季出門應配戴防紫外線的太陽眼鏡、或戴遮陽帽或打傘。

白內障的形成原因到目前為止尚無確切的證據，只知道是由於水晶體的化學物質成分受到改變而導致晶體混濁，分成二派學說：

1. **自由基學說**：當人體組織受到外在物質影響產生自由基，如紫外線、離子照射、毒性物質等，自由基會導致晶體蛋白變性混濁造成白內障。

2. **奎諾學說**：晶狀體內可溶性蛋白質的硫基（SH radical）會因為芳香氨基酸（aromatic amino acid），如色氨酸（tryptophane）或酪氨酸（tyrosine）等的異常新陳代謝所產生的奎諾物質（quinoid substance）而產生退化或酸化。

（三）白內障治療藥物

一般來說，白內障的治療仍以手術為主，隨著醫學的進步，眼科手術已進入顯微手術的時代，人工水晶體的發展更使白內障手術後的視力矯正臻於完美。

1. **pirenoxine**：
能防止水晶體之水溶性蛋白質變性，從而防止白內障之惡化。使用後如有眼瞼炎、瀰漫性表層角膜炎、結膜充血、刺激感、搔癢感等症狀，請停止使用並回診詢問醫師。

2. **azapentacene**：
對可溶性蛋白質的硫基（SH radical）有很高的親和性，具有抑制晶狀體內蛋白質的奎諾物質（quinoid）的效果。quinax 能將出現於眼前房水樣體的蛋白分解酵素的作用予以活性化。使用後如果視力改善仍建議繼續治療。

3. **α-chymotrypsin**：
用於眼睛囊內晶狀體摘除時溶解晶狀體繫帶。

眼球的構造

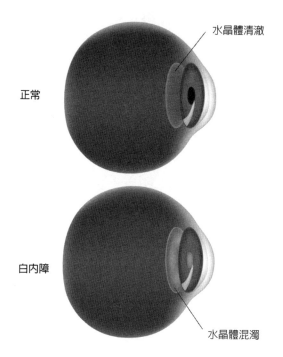

水晶體清澈

正常

白內障

水晶體混濁

水晶體硬化、混濁是導致白內障的原因。[本圖為自CAN STOCK合法下載授權使用]

手術治療白內障的過程

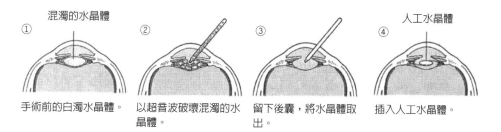

混濁的水晶體

人工水晶體

① 手術前的白濁水晶體。

② 以超音波破壞混濁的水晶體。

③ 留下後囊，將水晶體取出。

④ 插入人工水晶體。

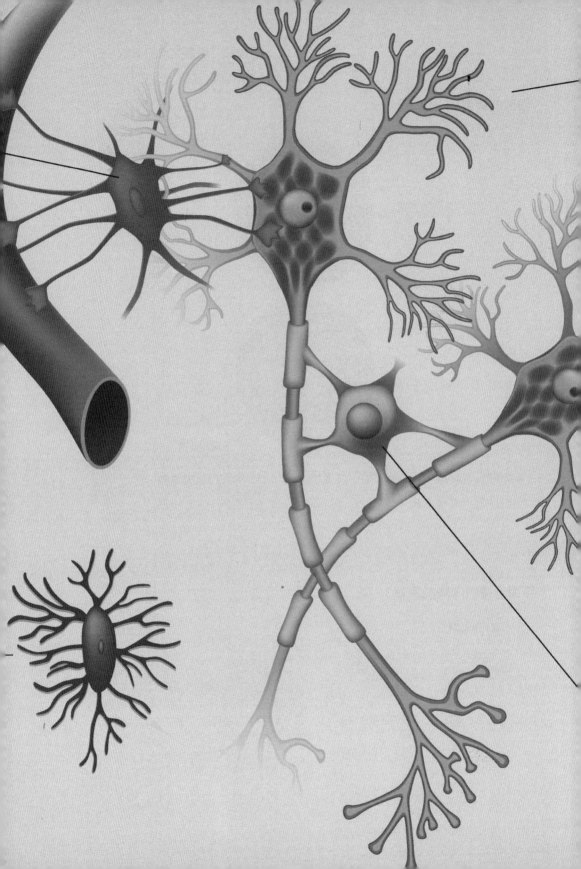

第13章
麻醉劑

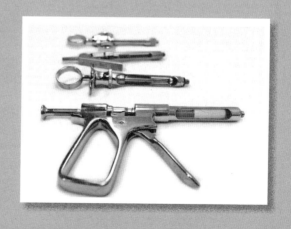

13-1 麻醉劑概述

(一) 麻醉

麻醉（anesthesia）一詞源於希臘語「an」及「aesthesis」，表示「知覺／感覺喪失」。感覺喪失可以是局部性的，即體現在身體的某個部位，也可以是全身性的，即體現為病人全身知覺喪失，無意識。

在《辭海》中，「麻」為麻木與感覺不靈之意；「醉」是飲酒過多或藥物作用產生神志不清或暫時失去知覺。麻醉，可以顧名思義地理解為，麻為麻木、麻痹，指感覺（包括痛覺）的缺失；醉為酒醉昏迷，指知覺意識的缺失。也可以說，所謂「麻」是指麻木不痛，僅是痛覺消失而已，其機制是在外周神經傳導功能被阻斷，故又稱傳導麻醉。

麻醉是指用藥物或非藥物方法使機體或機體的一部分暫時失去感覺，以達到無痛的目的，多用於手術或某些疾病的治療。「麻沸散」就是世界上第一個被發明和使用的麻醉劑，由東漢末年和三國年間傑出的醫學家華佗所發明，他以「麻沸散」全身麻醉進行剖腹手術。

(二) 麻醉劑

近代最早發明全身麻醉劑的人是 19 世紀初期的英國化學家大衛（Davy, H.）。有一天，大衛牙疼得厲害，當他走進一間充滿一氧化二氮氣體的房間時，牙齒忽然不感覺疼了。好奇心驅使大衛做了很多次試驗，從而證明了一氧化二氮具有麻醉作用。因為大衛聞到這種氣體時感到很爽快，於是稱它為「笑氣」。

1844 年威爾斯（Wells, H.）用笑氣作為麻醉藥，進行拔牙，1846 年摩頓（Morton, W. T. G.）採用乙醚麻醉執行手術，1847 年英國辛普森（Simpson, J.Y.）用氯仿作為麻醉劑治病。

麻醉劑分為全身麻醉劑與局部麻醉劑兩類。全身麻醉劑屬於中樞作用，而局部麻醉劑則是周邊作用。

無論是局部麻醉劑或是全身麻醉劑，其作用都是阻止神經訊息傳送到中樞神經系統的痛覺中樞。其中，全身麻醉劑的使用，雖然已有 150 年以上的歷史，但確切的作用機制仍未完全釐清。

像 novocaie 之類的局部麻醉劑，會與神經元細胞膜上負責傳導神經衝動的鈉離子通道結合，而抑制其功能。它們只會妨礙注射部位附近的神經傳導，並不會改變身體其他部位的意識和知覺。

相對地，全身麻醉劑則會讓整個身體都失去痛覺，最常見的是吸入型，結構都是由乙醚衍生而來，主要作用目標為中樞神經系統。和局部麻醉劑不同的是，全身麻醉劑會降低突觸的神經傳導。突觸是一個神經元釋放神經傳遞物給鄰近神經元的交接處，全身麻醉劑會影響受體和離子通道對神經傳遞物的反應，因而降低了神經元的活性。

由於全身麻醉劑與目標區域僅會微弱地結合，且受影響的蛋白質位在脂質中，因此科學家很難查出確實的結合構造。儘管有這樣的限制，研究人員仍利用了各種方法來探討麻醉藥劑在分子層次的作用。

各式金屬麻醉注射器用於牙周膜內注射

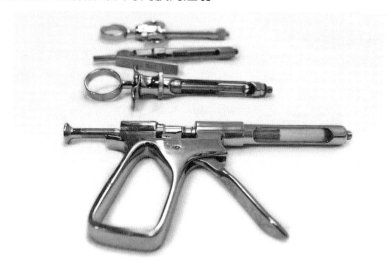

[本圖為自CAN STOCK合法下載授權使用]

根據美國麻醉醫學會所制定的標準，我們將病患的身體狀態分為以下等級

等級	身體狀態	手術前後死亡率
第一級	正常，健康。	0.06～0.08%
第二級	有輕微的全身性疾病但無功能上的障礙。	0.27～0.4%
第三級	有中度至重度的全身性疾病且造成部分的功能障礙。	1.8～4.3%
第四級	有重度的全身性疾病，具有相當的功能障礙且時常危及生命。	7.8～23%
第五級	瀕危狀態，不管有無手術預期在 24 小時內死亡。	9.4～51%

全身麻醉的種類

種類	主要適應症	可能會增加麻醉危險的因素	麻醉後常見的不適
氣管插管	頭、頸、顏面、胸腔、開心、上肢、脊椎、上腹及下腹等部位之手術。	如心血管疾病、呼吸系統疾病或其他任何慢性疾病等。	主要有喉嚨痛、聲音沙啞、噁心、嘔吐等。
面罩式	一般適用於非頭、頸、顏面、胸腔、開心、上肢、脊椎、上腹及下腹等部位之手術。	如心血管疾病、呼吸系統疾病或其他任何慢性疾病等；未空腹或隱瞞進食者，會造成吸入性肺炎。	主要有喉嚨痛、聲音沙啞、噁心、嘔吐等。

13-2 局部麻醉劑

（一）局部麻醉劑概述

以局部使用的方式使其效果局限在局部，但是，全身注射或全身吸收足夠劑量的局部麻醉劑仍可引起全身作用。副作用與劑量有關，可能來自於劑量過高或吸收快速、不慎注射至血管內、過敏、特異體質或耐藥性消失。

幾乎任何的化合物在某些濃度，皆能干擾具興奮性細胞的細胞膜，而降低細胞傳導動作電位的能力；然而，臨床使用的局部麻醉劑則對具興奮性的細胞膜有較專一性的作用。

局部麻醉劑為鈉離子通道阻斷劑（Na+ channel blocker），局部麻醉劑進入細胞內，從細胞膜的內面阻斷鈉離子通道的功能，導致細胞失去其興奮性。

局部麻醉劑依臨床需要，有浸潤、脊椎、硬膜外、局部神經阻斷、表面、靜脈局部麻醉等不同的投藥方法。

（二）局部麻醉劑作用機轉

局部麻醉劑藉降低細胞膜的鈉離子通透性、提高電興奮閾值（electrical excitation threshold）、減緩神經衝動傳遞及減低動作電位（action potential）上升的速率而抑制感覺神經衝動的產生及傳導。

麻醉作用的進行與神經纖維的直徑、有無髓鞘及傳導速度有關。神經功能喪失的順序是痛覺、溫覺、觸覺、自體感覺及骨骼肌張力。局部麻醉劑全身性的吸收會影響心臟血管及中樞神經系統。在治療劑量下對心臟傳導、興奮性、不反應期（refractoriness）及周邊血管阻力的影響不大。

（三）古柯鹼

古柯鹼（cocaine）是第一個局部麻醉劑，有局部麻醉作用、擬交感神經作用，具強烈的中樞興奮作用，抑制性神經元被抑制而產生精神亢奮、不感疲勞、興奮不安、饒舌多言等現象，有欣快感且會成癮。但中樞神經興奮產生不久後，轉變成中樞神經抑制；局部麻醉作用是先阻斷感覺神經而後運動神經才被麻醉，常用於體表麻醉。

古柯鹼很強的欣快感，也包含一些副作用，如妄想、幻想，因此容易被濫用，具有耐藥性及成癮性。急性中毒會引起焦慮不安、多言、混亂、頭痛、心跳加快、呼吸不規則。

常用的局部麻醉劑有 lidocaine、chloroprocaine、prilocaine、bupivacaine、proparacaine、benzocaine、oxybuprocaine、dibucaine、tetracaine、procaine。

常用局部麻醉劑比較

分類	脂溶性	穿透力	相對作用強度	相對毒性強度	作用時間（小時）
procaine	低	弱	1	1	1
tetracaine	高	強	10	10	2～3
lidocaine	中等	強	2	2	1～1.5
bupivacaine	高	弱	6.5	>4	5～10

局部麻醉劑投藥方法及目的

投藥方法	目的	藥物
浸潤麻醉	在麻醉部位附近的皮膚至深部組織中間，直接注射藥物，所需劑量較大。	lidocaine、procaine、bupivacaine
脊椎麻醉	把藥物注入脊椎的蜘蛛膜下腔處，抑制該處脊椎控制之感覺神經。	lidocaine、tetracaine
硬膜外麻醉	把藥物注入脊椎及硬膜之間隔處，麻醉子宮及骨盆，用於產婦生產。	lidocaine、chloroprocaine
局部神經阻斷麻醉	在麻醉部位附近的皮下或神經周圍組織，直接注射藥物，所需劑量較小。	lidocaine、procaine、bupivacaine
表面麻醉	在耳、鼻、喉、眼、皮膚等黏膜表面投藥，常以軟膏或噴霧劑局部給藥。	lidocaine、cocaine、benzocaine、tetracaine
靜脈局部麻醉	先用止血帶限制局部血流，再由該處靜脈注射藥物，較少用。	lidocaine、procaine

古柯鹼

$$CH_2 - CH - CH - COOMe$$
$$NMe \quad CH-O-COPh$$
$$CH_2 - CH - CH_2$$

古柯鹼具有局部麻醉的效能，結構式中虛線部分代表有效部分。但古柯鹼毒性大，具有易產生毒癮等缺點，於是進行代用品的研究，藥學家合成出許多比古柯鹼分子簡單而更有效的麻醉藥，如普魯卡因等就是良好的局部麻醉藥。

$$H_2N - \text{〈} \rangle - COOH_2 - CH_2N(C_2H_5)_2.HCl$$

局部麻醉藥具有下式的基本結構：

$$Ar - \overset{\overset{\displaystyle O}{\|}}{C} - X - (C)_n - N$$
$$X=O,S,NH$$

13-3 全身麻醉劑

（一）全身麻醉

全身麻醉為一種無知覺、無痛覺、喪失記憶、骨骼肌鬆弛以及喪失反射的狀態。全身（吸入性）麻醉劑為中樞神經抑制劑，但它們的作用比鎮靜安眠藥快。全身麻醉劑的應用，為外科手術開啓了一個新紀元。

全身麻醉通常包含三種不同的藥物：

1. **麻醉前給藥**：麻醉前給藥的目的是減少病人的焦慮和防止麻醉劑造成的擬副交感神經作用（支氣管分泌、心搏徐緩）。
2. **麻醉的誘導**：為了縮短麻醉的誘導，一般使用靜脈注射 thiopental 或 propofol 來達到誘導的目的。
3. **麻醉的維持**：麻醉的維持則常用吸入性麻醉劑，如氧化亞氮、halothane 等。

吸入性麻醉藥對中樞神經系統各部位的抑制作用有先後順序，先抑制大腦皮質，最後是延腦。

（二）全身麻醉劑

全身麻醉劑的作用機制與它們的脂溶性有關，麻醉劑可以溶於細胞膜內，改變細胞膜的結構和功能，而產生麻醉作用，最近的報告發現吸入性麻醉劑可以增強 GABAA 受體的反應。

1. **吸入性麻醉劑**：是揮發性液體或氣體，麻醉劑抑制所有的興奮性組織，包括中樞神經、心肌、平滑肌和骨骼肌，但這些組織對麻醉劑具有不同的敏感度，其中以大腦最敏感。
2. **麻醉乙醚（anesthetic ether）**：此藥的誘導期和甦醒期較長，易發生意外，現已少用。
3. **氟烷（halothane）**：麻醉作用強，誘導期短，甦醒快，化學性質不穩定。
4. **氧化亞氮（nitrous oxide，N_2O，笑氣）**：麻醉時，患者感覺舒適愉快，鎮痛作用強，但在高溫下會分解釋放氧氣而有助燃作用，因而會增加其他麻醉劑（如乙醚、乙烯）的爆炸性。
5. **靜脈麻醉劑**：可單獨使用，或作為平衡麻醉的成分之一，而用於短時間的麻醉，主要是用於麻醉的誘導。
6. **thiopental**：屬超短效性巴比妥鹽，脂溶性高，作用快且作用期短。因 thiopental 組織重分布作用，藥物由腦部再分布至脂肪組織，而使血中濃度迅速降低而失去麻醉效果，故作用時間短。

作為全身麻醉劑的誘導劑，其他的藥物還有 methohexital、etomidate、propofol、midazolam、droperidol。ketamine 可產生一種稱為「解離性麻醉」的狀態，其特徵為木僵、鎮痛和記憶的喪失，有鎮痛作用且對於環境或外來刺激的反應變得遲鈍，起效快（30秒）、藥效短（5～10分鐘），具有深度的止痛作用，可維持正常骨骼肌張力和喉部的反射，作為全身麻醉劑的誘導劑。

靜脈麻醉示意圖

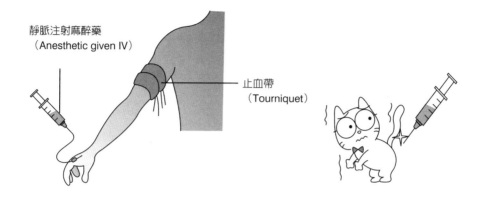

靜脈注射麻醉藥
（Anesthetic given IV）

止血帶
（Tourniquet）

麻醉分期

麻醉逐漸加深時，依次出現各種神經功能受抑制的症狀，常以乙醚麻醉為代表，將麻醉過程分成四期。

分期	說明
第一期（鎮痛期）	從麻醉開始到意識消失，此時大腦皮質和網狀結構上行激活系統受到抑制。
第二期（興奮期）	興奮掙扎，呼吸不規則，血壓心率不穩定，是皮質下中樞脫抑制現象，不宜進行任何手術。第一期、第二期合稱誘導期，易致心臟停搏等意外。
第三期（外科麻醉期）	興奮轉為安靜、呼吸血壓平衡。皮質下中樞（間腦、中腦、橋腦）自上而下逐漸受到抑制，脊髓由下而上逐漸被抑制。此期又分為四級，一般手術都在第二級、第三級進行。
第四期（延腦麻痺期）	應立即急救，否則病人會因呼吸麻痺、循環系統衰竭而死亡。

麻醉目的

用藥目的	常用藥物
減少病人的焦慮和不安	口服 benzodiazepines，如 diazepam 或 lorazepam，非常有效，一般是手術前一天晚上給藥，幫助病人的睡眠。
減少支氣管分泌 防止心搏徐緩	可用毒蕈素性拮抗劑，如阿托品（atropine）或東莨菪素（scopolamine）阻斷，後者還有使記憶喪失的作用。
止痛	某些高風險病人，無法忍受完全的全身麻醉，則類鴉片藥物，如嗎啡和 fentanyl，可與中樞神經抑制劑，如氧化亞氮、benzodiazepines 合用，輔助這些藥的麻醉作用。
抗嘔吐	可在手術前或在麻醉期間給予止吐劑，如 metoclopramide。

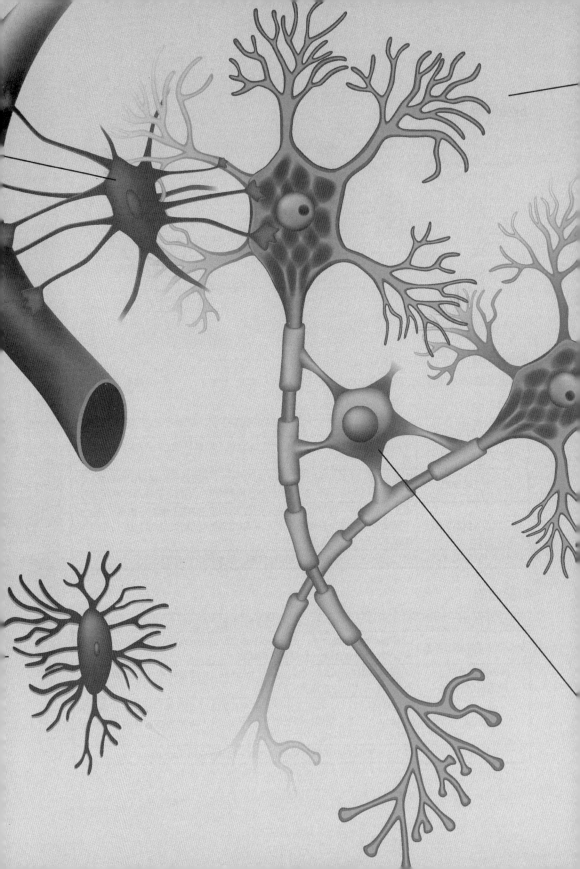

第14章
毒物學

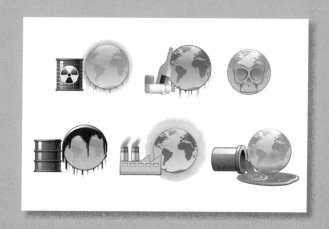

14-1 毒藥物中毒的處理

（一）毒藥物中毒處理的一般原則

1. **穩定病人生命現象：**對於意識喪失的成人在抽血後立即給予 naloxon 至少 0.8mg IV（年輕人）及 50mg 之葡萄糖 IV bolus（糖尿病病史的老人家）。

2. **臨床評估**

3. **清除毒素：**皮膚及眼睛中毒可用清水或生理食鹽水灌洗 30 分鐘，另一方式爲經由腸胃道去除藥物，可分下列幾種方式：

   (1) 用水或牛奶加以稀釋。

   (2) 胃腸排空。

   (3) 對於胃腸排空後的病人可給予活性碳 1gm/kg，以吸附毒性物質，而毒物若可進入腸肝循環，如 theophylline、phenobarbital，可每 2～4 小時重複給予。活性碳除了重金屬、強酸、強鹼、cyanide 及乙醇、甲醇中毒外都有效。

   (4) 瀉劑爲 10% magnesium citrate 200ml/po，用來加速活性碳-毒性物質複合體及活性碳無法吸附物質之排空，4～6 小時後若活性碳沒有出現在大便中，可再給予半量。

   (5) 對於特定藥物中毒可給予中和劑，例如鐵中毒可用 sodium bicarbonate，碘中毒可用 75gm 澱粉加入 1 公升清水洗胃，馬錢子素（strychnine，殺鼠劑）、nicotine、quindine 中毒可以用 1：10000 之過錳酸鉀溶液洗胃。

4. **給予解毒劑**

5. **促進已吸收毒物排除：**例如血液透析及血液灌洗。

6. **中毒病患的處置**

（二）臺灣常見急性毒藥物中毒

1. **殺蟲劑類中毒：**有機磷中毒（如美文松、大滅松），治療以 atropine 拮抗 muscarinic effect，劑量每次 1～2 mg IV。carbamate 中毒（如拜貢、好年多類）的處理原則同有機磷。

2. **除草劑類中毒：**如巴拉圭中毒，可用洗胃、活性碳治療，cyclophosphamide 加上 methylprednisolone 的 pulse therapy，合併 hemoperfusion 是目前最有效去除 paraquate 之方法。

3. **殺鼠劑中毒：**比較常見的殺鼠劑中毒是 coumarin derivatives 類毒餌，如滅鼠靈，治療可給予 vitamine K1 肌肉注射，小孩 1～5mg、大人 10～50mg，之後再給予 50～100 mg，隨時檢查 prothrombin time。

4. **毛地黃中毒：**催吐、洗胃。

5. **安眠鎮定藥中毒：**如 benzodiazepines，可用催吐、洗胃及給予活性碳，但超短效類藥品不須催吐、洗胃。

毒藥物中毒之解毒劑

中毒	解毒劑
普拿疼 acetaminophen	N-acetylcystein（16 小時內）
安眠藥 benzodiazepine	flumazenil（診斷用）
β - blockers 降血壓藥	glucagon
calcium blockers 降血壓藥	calcium
氰化物 cyanide	sod. thiosulfate
重金屬（汞、鉛、砷）	BAL、EDTA、DMSA
鐵及鋁（iron 或 aluminum）	deferroxamine
Isonizide（INH）抗結核病	vit B_6
methemoglobinemia 變性血紅素	methylene bluce
methanol 甲醇假酒	alcohol
opioid 鴉片	naloxone
organophosphate, carbamate 有機磷殺蟲劑	atropin、PAM
TCA anti-depressants 抗憂鬱劑	sodium bicarbonate
Rodenticide（Coumarin）殺鼠劑	vit K_1
Rodenticide（Vancor）殺鼠劑	nicotinamide（3 小時內）

促進已吸收毒物排除

種類	主要適應症
強迫利尿	利用增加液體輸入來增加藥物的去除，使用時須注意水分過量及電解質平衡，對於心臟、腎臟病人須特別小心。
尿液鹼化	用 sodium bicarbonate 使尿液維持在 pH7.5～8.5，可用來促進 barbiturate、salicylate 及 TCA antidepressant 過量之排除。
尿液酸化	用維生素C、ammonium chloride，使尿液維持在 pH5.5～6.5，用來治療安非他命、quinindine 及 phencyclidine 之過量。

急性中毒搶救示意圖

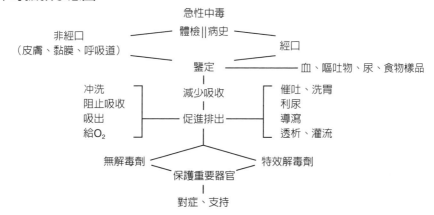

14-2 **重金屬螯合劑**

（一）螯合劑

　　螯合劑（chelating agent）是指能結合金屬或礦物質的物質，這是因爲其結構和鍵結屬性，嚴格的定義就是結合金屬離子進入一雜環（heterocyclic ring）結構，一個螯合劑的表現行爲就像螃蟹用大螯（claw）來抓取金屬離子，希臘文「chele」的意思就是螯。

　　原血紅素（heme）是血紅素的一部分，它就是螯合物，它綁架了鐵（iron）；而葉綠素則會綁架鎂。生理學上，螯合過程還需要許多酵素作用的幫助。腸道中營養礦物質的吸收，也是靠蛋白質來螯合轉運。

　　治療血管病變的螯合治療中，用來靜脈注射用的螯合胺基酸成分，叫做乙烯二胺四乙酸（ethylene diamine tetraacetic acid，EDTA）。胺基酸是蛋白質的組成分子，不過EDTA是合成的胺基酸，它不會併入蛋白質鏈中。EDTA是在1930年代所研發，當初是作爲工業用的螯合劑，把沉積在機器上的礦物質移除。由於它可以結合鈣，所以實驗室用來作爲抗凝血劑。EDTA也可作爲食物保存劑，保持冷藏蔬菜的新鮮。吃進食物中的EDTA不會有什麼生理影響，一是因爲量小，二是因腸道不太會吸收。在1950年代，第一次嘗試應用EDTA來移除人體內過多的鉛，結果很管用，不久就成爲治療鉛中毒的治療選項了。

（二）重金屬螯合劑

1. **BAL（dimercaprol，british anti-lewisite）：**
   結構含有兩個 sulfhydryl 基，可藉由此官能基與重金屬螯合成穩定的錯合物，用於治療鉛中毒、汞中毒及砷中毒的病患，但在未來，其治療角色可被 DMSA 或 DMPS 所取代。

2. **CaNa2EDTA（edetate）：**
   治療鉛中毒之主要藥物，也是當作鉛移動性測驗的藥物。

3. **D-penicillamine：**
   最早使用於重金屬銅、鉛、汞中毒的治療，大多使用在 Wilson disease 慢性銅中毒的病患。

4. **DMPS（dimaval，2.3-dimercapto-1-propane sulfonate，Na^+）：**
   主要用於治療砷、汞、鉛的中毒，其藥效遠較 D-penicillamine 有效，同時也能有效地治療 Wilson disease 的慢性銅中毒病人。

5. **DMSA（meso-2，3-dimercaptosuccinic acid）：**
   用於治療鉛、砷及汞中毒的病患。

6. **DFO（deferoxamine）：**
   早期 DFO 是用來治療鐵質沉積的病患，後來發現 DFO 對鋁的結合力強，故也用來治療慢性鋁中毒引起的貧血、骨病變及腦病變。

各種重金屬中毒之螯合劑

金屬種類	specific management（＞表優先順序）
汞、砷（有機砷農藥不適用）	DMPS ＞ DMSA ＞ BAL
鉛（急性有機鉛中毒不適用）	鉛腦症：EDTA ＋ BAL 或 Na-DMS
其他症狀或慢性症狀	EDTA 或 DMSA 有中度至重度的全身性疾病且造成部分的功能障礙
銅（急性中毒）	DMPS ＞ BAL 若產生 methemoglobinemia 者，則使用 methylene blue
金	DMPS 或 BAL
鐵	deferoxamine
鉻（急性中毒）	DMPS 125 mg IM/IV q12hr X 3～4 天 若產生 methemoglobinemia 者，則使用 methylene blue 重度六價鉻中毒，考慮早期 hemodialysis 中毒 24 小時後，考慮 exchange transfusion
鎘（急性中毒）	DMPS 或 EDTA（使用小劑量，避免加重腎傷害）
錳（急性中毒）	EDTA 1g in D5W 500ml IV q12-24h X 3～5 天

penicillamine

penicillamine 是一種螯合劑，但是它可能會抑制結締組織釋出溶菌體酶，還會壓抑T-細胞的活性和減低 IgM 類風溼因素，其他的作用是由於 penicillamine 會分解膠原，抑制淋巴球的轉移和減少循環的免疫複合體。

EDTA 和金屬的螯合物

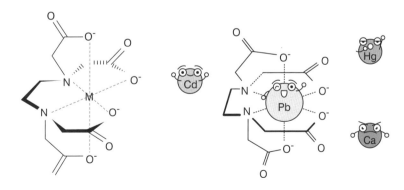

14-3 **重金屬中毒**

（一）砷

　　砷（arsenic，As）有三種存在形式：不帶價（As）、三價砷（aesenite）、五價砷（arsenate），其化合物對哺乳動物的毒性由價數的不同、有機或是無機、氣體或液體還是固體、溶解度高低、粒徑大小、吸收率、代謝率、純度等來決定。

　　一般而言，無機砷比有機砷要來得毒，三價砷比五價砷毒，但是我們對不帶價砷的毒性了解還很少。砷化氫的毒性和其他的砷都不同，而它可說是目前已知的砷化合物中最毒的一個。

（二）鎘

　　鎘（cadmium，Cd）是提取鋅的副產品，多用於電鍍工業，其次用於製造合金、焊料、染料和塗料色素，以及用於製造塑膠的穩定劑。

　　由於工業排出含鎘的汙水，汙染了河水及農田，而鎘又較其他重金屬容易被農作物、蔬菜、稻米所吸收，人類吃下受汙染的農作物後，鎘便透過消化道進入人體，主要積聚於肝及腎，造成損害。另外，鎘化合物微粒（如香菸）亦可以透過空氣，由呼吸道進入人體。

（三）汞

　　含量過高的汞會堆積在體內的組織，包括腎臟、上皮組織、胰臟、睪丸、前列腺、甲狀腺與肝臟。長期接觸含汞的環境、或是從魚類攝入、或是用含汞的牙齒補綴物，都會讓體內的汞濃度增加，如果母體內有汞汙染，也會透過母乳傳給嬰兒。

　　汞會與細胞中含有硫的蛋白質與酵素緊密結合，如穀胱甘肽（glutathione）、半胱胺酸（cysteine）等等，影響細胞正常功能，有許多因素會影響汞中毒的症狀表現，包括汞的化學形式、身體的新陳代謝狀態等等，當身體有保護性營養素，如維他命 E 和硒，症狀就可能較輕微，反之，如果身體內同時有其他的毒性元素，如鎘、鉛等，症狀就會更嚴重。中度的汞中毒會影響感覺神經的功能，包括味覺、觸覺、視覺與聽覺。

（四）鉛

　　頭髮中鉛的含量可以反映出身體其他的儲存性器官中的濃度，如骨骼、主動脈與肝臟，如果長期暴露在含鉛的環境當中，鉛會影響細胞膜上的物質輸送，以及許多酵素的功能，這是因為鉛會和許多蛋白質做化學性的結合，所造成的影響包括破壞血紅素的合成、抑制紅血球上的鈉鉀離子通道、消耗紅血球的穀胱甘肽（glutathione）、減少紅血球壽命、破壞腎臟對尿酸的輸送功能（有可能造成痛風）、異常的氨基酸排泄、尿糖、磷排泄等。

工業汙染

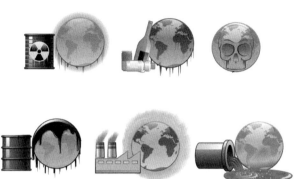

工業帶來了進步，卻也埋下了汙染的來源，這些汙染包括了為數眾多的重金屬。
[本圖為自CAN STOCK合法下載授權使用]

「鉛毒」無處不在

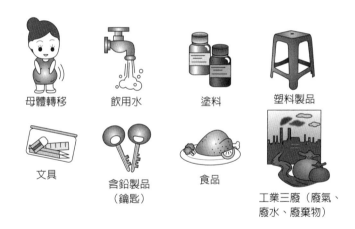

重金屬對植物、動物和人體的危害

汙染物	植物	動物和人
汞及其化合物	對植物的葉、莖、芽和花瓣均造成傷害。	使鳥類繁殖功能下降，損害人體內酶和中樞神經系統的功能，使人罹患水俁病、肝炎和血尿等病。
鉛及其化合物	影響光合作用、蒸騰作用，使農作物產量下降。	損害肝臟和心臟，使發育遲緩，使頭部、肌肉、關節、脾、骨髓和神經系統患病。
鉻及其化合物	低濃度鉻對植物生長有利，高濃度則有害。	低濃度鉻對動物和人生長發育有利，高濃度鉻則會使魚類死亡，使人罹患皮炎、溼疹、腸胃炎及癌症。
砷及其化合物	改變根系顏色使葉片枯萎，作物產量下降。	破壞酶的功能引起神經系統和毛細血管發生器質性病變，使動物和人罹患癌症。

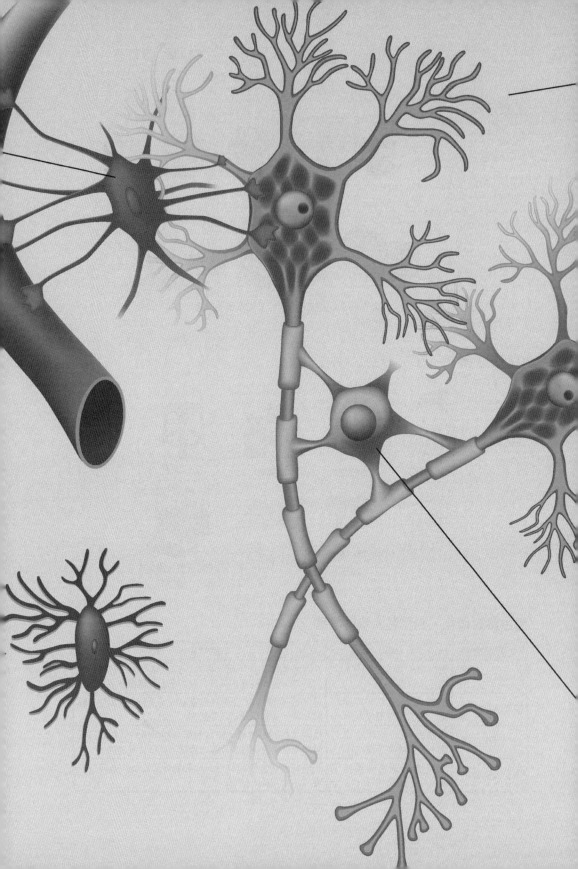

第15章
診斷用藥物

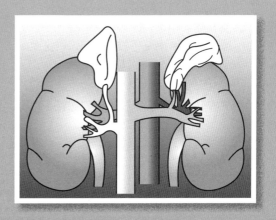

15-1 診斷用藥物概述

本類藥物主要用途在於協助疾病之診斷,以爲準確治療之根據。其範圍極爲廣泛,包括各種實驗診斷用化學試劑及生物製劑。但這裡所談的爲狹義之診斷用藥物,限於放射線成影藥及測定器官功能之藥物。

(一)試驗特殊疾病之藥物

1. 重肌無力:
乙醯膽鹼之血中濃度降低時,肌肉呈無力狀態,是爲重肌無力。氯化羥苯甲乙銨(edrophonium chloride)爲間接膽鹼激性藥(indirect cholinergic drugs),會可逆性地抑制乙醯膽鹼酯酶,而提高乙醯膽鹼之血中濃度,使肌肉收縮強度增加。注射 edrophonium chloride 後,肌肉收縮強度增強,表示患了重肌無力。

2. 無酸症:
betazole 爲組織胺之類似物,會促進胃酸分泌,故注射 betazole 後,若胃腺不分泌酸,表示患了無酸症。

3. 嗜鉻細胞腫瘤(pheochromocytoma):
此種腫瘤會分泌腎上腺素及原腎上腺素,產生高血壓。因此,當使用副腎能遮斷劑(adrenergic blocking agents),如妥拉唑林(tolozoline)後,血壓若降低,表示可能有此種腫瘤存在。

(二)測定器官功能之藥物

1. 腎功能:
腎臟功能可利用某些藥物在尿中排泄之速率而測知。如酚磺(phenol sulfonphthalein)、對氨基馬尿酸(aminohippuric acid)。

2. 肝功能:
肝功能之檢查,可先靜脈注射如溴酚酞磺酸鈉(sulfobromo phthalein Sodium)等由肝臟代謝的藥物,待一定時間後抽血化驗,以確定其排泄情形,間接推知肝之排泄功能。

3. 胃功能:
胃功能診斷用藥,如組織胺、胃泌激素及 betazole,用以測定胃液腺是否能分泌胃酸,進而診斷惡性貧血及胃癌。

(三)放射線成影藥

本類藥物能分布於柔軟組織,如胃、膽囊、膀胱等,且能吸收 X 光,故以 X 光照射時,可呈現器官組織之形象。

放射線成影藥有消化道造影劑,如硫酸鋇及鉛、鉍等金屬化合物;支氣管造影劑,如碘化油類等;尿路血管造影劑,如碘馬尿酸鈉(sodium iodohippurate)等;膽囊膽道造影劑,如酚酞化合物類等;子宮、淋巴系、輸卵管造影劑,如碘化罌粟子油(ethiodized oil)、碘化脂肪酸乙酯等。

腎上腺

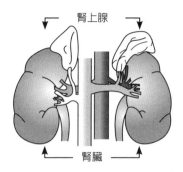

腎上腺髓質細胞和交感神經節細胞有許多富含兒茶酚胺並能被鉻酸染成棕色的顆粒，這些細胞稱為嗜鉻細胞。嗜鉻細胞瘤多位於腎上腺髓質（85%），腎上腺外嗜鉻細胞瘤主要位於周圍交感神經節系統（15%）。由於瘤細胞大量分泌和釋放去甲腎上腺素和腎上腺素，使小血管收縮和心輸出量增加，可能導致血壓升高。

心導管檢查

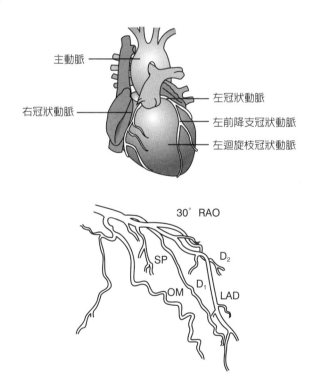

藉由 X 光透視的輔助，上行至心臟冠狀動脈注射顯影劑，利用 X 光照相的方式可得清晰的影像，注射顯影劑以確定心臟疾病及冠狀動脈血管疾病的診斷。

15-2 X 光顯影劑

（一）顯影劑

　　顯影劑也稱為造影劑，是一種 X 光無法穿透的藥劑，用於讓體內器官在 X 光檢查時能看得更清楚。例如，需要使用消化道攝影時，會讓患者喝下一杯顯影劑溶液（大多含鋇），然後用各種角度照相，就能讓胃腸道看得很清楚。

　　除了用喝的方式以外，顯影劑也可以做成灌腸、注射等劑型，用來突顯不同的器官或部位。

（二）接受顯影劑注射的併發症與危險因子

1. **容易引起併發症的危險因子：**併發症產生的機會，與使用的顯影劑種類（離子性或非離子性）、是否有過敏體質，以及患者腎功能好不好有很大關係。
2. **常見輕中度併發症：**大致上依反應的種類可分成過敏反應（皮膚發熱潮紅、皮膚疹、皮膚癢、支氣管收縮、氣喘發作、喉部水腫、呼吸困難）與非過敏反應（頭暈頭痛、噁心、嘔吐、心率不整）兩種。
3. **嚴重併發症：**大部分（94～100%）嚴重併發症發生在注射完顯影劑後 20 分鐘之內，其症狀包括血壓降低、休克、肺水腫、嚴重的喉部水腫造成氣道阻塞以及死亡。因顯影劑注射致死的機率據估計大約在 1/100,000 到 4/100,000 之間。

（三）顯影劑的種類

　　顯影劑在體液中是以離子或分子狀態存在，分為離子性及非離子性的顯影劑；若以顯影劑的滲透壓來分的話，有高滲透壓與低滲透壓兩種。原則上，具離子性及高滲透壓的顯影劑比較容易引起副作用。

1. **X 光顯影劑：**X 光顯影劑能在體內特殊部位，增加對 X 光之吸收而增強顯影效果。
2. **電腦斷層掃描顯影劑：**藉助顯影劑的效果，針對組織的橫切面作影像的掃描，部分 X 光顯影劑也可用於電腦斷層掃描。
3. **核磁共振影像顯影劑：**藉助順磁性顯影劑之原子核，吸收磁場的輻射波而增加核磁共振影像的強度。
4. **X 光顯影劑及電腦斷層掃描顯影劑：**硫酸鋇（$BaSO_4$，barium sulfate）用於胃腸 X 光攝影之顯影劑，協助診斷胃腸道疾病。碘伴酸（iopanoic acid）、iodipamide meglumine 用於膽囊及膽道 X 光攝影。propyliodone 用於支氣管、咽喉、上顎洞 X 光攝影。diatrizoate sodium 用於泌尿系統 X 光攝影。iophendylate 用於脊髓 X 光攝影、膽道　管 X 光攝影。
5. **核磁共振影像顯影劑：**gadopentetate dimeglumine 用於全身、腦部、脊髓及胃腸道核磁共振影像掃描。gadoteridol、gadodiamide 用於腦部、脊髓之核磁共振影像掃描。

含碘對比劑比較圖

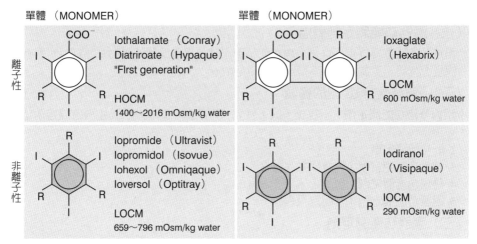

使用非離子型低滲透壓或等滲透壓對比劑可減低過敏或急性腎衰竭等含碘對比劑所引起之不良反應。

顯影劑之分類與副作用

種類	離子性顯影劑	非離子性顯影劑
滲透壓	一般為高滲透壓	低滲透壓
副作用	發生的機會較高	發生的機會較低

含碘對比劑之滲透壓比較圖

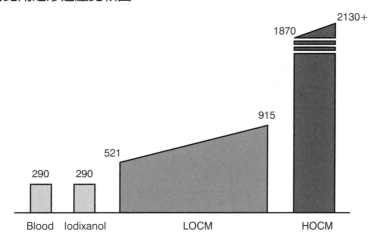

含碘對比劑之滲透壓，Iodixanol 之滲透壓與血液相同。

15-3 臟器功能測定劑

（一）臟器功能測定劑概述

醫療診斷時需要確定器官之生理功能是否正常，常借助診斷藥物來測定特定器官的功能是否有異，這種藥物稱為臟器功能測定劑。

（二）臟器功能測定劑的種類

1. **內分泌功能測定劑**：下視丘、腦下垂體、甲狀腺、副甲狀腺及副腎上腺等內分泌器官。
2. **肝功能測定劑**
3. **消化功能測定劑**：胃及胰臟等器官。
4. **泌尿功能測定劑**：腎臟及尿道等器官。
5. **眼睛功能測定劑**：角膜及視網膜。

（三）臟器功能測定劑

1. **內分泌功能測定劑：**

   人體之副甲狀腺激素（terparatide acetate）用於副甲狀腺功能檢驗。protirelin（protireline，TRH）為合成下視丘激素，可促進腦下垂體前葉分泌促甲狀腺素釋出激素（TSH）及泌乳素（prolactin），用於腦下垂體前葉之促甲狀腺素釋出激素及泌乳素分泌功能檢驗。cosyntropin（ACTH）可合成促腎皮質素，用於腎上腺功能檢驗。

2. **肝功能測定劑：**

   iodocyanine green 用於心輸出量、肝功能及肝血流量測定，有助於眼科血管放射線檢查。sodium sulfobromophthalein（BSP）用於肝功能檢驗。sodium benzoate 排泄時會與體內的甘胺酸（glycine）結合成馬尿酸（p-aminohippuric acid，PAH），如肝功能損傷，甘胺酸的產生減少，馬尿酸的合成也隨之減少，藉以診斷肝功能。

3. **消化功能測定劑：**

   histamine phosphate 用於診斷胃酸缺乏症及腎上腺嗜鉻細胞瘤。

4. **泌尿功能測定劑：**

   phenolsulfonphthalein（PSP）為鮮紅色至暗紅色結晶性粉末，靜脈注射後約有 96% 與血漿蛋白結合，其餘藥物能通過腎小球進入腎小管，用於腎功能檢驗。如 sodium indigotindisulfonate 及 indigo carmine，極易由腎臟排泄，若腎功能損傷，則其排除速率會受影響，藉以診斷腎功能。

5. **眼睛功能測定劑：**

   螢光素鈉（sodium fluorescein）為橙紅色粉末，具強烈螢光，呈酸性時螢光會消失，加鹼則螢光復現。由肘部正中靜脈注入，藥會散布到網膜循環系統。用於眼底檢查，或多種網膜血管障礙、糖尿病性網膜症、中心性網膜炎等眼部疾病之診斷及檢查，手術時用於膽囊及膽管顯像。

眼部螢光儀之結構及眼內螢光檢測區域示意圖

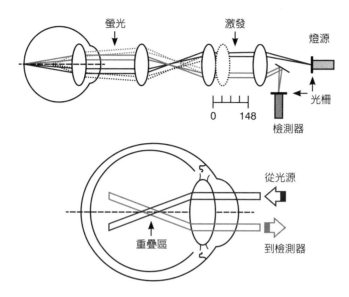

眼部螢光儀可用於測量眼球內玻璃體及房水中螢光素濃度。

螢光素鈉的螢光光譜

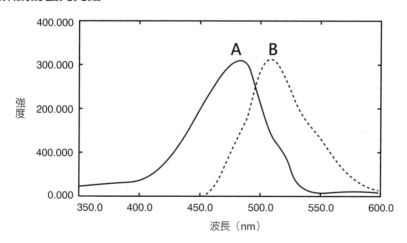

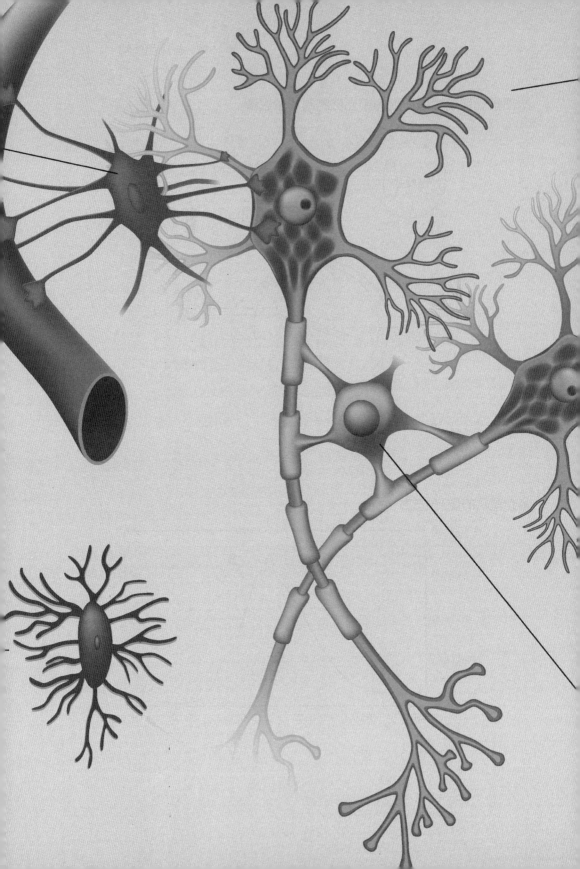

第16章
生物學製劑

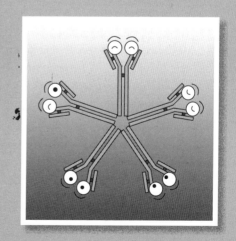

16-1 疫苗

（一）疫苗概述

疫苗（vaccine）是一種稀釋的懸浮液，含有滅毒之活性、死的細菌或過濾性病毒等微生物，接種至人體可促進抗體產生而主動獲得免疫力，但本身應不具有治病性。疫苗屬於主動免疫的一種，接種後不能立即產生保護效應，需要數天或數週才能產生足夠的抗體血清濃度，對於活動性或緊急性感染，則需要投予疫苗血清或抗毒素。

疫苗為對人體進行主動免疫以預防傳染病最有效的手段。1796 年英國醫生金納（Edward Jenner）發現被牛痘（cowpox）感染的人不會被天花（smallpox）感染（二者為相近之病毒），因此他利用從牛痘病人膿包取出之滲出液注射入一個 8 歲男孩的體內，發現確實可對天花產生免疫力，此為最早使用的疫苗。至 19 世紀，法國科學家巴斯德（Louis Pasteur）成功地發明了細菌培養及如何減弱炭疽菌與狂犬病毒毒性的技術，並應用這些毒性減弱的病原體作為非活化疫苗。

利用類似的概念，之後也發明了利用不斷傳代（passage）使病原體產生突變而使毒性減低的減毒疫苗（attenuated vaccine）。這些非活化或減毒疫苗的原理都是在體內注入適當的免疫原，以刺激免疫系統產生抗體及其他免疫反應，當有相對應的抗原進入體內，預先存在的抗體便可消滅入侵者。

（二）常見的疫苗

目前已長期使用的疫苗包括白喉桿菌、百日咳桿菌、肺結核桿菌、小兒麻痺病毒、麻疹病毒、天花病毒等疫苗，這些疫苗的問世，對預防傳染性疾病作出了不可抹滅的貢獻，並在 1980 年完全消滅天花。

卡介苗（BCG vaccine，bacillus calmette-guerin vaccine）為活性減毒疫苗，可預防結核病。白喉、百日咳、破傷風混合疫苗（DPT vaccine，diphtheria、tetanus and pertussis vaccine）為死菌疫苗。B 型肝炎疫苗（hepatitis B vaccine）為死菌疫苗，經由 DNA 重組製成。influenza vaccine（流感疫苗）為去活性病毒疫苗。日本腦炎疫苗（Japanese encephalitis vaccine）為不活化死菌疫苗。麻疹、腮腺炎、德國麻疹混合疫苗（MMR vaccine，measles、mumps and rubella vaccine）為活性減毒疫苗。小兒麻痺疫苗、脊髓灰白質炎疫苗（poliovirus vaccine）是國內目前常規使用的是口服沙賓疫苗，該疫苗是減毒活性疫苗。

（三）mRNA疫苗

2019年爆發「嚴重特殊傳染性肺炎」（COVID-19），屬於第五類法定傳染病，其致病原為冠狀病毒，學名為SARS-CoV-2（Severe Acute Respiratory Syndrome Coronavirus 2）。此傳染病會引起人類和脊椎動物的疾病，屬於人畜共通傳染疾病。

mRNA疫苗（傳訊RNA，messenger RNA）含有一段可轉譯成SARS-CoV-2病毒棘蛋白（病毒結構蛋白）的mRNA，接種後在人體細胞質內製造棘蛋白此疫苗抗原並釋出細胞外，進而刺激免疫系統產生對抗SARS-CoV-2棘蛋白的細胞免疫力與體液免疫力，mRNA 疫苗並無攜帶所有能製造新冠病毒的核酸（nucleic acid），且不會進入人體細胞核。如Pfizer/BioNTech COVID-19 vaccine (BNT162b2)及COVID-19 vaccine Moderna (mRNA-1273)。

先天性免疫與後天性免疫

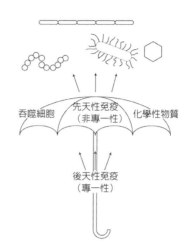

先天性免疫是以普及型的機制對抗病原，在專一性後天性免疫系統未啟動前，扮演防護傘的角色。

先天性免疫
（非專一性）

吞噬細胞　　　　　化學性物質

後天性免疫
（專一性）

主動免疫與被動免疫

種類	（人工）主動免疫	（人工）被動免疫
原理	給抗原，使自身產生抗體。	直接給予抗體。
抗體	本身產生。	由牛、馬等動物的血清獲得。
方法	抗原（接種疫苗、接種類毒素）。	注射抗體（免疫血清或免疫球蛋白）。
時效	抗體產生慢（7～10 天）。 時效長（可維持數年或終身）。	抗體產生快（注射後立刻產生，用於緊急治療）。 時效短（外來抗體，漸被分解）。
缺點	不能用於已發生疾病者、有輕微不適（發燒）。	抗體時效短、重複使用易造成過敏。
功用	預防疾病（霍亂、傷寒、破傷風、白喉、小兒麻痺……）。	緊急治療（毒蛇咬傷、白喉毒素、破傷風……）。

疫苗的產生與實例

疫苗分類	疫苗的產生與實例
類毒素	病原體產生的毒素（外毒素）加熱或化學處理（如福馬林等），使毒性不傷害人體。 白喉及破傷風疫苗。
死菌疫苗	細菌或病毒加熱殺死製成。 百日咳、日本腦炎、傷寒、霍亂、沙克疫苗（注射）。
減毒疫苗	將病原體致病力減到對人體無害程度（多代培養於其他動物產生突變）。 卡介苗、牛痘、小兒麻痺沙賓疫苗（口服）。
血清疫苗	利用 B 型肝炎帶原者血清，分離出病毒表面抗原濃縮純化後製成。 B 型肝炎血清。
遺傳工程疫苗	利用基因重組方式，使酵母菌產生 B 型肝炎表面抗原的疫苗。 B 型肝炎疫苗。

16-2 毒素及類毒素

（一）毒素及類毒素概述

細菌可產生內、外毒素，與細菌的致病性密切相關。放到菌體外的稱爲外毒素（exotoxin）；含在體內的，在菌體破壞後而放出的，稱爲內毒素（endotoxin）。白喉桿菌、破傷風桿菌、肉毒桿菌等的毒素均爲外毒素；赤痢桿菌、霍亂弧菌及綠膿桿菌等的毒素爲內毒素。

類毒素是把細菌所產生的外毒素加甲醛處理以除去其毒性，但仍保留其免疫原性，這種除去毒性的外毒素即類毒素，如破傷風類毒素、白喉類毒素。

破傷風是由厭氧性的革蘭氏陽性菌「破傷風桿菌」所引起，它在環境中無處不在，特別是土壤中，一旦皮膚有傷口，便乘機侵入人體，引起感染。此菌在人體內的潛伏期，從數天至數週不等，平均約 8 天左右。它會產生兩種外毒素，「破傷風毒素」及「破傷風痙攣毒素」，後者造成臨床上的症狀，包括頭痛、牙關緊咬、頸部僵硬，更進一步引起全身肌肉僵直、痙攣、呼吸抑制、心律不整，最後死亡。潛伏期愈短，症狀愈早出現，代表病情愈嚴重，死亡率愈高。

破傷風並不會經由飛沫或接觸傳染他人，避免感染的最好方法是經由預防接種，讓自己體內產生抗體。

（二）類毒素疫苗

類毒素疫苗就是指利用類毒素來引發免疫反應的疫苗，通常是預防一些因爲毒物侵入人體所造成的疾病，例如破傷風等。因爲破傷風菌是厭氧菌，因此它進入人體後並沒有辦法順利地繁殖，所以菌本身的感染造成的傷害不大，但是它卻會釋放出劇毒的蛋白質，這些蛋白質會造成人體極大的傷害。施打破傷風類毒素是爲了讓免疫系統能夠辨認出此種毒蛋白而產生抗體與之中和，而不是爲了對抗破傷風菌。

破傷風類毒素（tetanus toxoid）製劑是由培養破傷風桿菌所得的破傷風毒素，經甲醛減毒處理及精製後，所得的無菌懸浮液，發生破傷風感染時，不應注射本劑，而需注射破傷風抗毒素（antitoxin），最好使用人類破傷風菌免疫球蛋白。白喉類毒素（diphtheria toxoid）由培養白喉桿菌所得之白喉毒素，以甲醛處理使其喪失毒性，但仍保持抗原性之無菌溶液，屬主動免疫劑。診斷用白喉毒素（diagnostic diphtheria toxin）爲將毒性安定的白喉毒素溶於適當之緩衝溶液中，所製得的無菌等張液體。

把毒素轉變為類毒素的示意圖

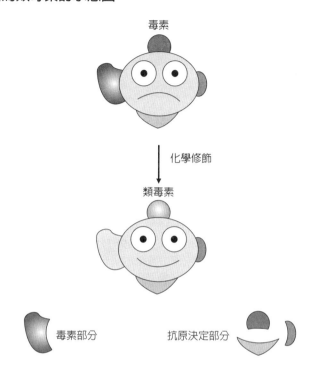

毒素

化學修飾

類毒素

毒素部分　　　　　　　　抗原決定部分

傷口之處理

處理措施　　破傷風類毒素之主動免疫情形（包括DPT、DT、Td、Toxoid）	小而乾淨的傷口		所有其他的傷口	
	Td*（或Toxoid）	TIG（或TAT）	Td*（或Toxoid）	TIG（或TAT）
不確定或少於 3 次	需要	不需要	需要	需要
3 次或 3 次以上	不需要（但最後一劑已超過 10 年者需要追加）	不需要	不需要（但最後一劑已超過 5 年者需要追加）	不需要

1. 主動免疫疫苗：(1) DPT（白喉、百日咳、破傷風三合一疫苗）。(2) DT（白喉、破傷風混合疫苗）。(3) Td（破傷風、減量白喉混合疫苗）。(4) Toxoid（單一破傷風類毒素）。
2. 被動免疫血清：(1) TAT (破傷風抗毒素)。(2) TIG（破傷風免疫球蛋白）。

16-3 免疫血清及抗毒素

（一）免疫血清及抗毒素概述

免疫血清（immuned serum）及抗毒素（antitoxin）用於產生被動免疫的物質，含有人類或動物身上預先形成的抗體。如果是來自人類的血清或血漿，就稱為人類免疫血清。

抗毒素使用前應先進行皮膚的過敏試驗，抗毒素易造成注射部位的局部疼痛及紅斑，嚴重時會引起血清疾病及無防禦性過敏反應。人類免疫球蛋白則很少引起過敏反應，但對於有免疫球蛋白 α 缺乏症、血小板減少症或有凝血障礙的病人、孕婦，需要小心使用。

（二）常見免疫血清及抗毒素

抗體又稱免疫球蛋白，由高等脊椎動物的淋巴細胞所製造，它們可以結合外來蛋白來保護生物，並活化免疫系統的機制以剷除外來分子。

1. 人類免疫血清球蛋白（human immunoglobulin）：
由成人血液精製而得的 γ 免疫球蛋白製成的滅菌製劑，所含 γ 球蛋白應在總蛋白量之 90% 以上。用於治療肝炎、麻疹、水痘等活性感染的病人，或作為免疫球蛋白缺乏的取代療法、嚴重感染及燒傷時的輔助治療劑，也建議使用於受德國麻疹感染的孕婦，降低對胎兒造成傷害的可能性。

2. 人類破傷風免疫血清球蛋白（human antitetanic immunoglobulin）：
先以破傷風類毒素造成人體免疫，再由血清精製成 γ 球蛋白的無菌製劑。用於未經免疫或免疫情況不確定的病人作為破傷風被動免疫的預防治療。

3. 破傷風抗毒素（tetanus antitoxin）：
具有中和破傷風毒素效力的無菌抗毒性血清球蛋白或其衍生物，由健康動物（馬）經破傷風毒素或類毒素免疫後所得的抗毒性血清或血漿，再經精製濃縮而得。

4. 白喉抗毒素（diphtheria antitoxin）：
具有中和白喉毒素效力的無菌抗毒性血清球蛋白或其衍生物，由健康動物（馬）經白喉毒素或白喉類毒素免疫後所得的抗毒性血清或血漿，再經精製濃縮而得。

5. polyvalent hemorrhagic antivenin：
由蛇毒免疫馬匹所得到的高力價血清，含免疫球蛋白，用來治療毒蛇咬傷，出血性蛇毒之抗蛇毒血清。

6. polyvalent neurotoxic antivenin：
由蛇毒免疫馬匹所得到的高力價血清，含免疫球蛋白，用來治療毒蛇咬傷，神經性蛇毒之抗蛇毒血清。

免疫球蛋白的類型與功能

種類	位置與功能
IgD	出現在 B 細胞表面，但是功能未知，可能是 B 細胞的表面受體，在活化 B 細胞時，扮演一個角色。
IgM	出現在 B 細胞表面及血漿中，抗原激發過後，初期 B 細胞所分泌的受體，很強的凝集劑。
IgG	血液中最豐富的免疫球蛋白，一級和二級反應時生產，能通過胎盤進入胎兒的血液中保護胎兒。
IgA	由消化系統、呼吸系統及泌尿系統中之血漿細胞所生產，避免細菌黏到上皮細胞表面，以保護表皮內襯，也存在於眼淚及泌乳中，保護消化系統、呼吸系統及泌尿系統的內襯。
IgE	由皮膚、扁桃腺、消化系統及呼吸系統中的血漿細胞所生產，過量生產導致過敏，包括枯草熱及氣喘。

五種類型的抗體

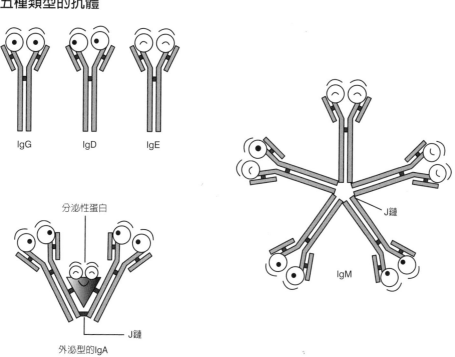

每一種類型具有特定功能。IgG、IgD 和 IgE 是單元體；而 IgM 是由五個完全相同的單元體聯結在一起，聯結的小蛋白稱為 J 鏈，聯結後像一個星狀；兩個 IgA 被 J 鏈和一個獨特的分泌性蛋白聯結。

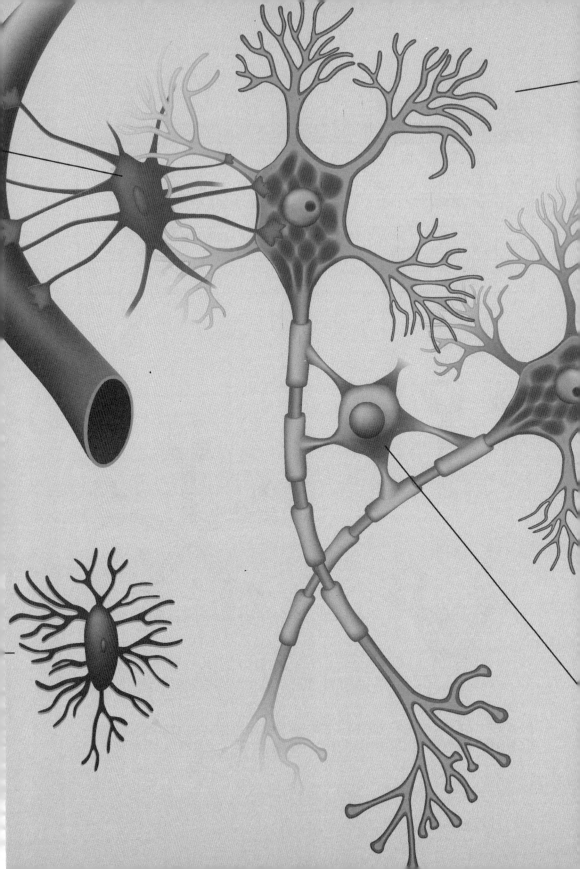

第17章
食品與中藥

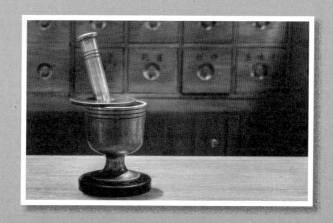

17-1 **食品**

（一）食品的定義

供人飲食或咀嚼之物品及其原料，一般原料物未經加工或經簡單加工而成的食物，就叫食品。在法律上，凡是食品就不能宣稱它的療效（功效），這是指業者在販賣某種食品（食物）時，不論是蘋果還是香菇，都不能明文（即以文字的形式）告訴消費者它的功效，不過很多業者都遊走在法律邊緣，甚至觸法。

（二）違法食品廣告標示

1. 詞句涉及醫藥效能

(1) 宣稱能預防、改善、減輕、診斷或治療疾病或特定生理情形：如治療近視、恢復視力、骨鈣流失及骨關節退化之治療及修補、健胃整腸、防止便秘、利尿、改善過敏體質。

(2) 宣稱能減輕或降低導致疾病有關之體內成分：如解肝毒、降肝脂、抑制血糖濃度上升。

(3) 宣稱產品對疾病及疾病症候群或症狀有效：如改善更年期障礙、消渴、消滯、平胃氣、降肝火、防止口臭、改善喉嚨發炎。

(4) 涉及中藥材之效能者：如補腎、溫腎（化氣）、滋腎、固腎、健脾、補脾、益脾、溫脾、和胃、養胃。

(5) 引用或摘錄出版品、典籍或以他人名義並述及醫藥效能：如「本草備要」記載，冬蟲夏草可止血化痰。

2. 詞句未涉及醫藥效能但涉及虛偽誇張或易生誤解

(1) 涉及生理功能者：如增強抵抗力、強化細胞功能、增智、補腦、增強記憶力。

(2) 未涉及中藥材效能而涉及五官臟器者：如保護眼睛、保肝。

(3) 涉及改變身體外觀者：如豐胸、預防改善乳房下垂、減肥、塑身、增高。

(4) 涉及引用衛生署相關字號，未就該公文之旨意為完整的引述：如衛署食字第88012345號。

（三）食品添加物

食品添加物，係指食品之製造、加工、調配、包裝、運送、貯藏等過程中，用以著色、調味、防腐、漂白、乳化、增加香味、安定品質、促進發酵、增加稠度、增加營養、防止氧化或其他用途而添加或接觸於食品之物質。

食品添加物有一項必要的條件，在一般正常的情形下，它並不直接被當做食物食用。以糖與鹽為例，它們都屬於食品添加物，因為我們不會把它們當成米飯來攝取！

由定義可知，食品添加物是為了某種使用目的，在食品製造加工調配等過程中所添加者，其與其他食品中可能存在或殘留之有害物質，如重金屬、細菌毒素、放射線或農藥等，因汙染或其他原因而進入食品中，其來源與性質完全不同。

食品添加物之最初起源係來自天然的食品成分，初期以化學合成方法製成一些與食物中之色、香、味以及營養等成分相同的物質，於食品製造或加工時添加使用。後來隨著食品科技之進步，某些在天然食物中不存在的化學物質，對於食品之製造、加工、調配以及貯存等有用，且其安全性已被確認者，也漸被許可添加於食品中。

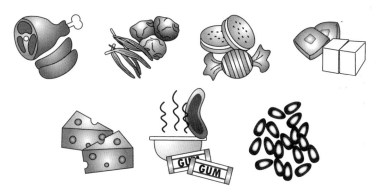

這些常見的「食品」，在製作過程中都摻有各式各樣的添加物。

食品添加物 vs 健康

類別	品目	使用食品	影響
保色劑	亞硝酸鹽	香腸、火腿、臘肉、培根、魚乾	與食品中胺結合成致癌物亞硝酸胺鹽
漂白劑	亞硫酸鹽	蜜餞、脫水蔬果、金針、蝦、澱粉	蕁麻疹、氣喘、腹瀉、嘔吐
人工合成色素	黃色四號	餅乾、糖果、油麵、醃黃蘿蔔、火腿、香腸、飲料	蕁麻疹、氣喘、腹瀉、嘔吐
殺菌劑	過氧化氫（雙氧水）	豆腐、豆乾、素雞、麵腸、魚漿、肉漿製品	刺激腸胃黏膜、頭痛、嘔吐、有致癌性
防腐劑	去水醋酸鈉	乾酪、乳酪、奶油、人造奶油	畸胎
抗氧化劑	BHA、BHT	油脂、速食麵、乳酪、奶油、口香糖	有致癌性
人工甘味劑	糖精	蜜餞、瓜子、飲料、醃製醬菜	膀胱癌（動物試驗）

違法的食物添加物

品目	使用食品舉例	對健康可能的影響
溴酸鉀	使用於麵粉（麵筋改良劑）	已確定有致癌性。
甘精	蜜餞、飲料等（甜味劑）	會傷害肝臟及消化道，致癌性已確定。
色素紅色二號	糖果、飲料（著色劑）	有致癌作用。
奶油黃	酸菜、醃黃蘿蔔、麵條（工業用黃色色素）	肝癌。
硼砂	年糕、油麵、油條、魚丸、碗粿、粽子、板條、火腿、芋圓、粉圓（使其 Q、脆，具彈性、具保水，保存性）	急性中毒而嘔吐、腹瀉、虛脫、皮膚出現紅斑，超過 20 公克腎臟可能萎縮，具有生命危險。
吊白塊 福馬林	米粉、黃葡萄乾、麥芽糖、洋菇、蘿蔔乾等食品（工業用漂白劑）	甲醛易引起頭痛、眩暈、呼吸困難、嘔吐、消化作用阻害、眼睛受損。亞硝酸可能引起蕁麻疹、氣喘、腹瀉、嘔吐，也有引起氣喘患者致死的案例。
鹽基性芥黃	酸菜、醃黃蘿蔔、麵條（工業用黃色色素）	頭痛、心跳加快、意識不明。

17-2 健康食品

（一）保健食品

保健食品並不是一個法定名詞，是泛指能夠幫助人們增進健康，或減少疾病危害風險的食品，依照規定，這些食品如果沒有經過審查許可，無論食品的標示或廣告都不可以呈現「健康食品」字樣，也不可以顯示具有某種特定保健功效。

（二）健康食品

健康食品是由《健康食品管理法》管理，其他的保健食品則受《食品安全衛生管理法》管理。健康食品是指具有特定之保健功效，特別加以標示或廣告，且非以治療、矯正人類疾病為目的之食品。除非經過登記，否則健康食品這個名詞不能用於商品上。

依據衛生福利部所公布之《健康食品管理法》，凡食品需同時符合下列兩條件者，才可稱為「健康食品」：提供特殊營養素或具有特定之保健功效；特別標示或廣告「提供特殊營養素」或「具有特定之保健功效」。

衛生福利部目前認定之保健功效包括免疫調節機能、調節血脂功能、腸胃功能改善、改善骨質疏鬆、牙齒保健、調節血糖、抗氧化（延緩衰老）功能、護肝功能、抗疲勞、輔助調節血壓。

健康食品應標示之內容包括品名；內容物名稱及其重量或容量，其為兩種以上混合物時，應分別標明；食品添加物之名稱；有效日期、保存方法及條件；廠商名稱、地址；輸入者應註明國內負責廠商名稱、地址；核准之功效；許可證字號、「健康食品」字樣及標準圖樣；攝取量、食用時應注意事項及其他必要之警語；營養成分及含量。

（三）對健康食品或保健食品的認知

1. **不是藥也不是食物**：健康食品雖不是藥，但也不是天然食物，它乃是以天然食物為原料（有些是化學合成），經過提煉、萃取、加工製造等過程而製造出來的；而其效能也會因原料、純度、添加物、加工方式和品管過程等而有所差異。

2. **緩慢的調理體質**：保健食品是藉由循序漸進的方式，由人體消化吸收後，在體內產生不同的生理作用，來達到改善或促進健康的目的。但是，健康食品不是全然沒有副作用或毒性的。

3. **保健與調理**：對身體健康的人來說，保健食品是一種營養補充品，可用以增強免疫力、預防疾病的發生。而對於身體狀況不佳的人來說，保健食品則可視為一種調理體質、改善健康的輔助療法。

4. **須針對個人體質服用**：保健食品也許沒有強烈副作用，但其有效成分、特殊療效、吸收程度與禁忌等，對不同疾病、體質、年齡和健康狀況的人來說，都不盡相同。

5. **不能治病，僅能作為輔助療法**：除了少數較特殊的保健食品外，多數的保健食品僅能作為一種輔助治療的方式，來調理身體器官等機能的運作，並無法對生理上的病痛做立即治療或根除。

保健食品與健康食品的區分

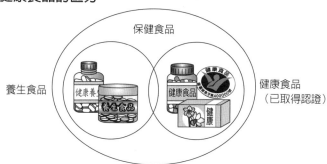

保健食品

養生食品

健康食品
（已取得認證）

國內健康食品審查程序

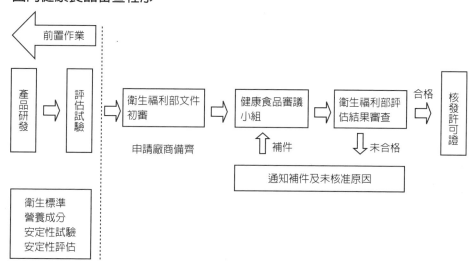

25～64歲臺灣民眾對保健食品抱持的態度

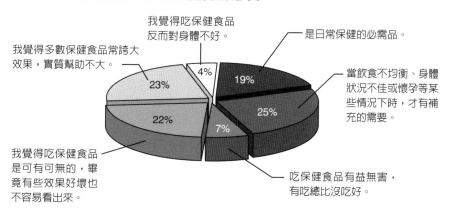

17-3 藥物與食物的交互作用

口服藥物與食物一樣，經口入胃，並在腸胃道中吸收，再進入體內經過代謝或排除，因此不難想像食物會與藥品產生交互作用。藥品對於食物吸收代謝的影響結果通常是緩和的；然而食物對藥品吸收代謝所產生的影響，則往往會立即「降低」或「提高」藥品的治療作用，輕者影響藥品的臨床治療效果，嚴重的則可能會危及生命安全。

藥物與藥物或藥物與食物之間的交互作用一般可區分為影響藥物藥效學或藥物動力學兩大類機轉。藥效學上的交互作用可能使藥效增加，產生毒性或副作用；另外，交互作用的結果亦可能降低藥效使得治療失敗。

最常見的藥物與食物交互作用，以改變藥物吸收及代謝最為常見，會與藥物直接結合，或是改變胃液酸鹼值、胃排空的食物，往往會改變藥物的吸收而使臨床療效受到影響，因此千萬不要輕忽藥物與飲食的交互作用。

（一）食物對藥物藥效的影響

食物中的成分也常會與藥品直接產生相互作用，進而妨礙或促進藥品的吸收。

在食物妨礙藥品吸收的例子中，如四環素（tetracycline）與牛奶或奶製品同時進食，牛奶中之鈣質會與四環素結合成複合物，干擾四環素之吸收。

紅麴中所含 monacolin K 成分具有降膽固醇的效果，此種成分也用於降血脂的 statin 類藥品，所以在服用 statin 類藥品期間，最好不要再併服紅麴製品。

高蛋白質的食物，如肉類、大豆等，與痛風藥（allopurinol）、多巴胺製劑（levodopa）併用會改變藥物吸收，影響治療效果。

治療氣喘的茶鹼（theophylline），與高蛋白質的食物併用時會提高肝臟代謝，降低藥物作用。

（二）飲料對藥物藥效的影響

茶中所含的單寧酸、茶鹼也會與多種藥品產生沉澱而阻礙吸收，所以一般不建議以茶吞服藥品，如治療貧血的鐵質藥劑即是。此外，含有高碳水化合物的食物及膳食性纖維，會使某些藥品的顆粒附著，並增加胃液之黏滯性而延緩藥品吸收，因此有些我們希望能快速達到效果的藥品，像是解熱鎮痛劑乙醯胺酚（acetaminophen），就應避免與餅乾、果汁等高碳水化合物食物併服，以免減緩吸收，無法迅速發揮藥效。

咖啡亦不適合與藥物併服，最好間隔 2 個小時以上，部分抗生素（如 ciprofloxacin）、口服避孕藥、胃腸藥（如 cimetidine），可能會使咖啡因代謝減緩而在體內濃度增高，導致心跳加速、噁心、暈眩。

葡萄柚汁中黃酮類成分，會抑制細胞色素酵素（cytochrome P-450 3A4）的作用，因此服用葡萄柚汁時，若併服由細胞色素酵素代謝的藥品，將會提高藥品的血中濃度及生體可用率，產生藥品過量之情形。

藥物與食物的交互作用

食物	與藥物的交互作用
牛奶	牛奶營養價值高，有時卻會使藥品失效，會降低某些抗生素等藥品的吸收。
乾酪 酪梨 香腸 醬油	含酪胺酸（tyramine）的食物（如乾酪、酪梨、香腸和醬油等）與單胺類氧化酵素抑制劑（MAOI）類之抗憂鬱藥併用會引發高血壓。
葡萄柚	葡萄柚會影響重要的藥品代謝作用及某些藥品的吸收。
咖啡	咖啡可提神，同時服用某些藥品可能會使咖啡效果增強！例如口服避孕藥等會使咖啡更加強效用。
碳烤肉	碳烤食物使肝臟運作更費力且更快，而增加抗氣喘病的 theophylline 於身體中的排除速度。

食物對藥物之影響

影響	舉例
吸收速率 / 效果加強	脂溶性藥物 vs. 高脂肪食物
吸收速度增快	acetaminophen vs. 空腹服用
治療效果減弱	tetracycline vs. 牛奶、制酸劑
延遲藥物吸收	cimetidine vs. 食物

17-4 菸酒與藥物

（一）菸與藥物

抽菸會增加許多藥品的代謝速率，縮短藥品的半衰期，即使藥品因濃度降低而失去藥效。

由吸菸產生的主要肺部致癌物有多環芳香烴（PAH），它是肝細胞色素 P450（CYP）酶 1A1、1A2 的誘導劑，因此，CYP1A2、CYP3A4、CYP2C19、CYP2D6 等均是與吸菸和藥物相互作用有關的酶。吸菸還可影響其他代謝途徑，如葡萄糖醛酸苷結合作用。其他化合物（如丙酮、吡啶、重金屬、苯、一氧化碳和尼古丁）也可能與肝藥酶相互作用，但其作用比 PAH 弱。

從藥代動力學角度分析，吸菸與藥物相互作用可能會導致吸菸者需要調整所使用藥物的劑量，包括抗凝藥、H_2 受體阻滯劑、中樞興奮藥、擬膽鹼藥、平喘藥、麻醉藥、苯二氮平類藥物、精神治療藥物、抗心律失常藥、降糖藥等。

臨床上最顯著的兩者相互作用發生在吸菸與口服避孕藥之間，吸菸會大大增加複合激素類避孕藥的心血管不良反應（如中風、心肌梗塞、血栓栓塞）的發生率，並且其危險性隨著年齡和吸菸量的增大而增加。尤其是在 35 歲以上者，或每天吸 15 支或更多香菸者，這種作用更加顯著。

（二）酒與藥物

飲酒會改變許多藥品的代謝速率及造成肝毒性。急性的飲酒會抑制肝中的一種代謝酵素，令某些藥品，如某種降血壓藥（propranolol）在肝臟中被代謝量減少，提高血中濃度；然而慢性長期飲酒卻又會誘發這種代謝酵素，縮短若干藥品的半衰期，或導致藥品毒性代謝物增加

酒精在體內之代謝，目前所知有兩種最主要途徑：經由酒精脫氫酶（alcohol dehydrogenase）氧化成乙醛，再經醛脫氫酶（aldehyde dehydrogenase）氧化成醋酸；細胞色素 P450（CYP450）酵素系統。

抑制酒精脫氫酶作用之藥物，如 H_2 拮抗劑中之 Tagamet®、Zantac®、Gaster® 會降低酒精之首度效應，故喝酒同時投予此類藥物，可能增加胃腸道之酒精吸收，促使其血中濃度升高。若喝酒同時併服具有醛脫氫酶抑制作用之藥物，如某些 cephalosporins、bakter 或 metronidazole 等，可能形成乙醛之體內蓄積，使病人潮紅、心悸、心跳加快、噁心、嘔吐，導致類似 disulfiram 之反應。

一般社交之偶爾喝酒，可能促進藥物之吸收與抑制肝臟細胞色素 P450 作用，降低藥物之代謝，而增高藥物血中濃度，治療作用或毒性反應因此而增強。如服用巴比妥類（barbiturate）藥物之病人若同時喝酒，有可能因巴比妥血中濃度升高而意外中毒，甚或死亡；其他安眠鎮定劑亦可能有類似反應；酒精也會加強其他中樞神經抑制劑之作用。

可能因併服酒精而加強鎮靜作用之藥物

diazepam	chlorpromazine	lorazepam
amoxapine	triazolam	chlorazepate
codeine	alprazolam	chlordiazepoxide
oxycodone	meprobamate	morphine
glutethimide	hydrocodone	diphenhydramine
meperidine	pentazocine	methadone
hydromorphone	dimethidene	sodium oxybate
chloral Hydrate	zolpidem	

酒精之代謝

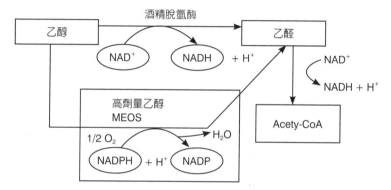

慢性酒精成癮→誘發酵素活性之增加→增加藥物的代謝（代謝性藥物耐受）。
急性大量飲用酒精→抑制了代謝藥物酵素的活性→造成藥物代謝降低。

香菸的成分

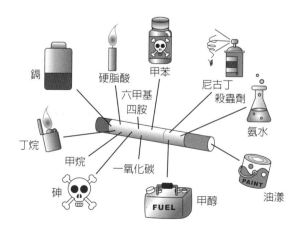

17-5 中藥與藥物

中西藥間的交互作用一般可分為藥效學和藥動學上的配伍反應。

（一）中西藥併用藥效學

中西藥併用所產生的交互作用有產生生理性的拮抗或協同作用；藥物毒性增強等問題。

如具有中樞神經興奮作用的中藥（麻黃），不宜與鎮靜安眠藥及降血壓藥併用，否則會因作用拮抗而使藥效降低；含有氰苷的杏仁、枇杷葉等中藥，則不宜長期與具中樞抑制作用的鎮咳劑，如 codeine 等藥物併用，因為氰苷經過水解反應會產生氫氰酸（HCN），此物質亦會造成呼吸中樞抑制，而導致藥物毒性增強。

（二）中西藥併用藥物動力學

1. 吸收方面：
(1) 胃腸道 pH 值變化：酸性藥物容易在胃中吸收，鹼性藥物則需在腸道吸收才會增加。如含有皂苷的人參、三七、遠志、桔梗等中藥則不宜與酸性較強的藥物（如 aspirin）併用，因為在酸性的環境中，皂苷很容易在酶的催化下產生水解反應而失效。
(2) 胃腸蠕動和排空時間的改變：如服用大黃、麻子仁等瀉藥時，因為會造成胃腸蠕動增加，使得藥物吸收下降；一些含有生物鹼成分的中藥，如麻黃、洋金花等會抑制胃腸蠕動和排空，造成鹼性藥物停留在胃的時間延長而被胃酸所破壞，導致降低吸收。
(3) 螯合物的形成：含有 Ca、Mg、Al 等金屬離子的中藥與西藥 tetracycline 併用時，容易產生難溶性的螯合物，使得藥物的吸收降低，造成療效下降。

2. 分布方面：
(1) 影響血漿蛋白結合：血漿蛋白結合率高的藥物（如 warfarin、當歸）容易將血漿蛋白結合率低的藥物（如 cyclosporin）置換出來，導致難以預料的副作用或療效降低。
(2) 影響組織結合：鹼性中藥（如龍骨、牡蠣）與 aminoglycosides 藥物併用時會因為後者的排泄降低，吸收增加，同時增加腦組織中的藥物濃度，造成耳毒性作用增加。

3. 代謝方面： 藥物代謝與肝臟微粒酶（CYP）的活性有關。
(1) 誘導劑（enzyme inducer）：具有酶誘導劑（enzyme inducer）作用的中藥（如人參、甘草）及含有酒精成分的藥酒與 warfarin、barbiturates 併用時會加速後者的代謝，使得血中濃度降低，藥效減弱。
(2) 抑制劑（enzyme inhibitor）：具有酶抑制劑（enzyme inhibitor）作用的中藥（如熟地黃、山藥、附子）與具有鎮靜安眠作用的 barbiturates 併用時會減緩 barbiturates 藥物的代謝作用，使得鎮靜安眠效果增強。

4. 排泄方面： 如甘草會促進 aminophylline 的排除，因此兩者併用時需增加 aminophylline 的使用劑量；如青皮、五味子、金銀花、烏梅、山楂等酸性中藥在體內代謝後使得尿液酸化，因此會增加酸性藥物（如 aspirin、磺胺藥）的再吸收，造成血中濃度增加；鹼性中藥（如龍骨、牡蠣）與酸性藥物（如磺胺藥）併用時則減少藥物的吸收，使得療效降低。

中、西藥併用風險

中藥	西藥／食物	風險
加味逍遙散	降血壓藥	血壓過低、眩暈、昏厥，不適時，宜調整劑量。
六味地黃丸、杞菊地黃丸	降血糖藥	血糖降低、冒冷汗、心悸、昏迷、臉部或四肢麻木，不適時，宜調整劑量。
柴胡桂枝湯	抗癲癇藥	降低西藥療效，宜間隔使用。
川芎茶調散	預防腸道潰瘍的磺胺類藥物	血尿、尿閉，應避免使用。
血府逐瘀湯	抗凝血藥	加強抗凝血作用，應小心監測。
BHA、BHT	油脂、速食麵、乳酪、奶油、口香糖	有致癌性。
糖精	蜜餞、瓜子、飲料、醃製醬菜	膀胱癌（動物試驗）。

不宜與西藥併用之中藥及其禁忌作用機制

中藥成分	中藥	不宜併用之西藥	配伍禁忌作用機制
酸性	五味子、山楂、青皮、山茱萸、白芍、女貞子、金銀花、烏梅、木瓜	制酸劑、氫氧化鋁、碳酸氫鈉、磺胺類藥	造成酸鹼中和，降低或失去藥效。
		aminophylline	結晶尿。
		erythromycin、rifampicin	加重腎毒性。
鹼性	海螵蛸、龍骨、牡蠣	tetracyclines、isoniazid、rifampicin、aspirin	造成酸鹼中和，降低或失去藥效。
鈣、鐵、鎂、鋁	石膏、石決明、龍骨、牡蠣、海螵蛸	tetracyclines、macrolides	降低四環素類的抗菌作用。
		強心苷類	增強強心苷類作用，甚至中毒。
麻黃素	麻黃	MAOI	頭痛、頭暈、心律不整、血壓升高、腦出血。
		鎮靜安眠藥、降壓藥	產生拮抗，降低藥效。
		aminophylline	毒性增加、噁心、嘔吐、心動過速、頭痛、頭昏、心律失常。
		強心苷類藥物	強心藥作用增強，易導致心律不整、心衰竭。
腎上腺皮質激素	甘草、鹿茸、紫河車	aspirin、水楊酸類	噁心、嘔吐、腹痛、腹瀉。
		降血糖藥	降低降血糖療效。
鞣質類	地榆、虎杖、五倍子、大黃、訶子、萹蓄	四環素類、巨環類抗生素、enzymes、digoxin	產生沉澱物、抑制胃腸道吸收。
槲皮素類	桑葉、槐花、山楂、側柏葉、旋覆花	碳酸鈣、氫氧化鋁	形成螯合物，影響藥物吸收。
皂苷類	人參、川七、遠志	酸性較強的藥物	使得皂苷水解失效。
氰苷類	桃仁、白果、杏仁、枇杷葉	中樞抑制劑、鎮靜安眠藥	增強氰苷類所造成的呼吸抑制作用、損害肝功能。
發汗解表藥	桂枝、麻黃	aspirin	汗出過多，耗傷津液。
烏頭鹼類	草烏、附子、馬錢子、川烏、小活絡丹	aminophylline、阿托品（atropine）	增加毒性，造成藥物中毒。
		氨基苷類抗生素（aminoglycosides）	神經毒性，甚至失去聽覺。

（續上頁）

中藥成分	中藥	不宜併用之西藥	配伍禁忌作用機制
腎上腺皮質激素	甘草	steroids	會抑制 steroids 的代謝，造成水腫。
		digoxin	造成低血鉀，使得 dDigoxin毒性增加。
鉀離子	夏枯草、白茅根、牛膝、益母草、澤瀉	保鉀利尿劑	高血鉀。
消化酶、酵母菌	神麴、麥芽、淡豆豉	抗生素	破壞酶作用影響療效。
碘	昆布	抗甲狀腺藥物（methimazole、propylthiouracil）	促進 tyrosine 的碘化作用，增加甲狀腺素的合成。
酒精	藥酒	鎮靜安眠藥	中樞神經抑制，導致呼吸困難、心跳異常。
		降血糖藥	低血糖。
蒽類	大黃、虎杖、何首烏	鹼性藥物	造成 anthraquinone 易氧化而失效。

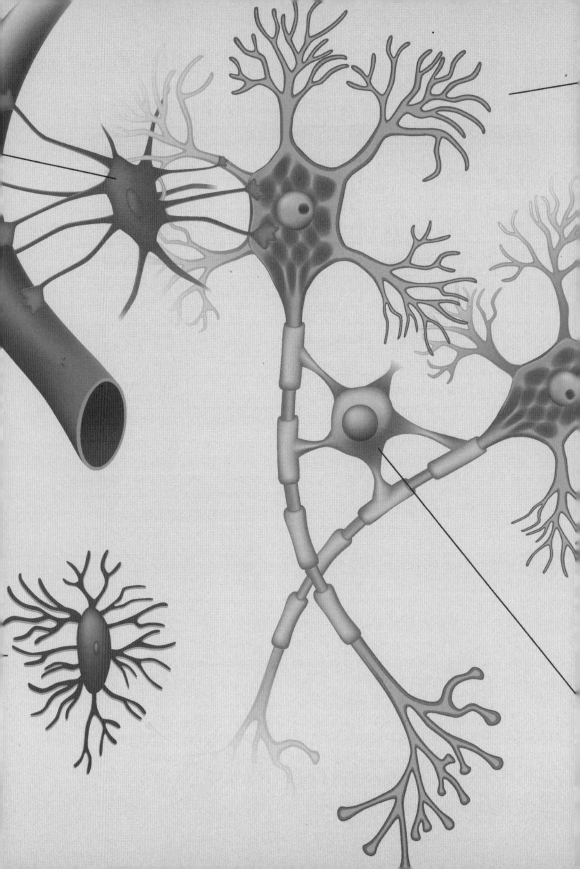

第18章
藥理學研究方法

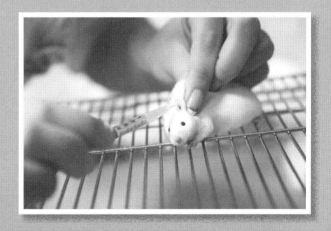

18-1 藥理學實驗設計

（一）藥理學實驗基本原理

藥理學實驗基本原理是採用整體動物、器官、組織和細胞來研究藥物作用，藉由化合物藥理活性篩選及安全性評價，為新藥發現和藥物安全應用奠定基礎。經過科學嚴謹的實驗設計研究藥物的藥效，早期發現藥物的毒性反應。

藥理學實驗的過程中要有動手操作的能力，客觀地對事物進行觀察、比較、分析、綜合和解決實際問題的能力。

（二）實驗設計的基本要求

1. **生物材料**：使用的生物材料有以下幾種，包括整體動物、離體器官及組織、體外培養的細胞、細胞片段、細胞器、受體、離子通道和酶等。整體動物常用小鼠、大鼠、豚鼠、家兔、犬等。動物選擇應與試驗方法相匹配，同時還應注意品系、性別及年齡等因素。生物材料選擇應注意敏感性、重現性和可行性，以及與人的相關性等因素。體內研究建議盡量採用清醒動物，如果使用麻醉動物，應注意麻醉藥物的選擇和麻醉深度的控制。

2. **受試物**：服用藥物和注射劑一般以製劑作為受試物，受試物盡量與藥效學或毒理學研究的一致。

3. **樣本量**：試驗組的組數及每組動物數的設定，應以能夠科學合理地解釋所獲得的試驗結果，恰當地反映有生物學意義的作用，並符合統計學要求為原則。小動物每組一般不少於10隻，大動物每組一般不少於6隻，動物一般要求雌雄各半。

4. **劑量**：體內安全藥理學試驗要對所觀察到的不良反應的劑量反應關係進行研究，同時，如果可能也應對時效關係進行研究。一般情況下，產生不良反應的劑量，應與動物產生主要藥效學的劑量或人擬用的有效劑量進行比較。由於不同種屬的動物對藥效學反應的敏感性存在種屬差異，因此藥理學試驗的劑量應包括或超過主要藥效學的有效劑量或治療範圍。如果藥理學研究中缺乏不良反應的結果，試驗的最高劑量應設定為相似給藥途徑和給藥時間的其他毒理試驗中產生中等強度不良反應的劑量。在實際工作中，在毒性劑量範圍內產生的毒性作用可能會影響和混淆對安全藥理學不良反應的觀察，限制了劑量水準的升高。在藥理學的檢測指標未產生不良反應時，在限制劑量的情況下，可以採用單一劑量。體外研究應確定受試物的濃度-效應關係。無明顯影響作用時，應對濃度選擇的範圍進行說明。

5. **對照**：一般可選用溶媒和（或）輔料做對照，如為了說明受試物的特性與已知藥物的異同，也可選用陽性對照藥物。

6. **給藥途徑**：整體動物試驗，首先應考慮與臨床擬用途徑一致。如果有多個臨床擬用途徑時，分別採用相應的給藥途徑。對於在動物試驗中難以實施的特殊臨床給藥途徑，可根據受試物的特點選擇，並說明理由。

7. **給藥次數**：一般採用單次給藥，但是若該受試物在給藥一段時間後才能起效，或者重複給藥的非臨床研究和（或）臨床研究結果出現令人關注的安全性問題時，應根據具體情況合理設計給藥次數。

8. **觀察時間**：結合受試物的藥效學和藥代動力學特性、受試動物、臨床研究方案等因素選擇觀察時間點和觀察時間。

實驗動物疼痛焦慮之辨識與評估：大鼠疼痛程度評估表

項目	評估項目	輕微疼痛	中度疼痛	嚴重疼痛
體重（不包含暫時性體重減輕）	體重	體重減少原體重的 10% 以下。	體重減少原體重的 10～25%。	體重減少原體重的 25% 以上。
	食物／飲水消耗	72 小時內僅攝食正常量的 40～75%。	72 小時內攝食低於正常量的 40% 以下。	7 天內攝食低於正常量的 40%，或食慾不振超過 72 小時。
外觀	身體姿勢	短暫的拱背，特別是在投藥後。	間歇性拱背。	持續性的拱背。
	毛髮豎起情形	部分毛髮豎起。	明顯皮毛粗糙。	明顯皮毛粗糙，並伴隨其他症狀，如拱背、遲鈍反應及行為。
臨床症狀	呼吸	正常。	間歇性的呼吸異常。	持續性的呼吸困難。
	流涎	短暫的。	間歇性的弄溼下顎附近的皮毛。	持續性弄溼下顎附近的皮毛。
	震顫	短暫的。	間歇性的。	持續性的。
	痙攣	無。	間歇性的（每次 10 分鐘以下）。	持續性的（若每次超過 10 分鐘以上，則建議安樂死）。
	沉鬱臥倒	無。	短暫的（1 小時以下）。	持續超過 1 小時以上（若每次超過 3 小時以上，則建議安樂死）。
無刺激時一般行為	社會化行為	與群體有對等的互動。	與群體的互動較少。	沒有任何的互動。
對刺激的反應	受刺激時行為反應	變化不大。	受刺激時會有較少的反應（如被人捉拿）。	對刺激或外部行為無任何的反應。

實驗動物的種類

動物	說明
大鼠（rat）	應用於生理學、藥理學、免疫學、內分泌學、神經生理、營養學、傳染病、腫瘤和肝外科等的研究。
天竺鼠（guinea pig）	常用於免疫學、微生物學、傳染病學、聽覺生理、實驗性壞血症等研究。
家兔（rabbit）	常用於免疫學、腫瘤、實驗生理學、生殖生理、遺傳性疾病等方面的研究，製造生物製品。
猴（monkey）	主要用於傳染病學、藥理學和毒理學、生殖生理、口腔醫學、營養、代謝、行為學和高級神經活動研究及老年病、器官移植、眼科、內分泌病和畸胎學、腫瘤學。

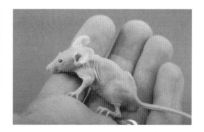

裸鼠是目前癌症研究領域中，不可缺少的動物模型。在腫瘤學、免疫學、藥理學與生物製劑的安全性評估與活性篩選實驗，具有特殊的價值。裸鼠在科學研究中有極巨大的潛力，是由 nu 基因有獨特的遺傳特性。裸鼠外表表現為無毛以及缺乏正常胸腺。[本圖為自CAN STOCK合法下載授權使用]

18-2 實驗動物

（一）人類疾病之動物模式

雖然曾有人以人類（無論被迫或自願）作爲研究對象，但畢竟在人道考量上並不恰當，以致哺乳類的體內實驗，主要以動物爲對象；然而由於人類疾病的多樣性，並非在所有動物身上都可產生與人類相似的疾病，或者同一種人類疾病可能在不同動物品種皆有類似的疾病。因此如何選擇最合適的動物模式，以及以什麼標準去篩選，就成爲一專門的學問。

另一方面，發現或製造人類疾病動物模式，也漸漸成爲重要課題，20世紀末開始發展基因轉殖技術，產製與人類疾病相似之動物模式，此基因轉殖動物之產製，將成爲未來人類疾病動物模式之主流。

科學家可以針對小鼠基因體進行 DNA 修飾，如此便能夠釐清某一基因在人類健康與疾病上所扮演的角色。迄今，已有超過 10,000 個小鼠基因，利用了基因標定技術進行研究，而這樣的基因數目，已將近哺乳類動物基因總數的一半！這項技術目前已被利用在許多人類疾病的研究上，如心血管疾病、神經退化性疾病、糖尿病以及癌症等。

（二）常見人類疾病之一般動物模式

1. 高血壓

(1) 誘導性高血壓大鼠：以鹽巴餵食大鼠可促成高血壓。

(2) 自發性高血壓大鼠（spontaneous hypertension rats，SHR）：爲目前使用最多的動物模式。

2. 癌症

(1) 非腫瘤接種癌症動物模式：指先天或經由誘發可形成癌症者，可分爲化學物致癌，如使用焦油會造成兔子及小鼠皮膚癌；病毒致癌，如 epstein-barr 可能與 Burkitt's 淋巴腺癌、T 細胞淋巴腺癌、鼻咽癌有關，papilloma 病毒與子宮頸癌有關；自發腫瘤，某些近親品系動物會自然產生癌症，如 AKR 會自然產生白血症，C3H 小鼠也易產生乳房癌，NOD-SCID 易生胸腺淋巴瘤；致癌基因，如 avian sarcoma virus，而一些 anti-oncogene 及 tumor suppressor gene，如 Rb（retinoblastoma gene）及 p53 gene 一旦發生突變或基因被剔除，則會促成癌症之形成。

(2) 腫瘤接種癌症動物模式：一般指免疫不全動物，可以接種人類癌症細胞而成爲癌症動物模式。

3. 腎臟炎

最具代表性的腎炎爲紅斑性狼瘡腎炎，紅斑性狼瘡疾病的第一個動物模式是以 NZB 及 NZW 雜交之第一代小鼠（F1 hybrid New Zealand Black/New Zealand White mouse）。

訂製人類疾病小鼠

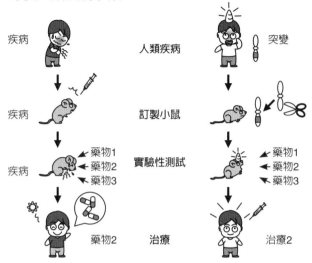

假設科學家能夠訂製一個客製化的實驗動物，來進行測試並且尋找合適的治療方式，那麼對於人類疾病的治療將會有重大的進展。此外，人類疾病中發現的特定基因突變，我們也可以置入小鼠模式，進一步測試各種不同的治療方法。在1980年代的一連串重要技術發展，使得生物醫學研究得到了一個無往不利的神兵利器。

基因改造小鼠製作流程

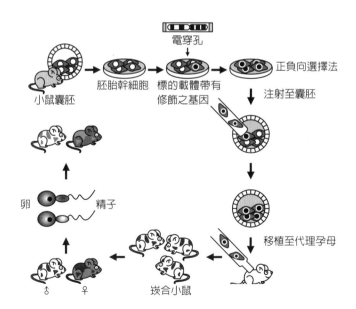

操作這項技術，科學家們必須先將變異的基因片段送入小鼠胚胎幹細胞中。經過適當的篩選以及培養，基因修飾過的胚胎幹細胞會利用微注射技術送到小鼠囊胚中，並進一步植入代理孕母。代理孕母所產下的小鼠，被稱之為嵌合小鼠，而已經被修飾過的基因則可以利用遺傳的方式，透過繁殖方法傳遞給子代。

18-3 藥物動力學研究法

（一）藥物動力學試驗

藥物動力學試驗的目的在於了解藥物在人體內之吸收、分布、代謝及排泄等性質，以及藥物或其代謝物在體內的濃度（一般指血中濃度）隨著時間的變化與毒性或藥效產生的相關性。所獲得的藥動學資料包括從體外試驗與體內試驗所得到的結果。在體內試驗方面，可以藉由收集血液、尿液或膽汁等生物檢品，經過定量分析後得到藥物濃度與時間的數據。

所得到的藥動學參數包括清除率（clearance）、分布體積（volume of distribution）、生體可用率（bioavailability）、吸收速率常數（ka）、排除常數（k）與半衰期（half-life）、藥物在體內之平均滯留時間（mean residence time，MRT）、血中最高濃度及時間（Cmax，Tmax）、血中濃度與時間之曲線下面積（area under the curve，AUC）與藥物經由尿中排除的比例（fe）等。

（二）藥動報告之撰寫

藥物動力學報告的內容可包括下列各項：

1. **總述：** 在報告的第一部分，先將試驗中各個重要發現摘要式地敘述一遍，應包括進行藥動試驗的目的、評估方法、動物的選擇，以及各試驗中所使用試驗藥物的劑型等。

2. **分析方法：** 這個部分應描述所使用的方析方法，也包括確效結果與 LOD 及 LOQ 等，如有使用不同分析方法，則必須探討不同方法所可能造成結果的差異。

3. **藥物動力學性質：** 描述試驗藥物在各個試驗動物間單劑量或多劑量下所得到關於吸收、分布、代謝及排泄之藥動性質。

   (1) 在藥物吸收部分，包括體內（in vivo）及體外（in vitro）試驗中預測藥物吸收的程度與速率，並描述藥物在血中（serum/plasma/blood）之濃度隨著時間變化的情形以及 AUC 與 Cmax 等相關藥動參數。

   (2) 在藥物分布部分，描述藥物在各個組織分布的狀態、藥物與蛋白質或血球結合狀態以及藥物穿過胎盤情形等。

   (3) 在藥物代謝部分，描述藥物與其代謝物的構造或成分、代謝路徑（含腸胃道、首渡代謝與體內代謝）、各路徑可能占的比例與酵素誘發（induction）或抑制（inhibition）的情形。

   (4) 在藥物排泄部分，描述藥物經由腎臟（尿中）排除的比例以及是否經由其他路徑（如膽汁排泄）。

4. **藥物作用關係：** 這部分描述所進行之體外或體內藥物作用關係之結果。

5. **其他藥動試驗結果：** 如有利用疾病動物進行相關藥動試驗，可在這個部分描述。

6. **討論與結論：** 針對所得之藥動結果及其意義進行探討與結論。

7. **相關結果之圖與表**

藥品動力學的基本概念

藥動學參數	說明	計算式
生體可用率	藥投予後，到達全身血液循環之量之間的關係。	F=1（IV） F<1（IM）
分布體積	計算藥品達到最初標的血中濃度所需運載劑量。	$VD = \dfrac{\text{投藥劑量}}{\text{藥物在血中濃度}}$
半衰期	藥投予後某一段時間，藥物血中濃度為原來的 1/2 時。	$t_{1/2} = 0.693/k$
廓清率	單位時間內由一定量體液中有效移走所有的藥品。	Cl（廓清率）= Vd（分布體積）x Ke（衰減常數）

藥物每經過一個半衰期後的殘留量

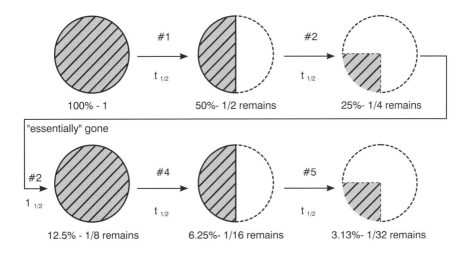

藥物單一口服劑量之點型血漿濃度／時間曲線圖

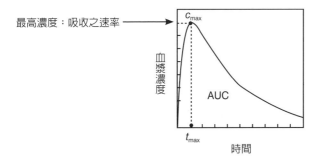

18-4 藥物篩選

（一）藥物篩選實驗之設計

篩選藥物的生物活性測試，大多數是使用純化的蛋白質（如純化過的接受器或是酵素）作為藥物篩選的標的，此外也可以使用活細胞來建立篩選方法。

使用高度純化的蛋白質「藥物標的」進行藥物的篩選有許多的優點，例如，使用純化的蛋白質比使用活細胞進行藥物篩選的成本低，而且可以容易地測量出化合物與「藥物標的」間的半數抑制濃度（IC_{50}）、結合常數（Ki or Kd）及結合的動力機制（binding kinetics），且可以迅速地釐清藥物或化合物的「結構與活性關係」（structure-activity relationship）。

若是先導藥物能與「藥物標的」形成複合物（complex）或共同結晶（co-crystal），並且利用核磁共振（NMR）或是 X-射線結晶學（X-ray crystallography），將先導藥物與「藥物標的」相接觸或結合的情形，在原子的層面上予以解析，則更可應用「結構-引導的藥物設計」（structure-guided drug design）的原理，提供藥物合成化學家（medicinal chemist）一項非常重要的資訊，而能夠更有效率地合成活性較高之化合物。

（二）活細胞藥物篩選

利用活細胞進行藥物的篩選時，特別是應用於高效能篩選（high-throughput screening，HTS），也有特別需要注意的地方。由於大部分細胞株會因環境條件中微小的差異而有所改變，因此，在活細胞藥物篩選中建立精確的操作流程更顯重要。如於不同條件下，細胞生長的特性、最佳的細胞 seeding 密度、細胞貼附的程度，以及對於化學溶劑，如 dimethylsulfoxide（DMSO）的耐受程度等。

活細胞藥物篩選的若干好處，簡述如下：

1. 由於有許多的蛋白質，其表達及純化仍有高度技術上之困難，以活細胞進行藥物篩選時，毋需表達及純化標的物蛋白質，此優點在後基因體時代中，由於可發展為具潛力之「藥物標的」的蛋白質數目與日俱增之情況下，顯得更為重要。
2. 相對於以純化的酵素作為藥物篩選之標的，標的蛋白質的活性在活細胞中，更能夠以接近真實之生理狀態呈現，因此，由此方法所篩選到的活性分子，亦將更具有生理意義。
3. 利用活細胞分析可以初步判定所篩選的化合物是否具細胞毒性。
4. 利用活細胞進行藥物篩選，較易找到異位抑制劑（allosteric inhibitors）。
5. 新穎的 cell-based assays 也可應用於「藥物標的」的確認。

先導藥物開發流程

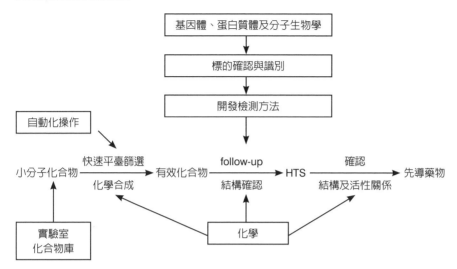

小分子化合物經由一系列利用基因體、蛋白質體、分子生物及化學方法，再進行篩選、修飾及確認過程後進而產生先導藥物。

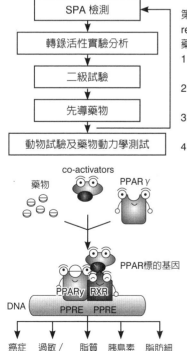

第二型糖尿病中利用 peroxisome proliferator-activated receptor γ（PPARγ）作為分子標的，以進行第二型糖尿病的藥物篩選流程：

1. 將欲分析之化合物先經由閃爍磷光分析法（SPA）分析，選出與 PPARγ 結合能力強的化合物。
2. 進一步以轉錄活化分析法（transactivation assay）檢測這些化合物活化 PPARγ 的能力。
3. 經過一連串的二級試驗（secondary assays），找出前導藥物（drug lead optimization）。
4. 以前導藥物為範例，設計合成新的化合物，重複之前篩選化合物的步驟，直到篩選出活性高的化合物，進行 *db/db* 糖尿病鼠的動物試驗。

PPARγ 的轉錄活性，可經由藥物來活化。活化的過程中，PPARγ 會和 retinoid X78 receptor（RXR）形成異型雙體（heterodimer），並辨識位於目標基因之啟動子中稱為 PPAR 反應調控子（PPAR response elements，PPRE）的特定 DNA 序列，最後便會活化 PPARγ 的目標基因。當藥物與 PPARγ 結合後，PPARγ 的結構會發生改變，導致 cofactor proteins 和 coactivators 的網羅（recruitment）。接著 coactivators 與細胞核接受器以 ligand-dependent 的方式作用並影響整組基因的轉錄。

18-5 實驗動物操作

（一）實驗動物保定技術

使用手或器械對實驗動物之活動做部分到完全的限制，以進行檢查、採樣、投藥或其他實驗操作，稱為「保定」。因此，保定動物為一切對實驗動物操作前最基本的步驟。

但在達到實驗者的實驗目的的操作過程中，也需要避免使動物產生不必要的痛苦或傷害，因此對實驗動物保定的方法需要加以規範，包括保定的器械是否會傷害動物、保定動物的姿勢是否造成不適、保定時間能否盡量縮短，或者在可能造成動物不適的保定時，是否需要獸醫密切的觀察與評估等，都在保定動物時的考量範圍。

基於以上的考量，如同操作任何實驗步驟一樣，具備純熟保定技術的實驗操作人員，不僅有助於實驗順利且精確進行，也是對生命的一種尊重。

小鼠是目前實驗動物使用量最大的種類，其保定視需要有不同的應用方式，在單純短程運送動物，如換籠時，可以用拇指與食指輕挾動物尾巴後提起，此一方式若半懸空於籠蓋，則小鼠由於自然行為會以前肢攀住籠蓋，可用於皮下注射等操作。

若需給予強制性較高的操作，如腹腔注射、口服投藥、心臟採血等實驗操作時，則視操作人員的人數與習慣使用單手或雙手保定方式，重點皆在固定頭頸部與尾部使小鼠不易任意掙扎。

在單手操作法中，將小鼠置於如籠蓋等較粗糙的平面，這種粗糙平面提供小鼠攀附的機會，此時以小指與無名指挾住尾巴近根部，輕提起並迅速以拇指與食指捏起其頭頸部上皮完成保定工作；在雙手保定法中，則分別以兩手的拇指及食指箝住頭頸部皮膚與尾根部。

（二）實驗動物麻醉

在實驗操作的過程中，為避免或減輕實驗動物的疼痛不適，常必須給予止痛或麻醉。由於麻醉也是動物醫學中醫療行為的一種，不論實驗前選擇麻醉的方式與麻醉的藥物、麻醉前中後實驗動物生理心理狀態的評估，均需獸醫的專業知識提供意見，故實驗中仍建議獸醫參與麻醉的過程。

動物的麻醉必須同時兼顧不影響實驗結果、實際臨床可執行的技術與避免動物承受不必要痛苦三項考量，加以衡量取得其中的平衡點為理想的狀態。適當的動物麻醉，可讓避免動物承受不必要的痛苦，也避免實驗操作人因動物痛苦的表現而承受過多精神上的壓力。

實驗動物使用 3R 原則

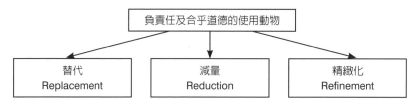

Replacement：避免用活體動物作實驗，亦即用非活體動物實驗來替代。
Reduction：減少動物使用量。
Refinement：改善實驗方法以減輕實驗動物的痛苦。

小鼠（mouse）麻醉劑量表

藥物	劑量	途徑
麻醉前給藥		
Atropin	0.02-0.05mg/kg	IV, IM, SC
	1.2mg/kg	IP
鎮靜劑		
Acepromazine	0.75mg/kg	IM
Diazepam	5mg/kg	IP
Ketamine	20mg/kg	IM
注射麻醉劑		
Ketamine	22-44mg/kg	IM
	100mg/kg	IP
	25mg/kg	IV
Pentobarbital	15mg/kg	IV
（以生理食鹽水 10 倍稀釋）	40-80mg/kg	IP
Thiopental	25mg/kg	IV
	50mg/kg	IP
Thiamylal	25-50mg/kg	IV
Tribromoethanol	0.2ml/10g	IP
（Avertin）	（240mg/kg）	
（1.2% solution）		
混合注射麻醉劑		
Ketamine＋Xylazine	50mg＋15mg/kg	IM, IP
	90-120mg＋10mg/kg	IM, IP
Ketamine＋Acetylpromazine	100mg＋2.5mg/kg	IM
吸入麻醉劑		
Carbon dioxide	50-70% 和氧混合	Inhalation
Halothane	1-4% to effect	Inhalation
	0.5-1.5%（維持）	
Isoflurane	1-4% to effect	Inhalation
Methoxyflurane	0.5-3% to effect	Inhalation
止痛劑		
Meperidine	20mg/kg q2-3h	IM, SC
	4mg/kg	IP
Butorphanol	1-5mg/kg q2-4h	SC, IM
Pentacozine	10mg/kg q2-4h	SC, IM, IV
不推薦使用的藥物		
Chloroform		
Ether		
Chloral Hydrate	370-400mg/kg	IP
Carbon tetrachloride		
Chlorpromazine	Trichloroethylene	Tribromoethanol

IM：肌肉注射　IV：靜脈注射　SC：皮下注射　IP：腹腔注射　Inhalation：吸入

18-6 實驗動物給藥

　　動物活體試驗，可評估不同給藥途徑的藥物吸收程度與藥效、有無可逆性及長期投予藥物所造成的藥效活性或毒性。在研發藥物時，將化合物投予實驗動物後，評估其於活體動物之毒性作用與毒藥理作用的機制、觀察藥物之藥效學與動力學特性、決定適當的給藥途徑並驗證其可能的臨床應用與副作用等，進而決定該化合物的毒性、安全性及應用為藥物的可能性與價值。

（一）小鼠

1. **小鼠腹腔注射：**腹腔注射（intra-peritoneal）時，使小鼠頭部朝下，將注射針與小鼠腹部皮膚呈 90 度；由下腹中線偏左或偏右約 1～2 mm 處下針，約插入 3～5 mm 即可開始將藥劑送入腹腔。使小鼠頭部朝下是為了使腹腔中最大的器官肝臟向地面，避免插入肝臟；下針處在下腹偏左或偏右處，則可避免將針插入膀胱；垂直下針則是為了避免將藥劑注入皮下，依經驗，少有將針插入消化道的情形。

2. **小鼠皮下注射：**可先保定，將注射針自小鼠頭部向其尾部的方向，插入保定手之拇指與食指夾住其頸背側之皮膚，可以拇指與食指感覺針頭之位置，注入藥劑時，也可以這二手指感覺是否藥劑確實注入皮下。在行皮下注射油性藥劑時，由於小鼠皮薄，常在注射針抽出後，注入之油劑也隨之流出體表。因此，可在注入油性藥劑後，停止動作數秒，再將注射針抽出，抽出後也不要急忙放開小鼠，仍以拇指與食指夾緊該處皮膚數秒，再將小鼠放回飼育籠，可減少油性藥劑漏出之機會。

3. **經口投藥：**除可經飲水或飼料投予，也可以 PO 針投之。在以 PO 針投藥時，應選用小鼠專用之 PO 針頭，仍以圖之保定法，但應使小鼠身體盡量拉長且頭頸要直，經口插入 PO 針時，方易通過喉頭而進入食道，並應估計針頭插入之深度，一般囓齒動物的胃約在其胸骨末端之形如扇狀之劍狀軟骨處，故非常容易計算應插入之深度。

（二）大鼠

1. **大鼠腹腔注射：**行大鼠之腹腔注射時，可應用握住其頸胸的手，夾緊頭部下顎骨兩側；或將其頸背側較鬆之皮膚滿把抓緊，以免被咬。抓住尾根部的手，最好也能同時固定其後肢，以免注射時，因鼠掙扎而無法確實注入。行腹腔注射之部位與小鼠類似。

2. **大鼠口服給藥：**以 PO 針投藥時，多使用鋼製之硬質 PO 針。投藥原則與小鼠相同，可應用一手將其背側皮膚一把抓緊，惟大鼠較大，較難保定，若可兩人共同操作，較不易出差錯。

3. **大鼠靜脈注射：**非常不容易，常見之大鼠靜脈注射部位為尾巴末端，且因大鼠之尾皮較厚、不透明，不易看見血管，故多將大鼠以壓克力保定架保定，再將其尾末端部拭淨，加溫後行之。

先導藥物開發流程

投藥路徑		小鼠	大鼠	敘利亞倉鼠
腹腔注射	注射位置	下腹微偏左	下腹微偏左或偏右	下腹微偏左或偏右
	最大注射量	1～3mL	10mL	3～4mL
	針頭粗細	≧22G	≧21G	≧21G
皮下注射	注射位置	頸背皮膚較鬆處	頸背皮膚較鬆處	頸背皮膚較鬆處
	最大注射量	2～3mL	5～10mL	3～5mL
	針頭粗細	≧23G	≧21G	≧21G
肌肉注射	注射位置	股四頭肌	股四頭肌、臀肌	股四頭肌、臀肌
	最大注射量	0.03mL/每一注射處	0.3mL/每一注射處	0.1mL/每一注射處
	針頭粗細	≧23G	≧22G	≧23G
PO 針經口	注射位置	胃	胃	胃
	最大注射量	5～10mL/kg 體重	5～10mL/kg 體重	－
	針頭粗細	18～22G，2～3cm 長	15～18G，6～8cm 長	18G，4～4.5cm 長
靜脈注射	注射位置	尾側靜脈、眼窩	尾側靜脈	不建議
	最大注射量	0.2～0.5mL	0.5～3mL（緩慢注入）	
	針頭粗細	≧25G	≧23G	

小鼠皮下注射

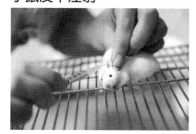

皮下注射時可先保定，將注射針自小鼠頭部向其尾部的方向，插入保定手之拇指與食指夾住其頸背側之皮膚，可以拇指與食指感覺針頭之位置，注入藥劑時，也可以這二手指感覺是否藥劑確實注入皮下。

[本圖為自CAN STOCK合法下載授權使用]

小鼠、大鼠（或豚鼠）灌胃

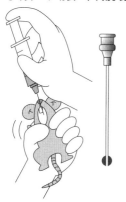

將灌胃（PO）針安在注射器上，吸入藥液。左手抓住鼠背部及頸部皮膚將動物固定，右手持注射器，將灌胃針插入動物口中，用灌胃針管壓其上顎，使口腔和食道成一條直線，再沿咽後壁徐徐插入食管。針插入時應無阻力，若感到阻力或動物掙扎時，應拔出重插，以免損傷或穿破食管以及誤入氣管，一般當灌胃針插入小鼠 3～4cm、大鼠或豚鼠 4～6cm 後可將藥物注入。常用的灌胃量，小鼠為 0.2～1mL、大鼠為 1～4mL、豚鼠為 1～5mL。

18-7 實驗動物採血

　　無論採用哪種採血的方法，只有熟能生巧與細心摸索正確採血的手感，才能迅速而正確地達到採血目的。由於採血可能使動物遭受較大的緊迫，因此建議將動物給予適當的麻醉有助於採血過程的順暢。由於各種動物體型相差甚大，可採得的血量也不同。

（一）齧齒動物的採血

　　齧齒動物的採血視所需採血量的多寡來決定，若僅需少量採血，可以使用眼窩採血、尾巴採血或腳趾採血，若需要採大量的血時，則多採用心臟採血，由於心臟採血的困難度較高，稍有失誤容易造成動物的死亡，故若需長時間多次採血，則建議使用頸靜脈導管。

　　不論在技術或所需準備的器材上，眼窩採血都是最簡單的方法，首先將麻醉後的動物側躺置於桌面，以毛細管（容量約 $200 \mu L$，視需不需要抗凝劑選擇有或無抗凝劑處理的毛細管）由眼窩前端，邊旋轉邊向內向後插入眼窩內靜脈叢，待毛細管可見到出血，則傾斜毛細管使血流入毛細管中，採血的時間盡量縮短，以避免在毛細管內發生凝血，採血後切記以酒精棉清理傷口四周。眼窩採血不可過於粗暴而傷及眼球或哈氏腺（harderian gland）。

　　尾巴採血分為尾動脈採血與剪尾，準備工作需要 $40°C$ 溫水，若動物不麻醉則以保定器保定。將尾巴置於 $40°C$ 溫水中 5～10 分鐘，使尾巴血管擴張，之後以乾淨小剪刀將尾巴尖端剪掉，並擠壓尾巴使其出血。另外，也可以抽取尾巴左右側的尾靜脈血或腹側尾動脈血，小鼠建議以 26～27G 針頭，而大鼠建議用 25G 針頭。同樣地，腳趾的採血也是將腳趾剪出一個小傷口使其出血，但由於採血後可能影響運動，且傷口感染機會大於剪尾巴採血，故較不建議使用。不論尾巴採血或腳趾採血都容易發生溶血或含多餘的凝血塊或組織液，使用預冷的容器盛置採得的血，將可以減少溶血，而凝血現象若不影響實驗無妨，若會影響實驗，則可以使用肝素溶液（heparin）塗在採血的傷口上減少凝血塊。

　　心臟採血建議先將動物麻醉後，仰臥姿置於桌面，扎針的方式可由劍狀軟骨突下方，約與腹部呈 15～30 度角向胸腔緩緩推入，一發現有血液流入針筒，即固定針頭開始抽血。另一方法是將動物平躺置於桌面，以手指沿胸骨左側尋找心跳最明顯處，垂直於胸部緩緩入針，同樣在見到血液後，固定針頭抽血。

（二）兔子的採血

　　兔的採血多由中央耳動脈著手，採集的方式，事先以市售的保定器保定動物後，以酒精棉擦拭兔耳背面，並以燈泡照射加熱或以手指或筆輕彈耳朵，使耳動脈擴張呈充血狀，針頭以 20～23G 為恰當，每次採血最多以 30～50mL 為宜，採血後確實地止血，避免後續不必要的出血與傷害。

　　若需要放血時，可用心臟採血，使用 18G、1.5inch 長的針頭，將兔擺成仰臥姿，將針頭由劍狀軟骨下端入針，針頭與腹部約呈 30 度，緩慢向胸部插入，並注意是否有血液流到針筒，若有則固定針頭的位置開始抽血。另外也可先以手指探測胸骨旁心跳較強處後，將針頭垂直於胸部向下入針，同樣在看到血液進入針筒後，固定針的位置開始抽血。

成年動物血量與可用採血法

動物	成年動物 總血量（mL）	單次採血 建議量（mL）	放血可得 總血量（mL）	可用採血法
兔	160～480	20～40	60～160	H、E
小鼠	1.6～3.2	0.2～0.3	1～1.5	H、O、F、T
大鼠	20～40	2～3	8～12	H、O、F、T
天竺鼠	40～80	4～8	15～30	H、O、F、T、E
倉鼠	6.8～12	0.5～1.2	3～5	H、O、F、T
砂鼠	4.4～8.0	0.5～1.0	2～4	H、O、F、T

H：心臟採血；O：眼窩採血；F：腳趾採血；T：尾巴採血；E：耳動脈採血。

兔子的採血

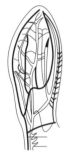 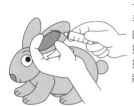

一般選用外側耳緣靜脈，注射前應先拔去注射部位的被毛，用手指輕彈或輕揉兔耳，左手食指與中指夾住靜脈的近心端，阻止靜脈回流，使靜脈充盈，用拇指和無名指固定耳緣靜脈遠心端，右手持針盡量從遠端刺入，回抽有回血後，用左手拇指固定針頭，放開食指和中指，將藥液注入。

人和動物間按體表面積折算的等效劑量比值表，藉以換算麻醉藥的量

	小鼠 （20g）	大鼠 （200g）	豚鼠 （400g）	家兔 （1.5kg）	貓 （2.0kg）	犬 （12kg）	人 （70kg）
小鼠（20g）	1.0	7.0	12.25	27.8	29.7	124.2	387.9
大鼠（200g）	0.14	1.0	1.74	3.9	4.2	17.8	56.0
豚鼠（400g）	0.08	0.57	1.0	2.23	2.4	4.2	31.5
家兔（1.5kg）	0.04	0.25	0.44	1.0	1.08	4.5	14.2
貓（2.0kg）	0.03	0.23	0.41	0.92	1.0	4.1	13.0
犬（12kg）	0.008	0.06	0.10	0.22	0.23	1.0	8.1
人（70kg）	0.0026	0.018	0.031	0.07	0.078	0.82	1.0

✚ 知識補充站

　　自活體動物採血，可以提供代謝、免疫、毒理、生化及生理反應的分析。但是，採血量、頻率、採血位置、方法及過程，都必須符合人道精神及研究目的。研究人員應採取合適的採血管，並考慮是否需要抗凝血劑、如何儲存樣本、分離血清及是否需要麻醉動物。當然，研究人員也應該在動物實驗計畫中規劃，是否在採血前定期演練操作方式。在操作時要決定使動物最少痛苦的採血方法、血液採集量及採集的頻率、次數。實驗動物的保定技術要力求純熟，可以減少動物的緊迫、降低實驗的變因，不僅讓動物不會傷害人，也不會被人所傷害，良好的保定有助於採血及投藥。

國家圖書館出版品預行編目資料

圖解藥理學／顧祐瑞著. －－四版.－－臺北
　市：五南圖書出版股份有限公司, 2022.07
　面；　公分
　ISBN 978-626-317-915-8（平裝）

1.CST: 藥理學

418.1　　　　　　　　　111008480

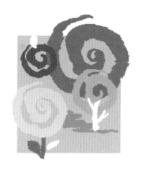

5L04

圖解藥理學

作　　　者 ―	顧祐瑞（423.2）
發 行 人 ―	楊榮川
總 經 理 ―	楊士清
總 編 輯 ―	楊秀麗
副總編輯 ―	王俐文
責任編輯 ―	金明芬
封面設計 ―	姚孝慈
出 版 者 ―	五南圖書出版股份有限公司
地　　　址：	106臺北市大安區和平東路二段339號4樓
電　　　話：	(02)2705-5066　傳　　真：(02)2706-6100
網　　　址：	https://www.wunan.com.tw
電子郵件：	wunan@wunan.com.tw
劃撥帳號：	01068953
戶　　　名：	五南圖書出版股份有限公司
法律顧問：	林勝安律師
出版日期：	2014年1月初版一刷
	2016年1月二版一刷
	2021年8月三版一刷
	2022年7月四版一刷
	2024年5月四版三刷
定　　　價：	新臺幣450元

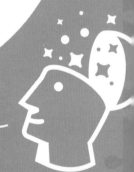
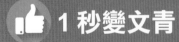
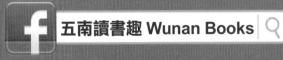
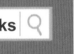

經典永恆・名著常在

五十週年的獻禮——經典名著文庫

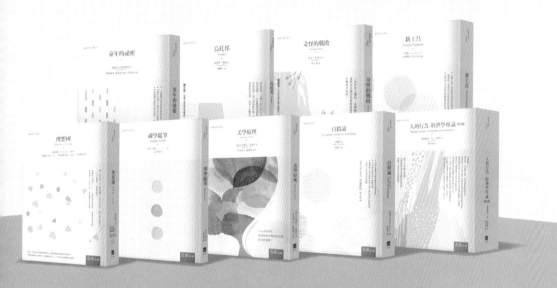

五南，五十年了，半個世紀，人生旅程的一大半，走過來了。
思索著，邁向百年的未來歷程，能為知識界、文化學術界作些什麼？
在速食文化的生態下，有什麼值得讓人雋永品味的？

歷代經典・當今名著，經過時間的洗禮，千錘百鍊，流傳至今，光芒耀人；
不僅使我們能領悟前人的智慧，同時也增深加廣我們思考的深度與視野。
我們決心投入巨資，有計畫的系統梳選，成立「經典名著文庫」，
希望收入古今中外思想性的、充滿睿智與獨見的經典、名著。
這是一項理想性的、永續性的巨大出版工程。
不在意讀者的眾寡，只考慮它的學術價值，力求完整展現先哲思想的軌跡；
為知識界開啟一片智慧之窗，營造一座百花綻放的世界文明公園，
任君遨遊、取菁吸蜜、嘉惠學子！